JN320813

必携

医療法人会計基準

公認会計士
五十嵐邦彦 著

じほう

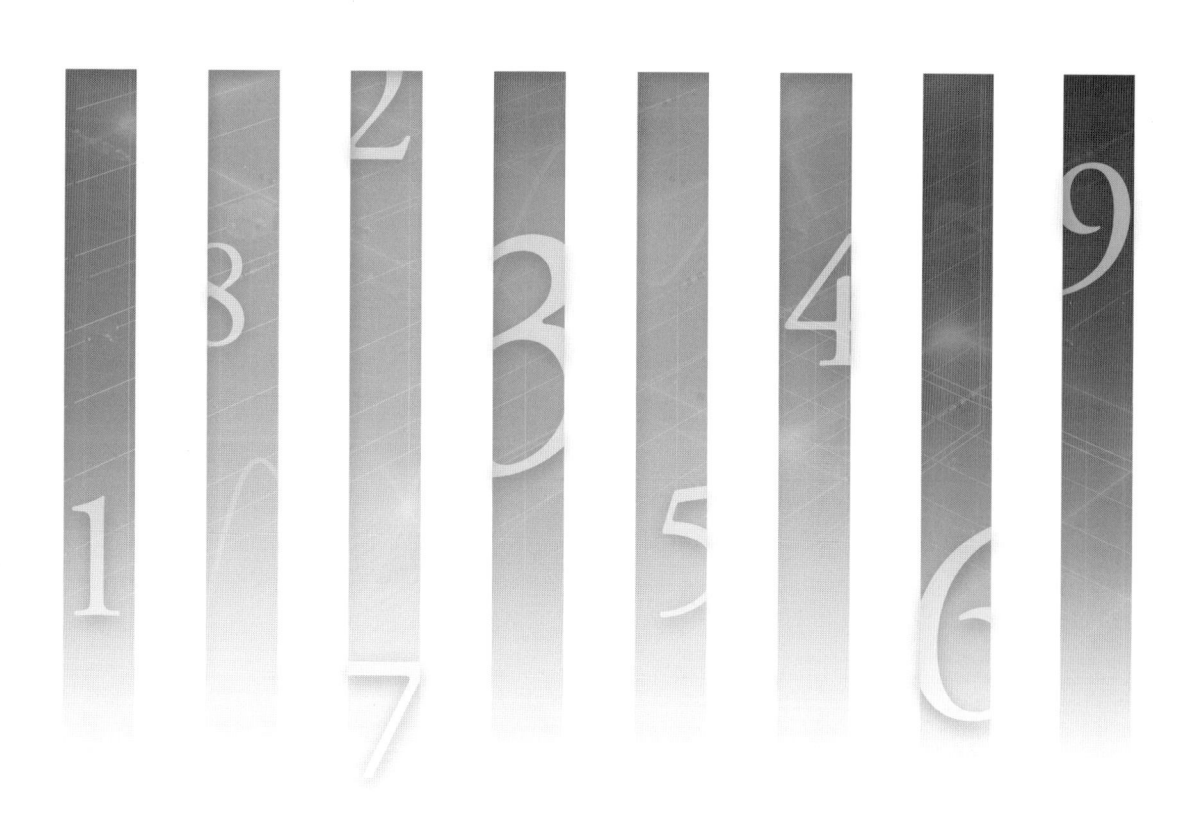

まえがき

　平成25年11日1日，衆議院本会議において下記の趣旨の議員質問がされました。「この日本に存在する各種法人の中で，いまだに会計基準が整備されていないのは医療法人だけであり，会計基準なき公費投入は，「パッキンなき蛇口」から水を流し続けているようなもの，政府の明確な関与を求める」というものです。これに対し厚生労働大臣は，「医療法人会計基準については，四病院団体協議会を中心に検討が進められており，厚生労働省としては，この会計基準が早急に策定されることが重要であると考え，その取りまとめを支援するとともに，策定され次第，これを活用して積極的な情報開示が図られるよう努めて行く」という趣旨の答弁をされました。平成2年に問題点として認識されて以来，何度も挫折し，検討結果の報告書すら公表できなかったこの問題の解決に向けて光明が差した瞬間でした。

　その後，平成26年2月の四病協の検討報告書の公表を受けて，これを推奨する厚生労働省医政局長通知が発せられ，さらに急展開に拍車がかかり，平成27年9月28日に公布された医療法の一部を改正する法律の医療法人制度改革の中で制度化され，平成29年4月2日以降開始する事業年度から施行されることとなりました。

　本書は，新しい制度に基づく医療法人の会計の実務適用に関する十分な理解に資するべく，検討報告書の取りまとめを行った私が，月刊「日本医療法人協会ニュース」に20回連載した解説文をベースに，連載当初は想定していなかった省令化を踏まえて大幅に加筆修正し，あわせて必要な法令通知を資料として編集したものです。

　今回制度化された医療法人会計基準省令は，すべての医療法人に適用されるわけではありませんが，適用されない法人についても，純資産の会計に関して横並びに様式通知の改正が同時になされています。その意味で本書の対象はすべての医療法人となりますので，多くの関係者に活用していただければ幸いです。

　最後に，医療法人制度全般について，折に触れて様々なご指導を賜った厚生労働省の担当部局の歴代の皆様，この課題研究の端緒である平成2年から長期にわたってご指導ご鞭撻をいただいている公認会計士の石井孝宜先生，早期出版の要請に精力的に対応していただいた株式会社じほう出版局の安達さやか氏に深く感謝申し上げます。

平成28年7月

公認会計士　五十嵐　邦彦

目　次

1 四病協「医療法人会計基準に関する検討報告書」の意義 ……………… 10
1. 四半世紀を経て実現した医療法人会計準 …………………………………… 10
2. 「検討報告書」の構成 ………………………………………………………… 10
3. 検討報告書が目的としている解決すべき医療法人会計をめぐる現状と課題 …… 11
4. 「医療法人会計基準」の実務適用方法 ……………………………………… 12
5. 想定している適用法人の類型 ………………………………………………… 12
6. 医療法人会計基準の特徴 ……………………………………………………… 12

2 他の会計基準との異同点 ……………………………………………………… 14
1. 他の非営利法人とは異なり損益計算書名称をそのまま使用 ………………… 14
2. 財務諸表様式や勘定科目等の詳細は示していない ………………………… 14
3. 企業会計の手法を取り入れたもの・取り入れなかったもの ………………… 15

3 純資産に関する会計 …………………………………………………………… 18
1. 純資産会計と医療法人の特徴 ………………………………………………… 18
2. 純資産の構成 …………………………………………………………………… 18
3. 剰余金処分と積立金について ………………………………………………… 19
4. 積立金の分類 …………………………………………………………………… 19
5. 純資産変動計算書 ……………………………………………………………… 20
6. 医療法人の類型別・事象別の具体的会計処理 ……………………………… 20

4 会計基準適用に当たっての留意点 …………………………………………… 22
1. 法令と会計基準の本質的な差異への理解 …………………………………… 22
2. 退職給付会計を適用する場合の考え方 ……………………………………… 22
3. 棚卸資産の評価方法の規定の解釈 …………………………………………… 23
4. 解釈の正当性の判定 …………………………………………………………… 24

5 計算書類の構成と注記表の位置づけ ………………………………………… 26
1. 医療法人の財務情報の公開の現実 …………………………………………… 26
2. 計算書類と財務諸表の範囲 …………………………………………………… 26
3. 損益計算書および貸借対照表と並ぶ単独の計算書類として本来位置づける方が適当なもの …………………………………………………………………… 27

4. 注記ではなく，附属明細表として位置づける方が適当なもの …………… 28
5. 損益計算書及び貸借対照表の中に本来取り込むべきもの ……………… 28
6. 上記以外の本来，注記表として整理するべき内容のもの ……………… 28

6 注記事項と会計処理の個別テーマ ……………………………………………… 30
1. 本来の注記表情報としての整理項目 ………………………………………… 30
2. 重要な会計方針について ……………………………………………………… 31

7 収益費用の分類 …………………………………………………………………… 32
1. 損益計算書における段階計算 ………………………………………………… 32
2. 事業損益と事業外損益の区分 ………………………………………………… 32
3. 事業損益の3区分 ……………………………………………………………… 33
4. 本部費の取り扱い ……………………………………………………………… 33
5. 事業費用の細分 ………………………………………………………………… 34
6. 事業費用明細表 ………………………………………………………………… 34

8 保有有価証券，出資等の会計処理 ……………………………………………… 36
1. 有価証券の会計処理に関する規定 …………………………………………… 36
2. 有価証券の分類 ………………………………………………………………… 37
3. その他有価証券の具体的会計処理 …………………………………………… 37
4. 重要な会計方針の記載 ………………………………………………………… 38
5. 注記表・有価証券の内訳と有価証券明細表 ………………………………… 38

9 棚卸資産の会計処理 ……………………………………………………………… 39
1. 棚卸資産の会計処理に関する規定 …………………………………………… 39
2. 評価方法と棚卸資産の受払記録 ……………………………………………… 40
3. 低価法の考え方 ………………………………………………………………… 40
4. 具体的会計処理 ………………………………………………………………… 41
5. 重要な会計方針の記載 ………………………………………………………… 41

10 固定資産の会計処理 …………………………………………………………… 42
1. 固定資産の意義と種類 ………………………………………………………… 42
2. 取得価額の計算と会計処理 …………………………………………………… 42

  3. 費用配分の方法と会計処理 ·· 43
  4. 注記表・重要な会計方針の記載 ·· 44
  5. 有形固定資産等明細表 ·· 45
  6. 固定資産の増減および残高に関する数値の総括 ································ 45

11 リースの会計処理 ·· 46

  1. 固定資産の中のリース資産 ·· 46
  2. 賃貸借処理ができる場合 ·· 46
  3. 通常の売買取引に係る方法に準じた会計処理基本型 ························ 47
  4. 売買取引に準じた会計処理簡便型 ·· 48
  5. 貸借対照表等に関する注記 ·· 48
  6. 医療法人会計基準省令が適用になる法人の場合 ································ 48

12 消費税等の会計処理 ·· 49

  1. 消費税等の仕組みと医療法人の特徴 ·· 49
  2. 消費税等の会計処理方法 ·· 49
  3. 消費税等の会計処理に関する規定 ·· 50
  4. 医療法人会計基準省令が適用になる法人の場合 ································ 51

13 貸倒引当金会計 ·· 52

  1. 貸倒引当金設定の根拠と効果 ··· 52
  2. 貸倒損失と貸倒引当金の会計処理 ·· 52
  3. 貸倒引当金増減に係る注記項目と引当金明細表 ································ 53
  4. 債権純額表示の場合の注記項目 ··· 53
  5. 貸倒引当金の計上基準 ·· 54

14 その他引当金会計 ·· 55

  1. 引当金に関する規定 ·· 55
  2. 引当金の定義と具体例 ·· 55
  3. 引当金，未払費用，未払金の違い ·· 56
  4. 賞与引当金の計算方法と注記の記載 ·· 57
  5. 引当金の増減および残高の注記と引当金明細表 ································ 57

15 退職給付会計 ……………………………………………………………………… 59
　1. 退職給与引当金と退職給付引当金 ……………………………………………… 59
　2. 適用時差異の取り扱い …………………………………………………………… 59
　3. 簡便法の取り扱い ………………………………………………………………… 60
　4. 原則法の考え方と適用場面 ……………………………………………………… 61

16 貸借対照表および損益計算書に表現されない事象 ……………………… 62
　1. はじめに …………………………………………………………………………… 62
　2. 担保提供資産 ……………………………………………………………………… 62
　3. 偶発債務 …………………………………………………………………………… 63
　4. 後発事象 …………………………………………………………………………… 64
　5. 継続事業の前提 …………………………………………………………………… 64

17 関連当事者との取引 …………………………………………………………… 65
　1. はじめに …………………………………………………………………………… 65
　2. 改正医療法の影響 ………………………………………………………………… 65
　3. 関連当事者の範囲 ………………………………………………………………… 66
　4. 注記する取引の範囲 ……………………………………………………………… 66
　5. 注記すべき内容 …………………………………………………………………… 67

18 税効果会計 ……………………………………………………………………… 69
　1. 税効果会計の医療法人への適用 ………………………………………………… 69
　2. 税効果会計の意義 ………………………………………………………………… 69
　3. 会計処理のパターン ……………………………………………………………… 70
　4. 実行税率の算定 …………………………………………………………………… 71

19 医療法人会計基準と病院会計準則等の関係 ……………………………… 72
　1. 基準と準則の位置づけ …………………………………………………………… 72
　2. 相異点と調整方法 ………………………………………………………………… 72
　3. 病院会計準則外の事業の会計 …………………………………………………… 74
　4. 医療法人の試算表イメージ ……………………………………………………… 74

20 会計基準省令化による展開 ……………………………………………… 77
1. 改正医療法による新しい会計制度 ……………………………………… 77
2. 医療法人会計基準省令の内容 …………………………………………… 77
3. その他の会計関係の省令改正の内容 …………………………………… 78
4. 通知による補完 …………………………………………………………… 79
5. 医療法人会計基準省令が適用にならない法人の届出様式の変更 …… 79

資料編 ……………………………………………………………………………… 83

1 医療法人会計基準省令 …………………………………………………… 84
2 運用指針 …………………………………………………………………… 89
3 医療法人会計基準様式集 ………………………………………………… 98
4 医療法人会計基準コンメンタール ……………………………………… 109
5 医療法（抄）……………………………………………………………… 126
6 医療法施行規則（抄）…………………………………………………… 129
7 社会医療法人財務諸表規則 ……………………………………………… 135
8 様式通知 …………………………………………………………………… 166
9 附帯業務通知 ……………………………………………………………… 179
10 計算関係通知 ……………………………………………………………… 194
11 国際展開通知 ……………………………………………………………… 203
12 奨励通知 …………………………………………………………………… 207
13 医療法人会計基準に関する検討報告書 ………………………………… 208

1 四病協「医療法人会計基準に関する検討報告書」の意義

1. 四半世紀を経て実現した医療法人会計基準

　平成26年2月26日，四病院団体協議会総合部会で了承され，四病院団体協議会会計基準策定小委員会作成の「医療法人会計基準に関する検討報告書」が公表されました。その後，「医政発0319第8号平成26年3月19日厚生労働省医政局長通知」により，「当該報告書に基づく医療法人会計基準は，医療法（昭和23年法律第205号）第50条の2に規定する一般に公正妥当と認められる会計慣行の1つとして認められる」とされました。医療法人の会計基準がないという問題が明確に意識されたのは，平成2年の「医療法人運営管理指導要綱」で外部監査が望ましい旨の記載がなされたことを受けて，日本公認会計士協会公益法人委員会が報告を出して以来ということになりますから，実に四半世紀を経て，ようやく，初めて形となったわけです。

2. 「検討報告書」の構成

　「検討報告書」は，以下のような構成となっています。
　「はじめに」で，医療法人会計の現状および報告の検討の経緯と基本的な考え方を解説しています。ポイントは，本項3～5の内容です。
　次に「医療法人会計基準」を前文，本文，注解の構成で明文化しています。いわば基準そのものは，この部分になります。しかし，これだけではわかりづらいことが想定されるので，「個別論点と実務上の対応」で，医療法人における会計の特徴的な処理や，論点となり得る項目について解説しています。また，医療法人会計基準がない中で，現行の省令や通知の会計に関する部分は，企業会計の用語および仕組みが前提となっています。そこで，「現行の省令，通知への影響」では，企業会計の用語となっている部分を中心として改正の必要性を要請しています。「医療法人会計基準」は，上述のように有力な選択肢となると同時に，この趣旨で法令も改正され，一部の医療法人の適用が義務化されることとなりまし

た。

　また，平成 16 年に改正された「病院会計準則」は，その位置づけが病院単位の財務情報に係るものに純化されたものとなっています。病院の開設主体はさまざまな法人類型があり，これらの会計基準の内容は統一されていないので，「病院会計準則」と開設主体の会計基準は，異なる点が出現してしまいます。そこで，「病院会計準則適用ガイドライン」が併せて発せられ，異なる点の取り扱いをどうしたらよいかを記載しています。「医療法人会計基準」も「病院会計準則」の会計処理との完全一致とはいかないので，当該通知に準じて「医療法人会計基準」と「病院会計準則」の調整方法を，「検討報告書」で別途 1 項目を設けて解説を加えています。

　なお，「本報告書を前提とした計算書類のイメージ」で，「医療法人会計基準」に表示基準が含まれていないため，全体像が見えにくい点を補完するために仮設金額を入れた計算書類の具体的な姿を提示して参考に供しています。ただし，この点は，省令化された医療法人会計基準の適用が義務付けられた法人向けには，別途通知を含めて，ある程度明確にされています。

3. 検討報告書が目的としている解決すべき医療法人会計をめぐる現状と課題

　医療法上第 50 条（今般の改正により第 50 条の 2 から移設された）に「医療法人の会計は，一般に公正妥当と認められる会計の慣行に従うものとする。」とされています。同趣旨の法規定のある企業には「企業会計基準」や「中小企業の会計に関する指針」，公益法人には，「公益法人会計基準」といった会計処理の基準がありますが，医療法人にはありませんでした。従来からあったのは，計算書類の届出の掲載レベルを決めた「医療法人における事業報告書等の様式について（医政指発第 0330003 号厚生労働省医政局指導課長通知」と「社会医療法人債を発行する社会医療法人の財務諸表の用語，様式及び作成方法に関する規則（平成 19 年厚生労働省令第 38 号」だけでした。このような明確な会計基準がない状態での実務は，法人税課税上普通法人であることと，上記様式通知にも企業会計を前提とした表記があることから，次のような弊害が生じていました。

---

①税法への適合のみの会計数値を医療経済実態調査に提出することで，現実の経営事態より良い損益状況と受け取られること
②信頼性を付与したいがために監査証明を求めると，企業会計の基準での適正性判断となってしまうこと

> ③財務や会計の実情について制度論から注目されると，会計基準もない中でやっているということから財務管理そのものについてまで信頼性が薄いと誤解されること

そこで，「検討報告書」は，当時の法制度に基づく会計情報の開示の仕組みを変更することをせずに，このような弊害を除去することを目的として作成されました。

4.「医療法人会計基準」の実務適用方法

また，「医療法人会計基準」は，「社会福祉法人会計基準」のように必要なすべての会計制度について網羅的に規定したものではなく，医療法人全体の計算書類に係る部分のみを対象としたものです。このため，これだけで現実の会計の仕組みを構築できるわけではありません。たとえば，具体的な勘定科目は，病院の部分については，病院会計準則を適用すべきですし，その他の施設についてもこれに準じて適用なものを設定する必要があります。もっとも，従来からこのように会計を行っていたはずですので，特段の変革を行うことを想定していないということです。

5. 想定している適用法人の類型

「医療法人会計基準」は，生業的規模の一人医師医療法人についてまで適用することを想定しているものではありません。病院または介護老人保健施設を開設する医療法人に違和感なくなじむものとなっています。ただし，本来業務として診療所のみを開設している医療法人について適用ができないわけではありません。様式通知の貸借対照表と損益計算書が簡易様式になっている関係上，本来両計算書類の内訳とすべきものを別の注記表項目にすることで，現行制度に整合しつつ適用できるように工夫されています。

6. 医療法人会計基準の特徴

検討報告書の医療法人会計基準の内容の特徴は，株式会社等の企業とは異なる民間非営利法人である医療法人であることを明確に意識していることです。このため，近年，投資情報重視型に改定されている企業会計の手法は，他の民間非営

利法人の会計基準でも取り入れられている範囲に限定しています。
　医療法人は，事業型の非営利法人であり，法人税上も社会医療法人以外は，普通法人なので，営利企業と同じでよいという誤解が生じやすいわけですから，この点を明確にするということに大きな意味があります。

2 他の会計基準との異同点

1．他の非営利法人とは異なり損益計算書名称をそのまま使用

　検討報告書の医療法人会計基準の内容吟味における基本的考え方は，医療法人とは株式会社等の企業とは異なる民間非営利法人だということです。しかし，損益情報に係る計算書類名を他の非営利法人会計のように「損益計算書」以外のものとはしていません。他の法人の例をまとめると以下のようになっています。

> ・学校法人 ………　事業活動収支計算書（収支計算書）
> ・社会福祉法人 …　事業活動計算書（収支計算書）
> ・公益法人 ………　正味財産増減計算書（損益計算書）
> ・NPO法人 ………　活動計算書（活動計算書）
> （注）カッコ内は法律規定上の用語

　医療法人は，医療法上の用語が「損益計算書」で，長年の実務慣行も損益計算書でした。昔，医療法上の用語が「収支計算書」だった時代がありますが，病院会計準則や実務慣行に合わせて「損益計算書」に改正された経緯があります。

　上記の通り公益法人では，法令の規定が損益計算書であっても別の名称としている例もありますが，名称については，従来からと同様の企業会計と同じ「損益計算書」となっています。これは，今回の医療法改正後でも同じです。しかしこのことは，会計処理まで非営利法人よりも企業に近いものとすることを意図したものではありません。

2．財務諸表様式や勘定科目等の詳細は示していない

　上記の非営利法人の会計基準は，運用指針等を含めれば，いずれも財務諸表の様式や勘定科目要綱等を含んでいます。しかし，医療法人会計基準は，「前文・本文・注解」のみの構成となっており，これらは含んでいません。これは，今回

の会計基準が現行の会計制度を前提としつつ，明確な会計基準がない問題を解決するために策定されたものであるためで，実務担当者からすると使いづらいものとなっているかもしれません。

個々の医療法人の具体的な実務においては，当該医療法人の開設している施設や事業を勘案し，会計基準前文にあるように「本会計基準のみならず，施設または事業の会計基準も考慮し，これらの会計基準（明文化されていない部分については，一般に公正妥当と認められる会計の基準を含む）の総合的な解釈の結果として，具体的な処理方法を決定した経理規程を作成」して対処することになります。

3. 企業会計の手法を取り入れたもの・取り入れなかったもの

医療法人が株式会社等の企業とは異なる民間非営利法人であることを明確に意識し，近年，投資情報重視型に改定されている企業会計の手法については，他の民間非営利法人の会計基準でも取り入れられている範囲に限定していることが，今回の医療法人会計基準の特徴となるわけですが，具体的に取り入れられたものは以下の通りです。

・退職給付会計（期末要支給額100％）
・市場価格のある保有有価証券の原則時価評価
・リース会計（賃貸借処理可能の範囲限定）
・税効果会計（重要性がある場合）
・関連当事者との取引の注記

退職給付会計は，退職金期末要支給額，自己都合で全員がやめたと仮定したらいったい退職金はいくら今払うべきなのか，すなわち，今まで働いてもらったために発生している退職金の残高については負債として認識する方法が，ほぼすべての法人で採用できる方法ということになっています。

このように，退職金の要支給額100％を負債認識できない，する必要がないという議論は，どんな類型の法人にもありませんから，退職金制度がある場合には避けて通れない項目となります。なお，多年にわたる累積的な処理を行うものですから，一時で処理すると財務的な影響が大きい場合がありますので，会計基準導入時に未計上の過去の残高については最長15年で分割計上できることとしています。

有価証券については，証券市場に上場されている等の市場価格のあるものだけを原則的に時価評価するということになります。

　リース会計については，経済実態に合わせて資産取得と資金調達に区分して会計処理をしなければならないものと，支払額を賃借料として処理することができるものの範囲を整理しています。

　税効果会計は，たとえば，退職金を費用計上して債務認識しますが，税務上は，実際の退職時点までは認められないので，先に税金を払うことになり，税金の負担は前払のようなものなので，支払った税金を資産に計上するというものです。いわば，税金についても損益との関係から期間に割り当てる処理をしようとするものです。ただし，税効果会計は，これを適用しないと純資産への影響が大きく適正な財政状態が表記できない恐れがある場合（重要性がある場合）には適用するという建付けになっています。

　関連当事者との取引の注記は，当該医療法人と一定の密接な関連のある法人または個人との取引については，一定の範囲についてその内容を注記するということになっています。ただし，注記する範囲は，類型を実質判断するようになっていますので，今後これが強制適用といった話になったときには，さらにその中で振り分けができるような形で検討していくスタートラインになるようになっています。なお，本報告書の会計基準では，この注記は実質的に社会医療法人に限定していますが，医療法人の事業展開等に関する検討会の平成26年4月2日第4回提出資料に，「医療法人とMS法人との関係の透明性を図るため，社会的責任も考慮し，社会医療法人に限らず，一定規模以上の医療法人についても関連当事者に係る注記を記載すべき対象とするなどについて検討すべきではないか」と拡大が提示されました。その後の検討を経て，第7次医療法改正において，すべての医療法人が適用を受ける「関係事業者等との取引に関する報告書」制度が導入される結果となっています。

　一方取り入れなかったものは，減損会計および資産除去債務の計上です。これらは，見積や予測の要素が多く，企業会計において貸借対照表日の企業としての財務的な価値を算出するために取り入れられたものです。企業における経営者の受託責任は，企業価値の向上であることから財務情報としても当然に重視されるべきものです。

　これに対し，非営利法人の理事者の受託責任は法人使命の継続で，財産価値そのものが第一義的に注目されるものではありません。取り入れる意味と効果を考えると，必ずしも企業と横並びにする必要がない部分であることから除外することとなったものです。このことは，医療法人会計基準省令が適用になる法人も同

様です。ただし，企業と同様に公募債たる社会医療法人を発行する法人は適用しなければなりませんし，任意で適用することまで排除するものではありません。

また，純資産に関する会計は，法人の特徴がもっとも顕著に現れる部分なので，企業会計とは乖離した独自のものになっています。

3 純資産に関する会計

1. 純資産会計と医療法人の特徴

　資産から負債を差し引いた概念を「純資産」と呼称します。経営財務の観点から表現すると，保有する資産の調達源泉が負債（他人資本）ではない部分（自己資本）ということになります。この部分がどのようになっているかは，法人の類型の違いが顕著となるところです。非営利法人のそれぞれについて，なぜ別の会計基準があるのか，という理由の大きな要因が，この法人類型の違いによる純資産の考え方の相違のためといっても過言ではありません。医療法人は，その一部類型に出資概念と持分が存在するとはいえ，非営利で配当禁止という大きな特徴があります。中小企業が実際に配当をしないということと，そもそもの法人制度として配当が禁止されているというのは，天と地ほどの違いがあります。今回の会計基準は，このことを重視したものとなっています。

2. 純資産の構成

　貸借対照表の純資産の部の構成は，医療法人の類型の違いにより以下の通りとなっています。

> ①持分の定めのある社団医療法人
> 　出資金・積立金・評価換算差額等
> ②持分の定めのない社団医療法人で基金制度を有するもの
> 　基金・積立金・評価換算差額等
> ③上記以外の医療法人
> 　積立金・評価換算差額等

　まず，「出資金」は，持分の定めのある医療法人のみに出現するもの，「基金」は，基金拠出型社団医療法人のみに出現するものとなります。残りの2つは，共通的

に出現するもので，このうち「評価換算差額等」は，有価証券の時価による評価替え等を，損益計算書を通さずに行う際に使用するために，ほかとは別の純資産区分となっているものです。よって，これらの特別な項目以外は，すべて「積立金」ということでくくり，「繰越利益，繰越剰余金」といった項目はないことが，本基準の大きな特徴となっています。

3. 剰余金処分と積立金について

　それでは，損益計算書で計算された当期純利益はどのように貸借対照表の純資産に連関するのでしょうか。ほとんどの法人の従来の定款または寄附行為では「決算の結果，剰余金を生じたときは，理事会及び……の議決を経て，その全部又は一部を基本財産に繰り入れ，又は積立金として積み立てるものとし，配当してはならない。」という規定があるはずです。しかし，剰余金の処分については，そもそも配当等の法人外への流出は認められていないので，企業会計とは異なり，剰余金処分に関する純資産の振替手続きをする意味合いは希薄です。また，基本財産の規定は，財産の実質的な処分に関して内部手続きを厳格にしている実態資産側の概念のため，損益計算の結果としての剰余金発生の状況と連動させて繰り入れる意義はほとんどありません。したがって，利益の発生は純資産の態様からは，そのまま積立金の発生と解釈することができます。このため，定款または寄附行為違反の誹（そし）りを受けないために剰余金処分の議決をし，損益計算の結果としての剰余金（当期純利益）は，純資産の振替の決算手続きとして，すべて積立金に振り替えることとし，貸借対照表上，積立金になる前の「繰越利益，繰越剰余金」は存在しないという建てつけに医療法人会計基準はなっています。

　なお，今回の医療法改正を受けた定款例および寄附行為例の改正では，上記の考え方に基づき，「剰余金の処分」概念そのものが削除されています。この例に従って，定款または寄附行為の改正を行うことで，さらにすっきりした仕組みになります。

4. 積立金の分類

　上述のように当期純利益は，そのまま積立金となり，何も色をつける必要がなければ，「繰越利益積立金」となります。しかし，利益の発生態様や資産負債の取り扱いとの関係で，他の積立金として区別する場合が出現します。具体的には，医療法人の設立等に係る資産の受贈益の金額および持分の定めのある社団医療法

人が持分の定めのない社団医療法人へ移行した場合の移行時の出資金の金額と繰越利益積立金等の金額の合計額を計上する「設立等積立金」，基金の拠出者への返還に伴い返還額と同額を計上する「代替基金」，法人税法等の規定による積立金経理により計上する「固定資産圧縮積立金，特別償却準備金等」，将来の特定目的の支出に備えるため，理事会の議決に基づき当該特定目的を付した特定資産として通常の資産とは明確に区別計上することに対応した「特定目的積立金」があります。また，持分の定めのある法人の持分の払戻に関する会計処理において，その時点の状況によっては，「繰越利益積立金」だけでは処理しきれないことがあるため，「持分払戻差額積立金」が存在します。この「持分払戻差額積立金」は，マイナスの積立金（純資産の部に掲載するが純資産の控除項目）となることが多いことが想定されています。

5. 純資産変動計算書

純資産の変動については，貸借対照表と損益計算書だけではわかりづらいので，注記表の項目として「純資産の変動に関する注記」が規定されています。法定書類と整合させるために注記表の項目としていますが，その内容は「純資産変動計算書」そのものです。そこで，作成すべき計算書類に掲示されていないため注記表項目として位置づけられましたが，本来の姿として，別の計算書類としての取り扱いをすることができるようになっています。なお，医療法人会計基準省令が適用になる法人は，医療法施行規則の改正を受けて，注記ではなく純資産変動計算書を作成することとなりました。

6. 医療法人の類型別・事象別の具体的会計処理

純資産の会計処理の仕方という観点から医療法人を分類すると「通常の持分あり医療法人」，「出資額限度法人」，「基金拠出型社団医療法人」，「その他持分なし医療法人」となります。今回の「医療法人会計基準に関する検討報告書」には，個別論点の解説として「純資産に係る会計処理方法」が掲載されています。この解説を使うに当たっては，それぞれ検討が必要な法人類型別に抽出し，さらに，事象の発生の前後を再整理して次頁のように構成し直すとわかりやすくなります。

なお，定款または寄附行為の改正で「剰余金の処分」を議決事項から外した法人は，剰余金処分手続きではなく通常の決算処理で振替を行えばすむことになり

ます。ただし，特定目的積立金の積立は通常の決算振替ですが，対応する特定資産の設定（増額を含む）は，理事会の議決が必要なことに変わりはありません。

通常の持分あり医療法人

発生事象	本書資料編該当頁
①会計基準適用に伴う振替	230
②追加出資の受入	225
③持分の払戻 ＊（払戻額）＞（繰越利益積立金＋退社社員出資金）の場合 ＊（払戻額）＞（退社社員出資金）かつ 　（繰越利益積立金）＞（払戻額−退社社員出資金）の場合 ＊（払戻額）＜（退社社員出資金）の場合	226 226 226
④積立金の処理（従来の剰余金の処分） ＊発生した損益の振替（積立） ＊目的積立金の積立 ＊目的積立金の取崩	 227 227 227
⑤持分の定めのない社団医療法人への移行 ＊目的積立金が存在しない場合 ＊目的積立金が存在する場合	 228 228
⑥双方が持分の定めのある社団医療法人の場合の合併	228

出資額限度法人

発生事象	本書資料編該当頁
①会計基準適用に伴う振替	230
②追加出資の受入	225
③出資の払戻 ＊（払戻額）＝（退社社員出資金）の場合 ＊（払戻額）＜（退社社員出資金）の場合	 226 226
④積立金の処理（従来の剰余金の処分） ＊発生した損益の振替（積立） ＊目的積立金の積立 ＊目的積立金の取崩	 227 227 227
⑤持分の定めのない社団医療法人への移行 ＊目的積立金が存在しない場合 ＊目的積立金が存在する場合	 228 228
⑥双方が持分の定めのある社団医療法人の場合の合併	228

基金拠出型社団医療法人

発生事象	本書資料編該当頁
①会計基準適用に伴う振替	229
②基金の受入	225
③基金の返還	226
④積立金の処理（従来の剰余金の処分） ＊発生した損益の振替（積立） ＊目的積立金の積立 ＊目的積立金の取崩	 227 227 227

持分なし法人（基金拠出型除く）

発生事象	本書資料編該当頁
①会計基準適用に伴う振替	229
②寄附による設立	225
③積立金の処理（従来の剰余金の処分） ＊発生した損益の振替（積立） ＊目的積立金の積立 ＊目的積立金の取崩	 227 227 227
④合併	229

4 会計基準適用に当たっての留意点

1. 法令と会計基準の本質的な差異への理解

　　四病院団体協議会会計基準策定小委員会作成の「医療法人会計基準に関する検討報告書」のうち，医療法人会計基準そのものは，「医療法人会計基準：前文，本文，注解」の部分であり，会計基準という規定文言の体裁上，これだけではわかりづらいため，その他のものが報告書の中に存在するわけです。

　　しかしながら，その他の中でも触れることがなかった正式な報告書としては書きづらい規定の解釈に当たっての留意事項があります。それは，「実態解釈をして適用すれば，現状行われている会計と大きくかい離することはないものとなるように今回の基準は作成されている」という前提があるということです。

　　法令は，そこに規定していることが不合理と考えられることであっても限定列挙等については，それを超えられないのに対し，会計の世界はあくまで経済実態を優先します。そのため，規定文言上の体裁のためにわかりづらく，誤解しがちなことが逆にあるわけです。このことを，2つの具体的項目をもって以下解説します。

2. 退職給付会計を適用する場合の考え方

　　注解19に以下の規定があります。

> 退職給付引当金は，退職給付に係る見積債務額から年金資産額等を控除したものを計上するものとする。当該計算は，「退職給付に係る会計基準（平成10年6月16日企業会計審議会）」に基づいて行うものであり，下記事項を除き，企業会計における実務上の取扱いと同様とする。
> ① （略）
> ② 社会医療法人以外の前々会計年度末日の負債総額が200億円未満の医療法人においては，上記企業会計の取扱いにおける簡便法適用要件を満たさない場合で

あっても，簡便法を適用することができる。

　なお，医療法人会計基準省令の運用指針では，上記②の「社会医療法人以外」という条件が削除され，社会医療法人についても同様の規模判定になっています。
　退職給付会計の計算の仕方には，統計手法を駆使した複雑な年金数理計算が必要で事務的に煩雑な原則法と，期末要支給額をもって原則退職給付債務と考える簡便法の2つがあります。この選択に当たり，大規模医療法人等には，原則法を適用する条件を満たすか否かの判定を要求することとし，それ以外の法人は，判定することなく，簡便法による計算を容認することとしています。このため，大規模医療法人等では原則法による計算をすべきか判定が必要で，「退職給付に関する会計基準の適用指針」では，「簡便法を適用できる小規模企業等とは，原則として従業員数300人未満の企業をいう」とされています。そこで，大規模医療法人等では，従業員数300人以上であれば，原則法を適用しなければならないのかというとそんなことはありません。この適用指針には続きがあり，「従業員数が300人以上の企業であっても年齢や勤務期間に偏りがあるなどにより，原則法による計算の結果に一定の高い水準の信頼性が得られないと判断される場合には，簡便法によることができる。なお，この場合の従業員数とは退職給付債務の計算対象となる従業員数を意味し，複数の退職給付制度を有する事業主にあっては制度ごとに判断する。」となっているわけです。病院や介護老人保健施設は，種々の専門職の集まりであり，勤続年数や年齢のばらつき等を考えると，医療法人では多くの場合，この例外に当てはまると推定されます。なお，「できる」となっていますが，統計処理による蓋然性の問題ですから，本質的には例外的な状況だとすると，300人超であっても原則法より簡便法が適当であるという理解になります。結果として，原則法が適当であると判断される医療法人はまれであるのが実状であると考えられます。

3. 棚卸資産の評価方法の規定の解釈

　「医療法人会計基準第2　4」の4段落目に「棚卸資産については，取得価額をもって貸借対照表価額とする。ただし，時価が取得価額よりも下落した場合には，時価をもって貸借対照表価額とする。」とあり，医療法人会計基準注解7では「棚卸資産の評価方法は，先入先出法，移動平均法，総平均法の中から選択適用することを原則とするが，最終仕入原価法も期間損益の計算上著しい弊害がない場合

には、用いることができる。」とあります。すなわち、評価基準は低価法で、評価方法は、最終仕入原価法は例外的にしか認められないと読めるわけです。しかし、病院、診療所、介護老人保健施設の棚卸資産の状況を考えた場合、その仕入価格決定方法から推察すると、最終仕入原価と期末時価の差異はほとんどないのが実状と思います。

したがって、別段2通りの計算をして証明する必要はなく、ほとんどの医療法人は、「最終仕入原価法を採用しても期間損益の計算上著しい弊害がない」と推定できます。医療法人の業務範囲は上記の医療施設だけではないので、会計基準としての性格上、例外が考えられる場合は、その例外がほとんどないと推定される場合であっても、無条件に「できる」と規定するわけにはいきません。このような事情で「中小企業の会計に関する基本要領」のように「棚卸資産の評価基準は、原価法又は低価法による。棚卸資産の評価方法は、個別法、先入先出法、総平均法、移動平均法、最終仕入原価法、売価還元法等による。」というように並列的に規定するわけにはいかないというだけで、現実的に最終仕入原価法の採用が限定されているわけでもありませんし、まして、受払計算を厳格にすることを要求しているわけではないということになります。

4. 解釈の正当性の判定

以上、いずれにしても実態をどう判断するかの問題ですから、最終的に認められるかどうかは、公認会計士監査を受ける法人の場合には、監査人が認めるか否かになるわけです。

従来は、社会医療法人債を発行する法人のみが、医療法人の中で公認会計士の監査対象でした。今回の医療法改正で、医療法人会計基準省令が適用になる法人が新たに監査対象となります。また、医療機関債の発行その他の目的で、任意に公認会計士監査を受ける法人もあります。

公認会計士監査の監査報告の内容は、医療法施行規則第33条の2の5に示されており、意見部分で中心となるのは、「財産目録、貸借対照表および損益計算書が法令に準拠して作成されているかどうか」です。また、貸借対照表等が確定する手続きは、医療法第51条6項に「医療法人は、監事又は公認会計士等の監査を受けた事業報告書等について、理事会の承認を受けなければならない。」とあるように、公認会計士の監査意見が理事会承認、監事監査報告に先んじ表明されることになります。このため監査意見は、承認等の前提ともいえますし、そもそも公認会計士監査は、決算書が完成した状態で開始されるわけではなく、日常

的に接触しながら内部統制の運用状況や会計処理等を調査して種々の問題を詰めていき，最終的に貸借対照表等に係る監査意見に到達します。その意味で，指摘された事項についてそのまま受け入れざるをえないことも多々生じることになりますが，当事者としての判断が第一義的には必要となります。貸借対照表等の作成責任は医療法人の理事者側にあるわけですから，事実認定や判断を要する内容については，きちんと主張すべき事項となります。

5 計算書類の構成と注記表の位置づけ

1. 医療法人の財務情報の公開の現実

　　医療法人の財務情報は，すべての医療法人の個別の情報として誰でも入手可能になっています。なぜなら，医療法第51条第1項で「医療法人は，毎会計年度終了後2月以内に，事業報告書，財産目録，貸借対照表，損益計算書その他厚生労働省令で定める書類（以下「事業報告書等」という。）を作成しなければならない。」とされ，医療法第52条の規定で「医療法人は，厚生労働省令で定めるところにより，毎会計年度終了後3月以内に，次に掲げる書類を都道府県知事に届け出なければならない。」とあり，この次に掲げる書類の最初に「事業報告書等」が掲載されており，さらに第2項で「都道府県知事は，定款若しくは寄附行為又は前項の届出に係る書類について請求があつた場合には，厚生労働省令で定めるところにより，これを閲覧に供しなければならない。」とされているからです。

　　これらの規定は，具体的な会計基準が未整備であった従来からあったため，このための表示の程度を決めたものとして，「医療法人における事業報告書等の様式について（医政指発第0330003号厚生労働省医政局指導課長通知）」と「社会医療法人債を発行する社会医療法人の財務諸表の用語，様式及び作成方法に関する規則（平成19年厚生労働省令第38号）」が制定されていました。

2. 計算書類と財務諸表の範囲

　　このような制度上の前提のもと，医療法人会計基準の前文で，会計基準の位置づけと作成書類の関係を以下のように記述しています。
・医療法（昭和23年法律第205号）第39条の規定に基づき設立された医療法人が，同法第51条第1項の規定により作成する財産目録，貸借対照表及び損益計算書の作成のための会計処理の方法および財務会計情報として合わせて整備すべき内容を規定したもの
・医療法第51条第1項の書類のうち，事業報告書は，その中心は非会計情報で

あるため，本基準の直接の対象とはしていない
- 同条同項のその他厚生労働省令で定める書類は，「社会医療法人債を発行する社会医療法人」に限定して作成が求められている，キャッシュ・フロー計算書，純資産変動計算書及び附属明細表であり，これらについては，整備すべき財務会計情報において考慮しているものの，別に作成方法が上記省令に定められているため，直接の対象とはしていない
- 決算に関する財務情報を示す書類の名称として「財務諸表」という用語ではなく，「計算書類」という用語を使用することとしたが，これは上記省令の中で財務諸表を「財産目録，貸借対照表，損益計算書，純資産変動計算書，キャッシュ・フロー計算書及び附属明細表」と定義しているため，混乱を避けるためである

　この記述の中に見られる「財務会計情報としてあわせて整備すべき内容」に該当するのが「基準第 4-1　注記表の内容」で「貸借対照表及び損益の作成の前提となる事項及び補足する事項」と定義されている「注記表」であり，法定作成書類ではない別のものを会計基準で定めたという位置づけになっています。なお，注記表にはどのようなものがあるかについて「基準第 4-2　注記表の区分」で 10 項目に整理されていますが，これは情報の種類に基づいた分類であり，別途以下のような位置づけによる分類を理解する必要があります。

3. 損益計算書および貸借対照表と並ぶ単独の計算書類として本来位置づける方が適当なもの

　「基準第 4-9　純資産の増減に関する注記」は，「純資産の部の増減及びその残高について科目別に記載する。」とされ，注解 27 で「純資産の増減は，科目別に前期末残高，当期変動額及び当期末残高を記載し，当期変動額は，当期純利益，拠出額，返還又は払戻額，振替額等原因別に表記する。」とされています。これは上記省令の「純資産変動計算書」と実質的に同じものです。また，「基準第 4-10　キャッシュ・フローの状況に関する注記」は，「当該会計年度のキャッシュ・フローの金額（事業活動によるキャッシュ・フロー，投資活動によるキャッシュ・フロー，財務活動によるキャッシュ・フローに区分する。）及び資金残高を記載する。」とされ，これは上記省令の「キャッシュ・フロー計算書」の各項目の結果数値を抽出したものとなっています。社会医療法人債発行法人以外は，あくまで閲覧対象外の会計情報ということで注記表の一項目として規定されているわけですが，本来の収まりの良さを重視して任意に純資産変動計算書，キャッシュ・フロー計算書とすることもできることが注解 17 で明確にされています。

なお，医療法人会計基準省令が適用になる法人は，純資産変動計算書を作成することとされ，キャッシュ・フロー計算書の作成（上記，結果数値の注記も含む）は，新たに義務化はされませんでした。

4. 注記ではなく，附属明細表として位置づける方が適当なもの

　上述と同様に社会医療法人債発行法人以外は，法定書類ではない注記表の一項目として規定されているが，上記省令の附属明細表と実質的に同一内容なので，任意に附属明細表とすることもできるものが，注解18で示されています。なお，医療法人会計基準省令が適用になる法人は，本来の姿である附属明細表とすることとなりました。
・有価証券明細表を作成する場合の有価証券の内訳
・有形固定資産等明細表を作成する場合の固定資産の増減およびその残高
・借入金等明細表を作成する場合の借入金（医療機関債を含む）の増減
・引当金明細表を作成する場合の引当金の増減およびその残高
・事業費用明細表を作成する場合の事業費用の内訳

5. 損益計算書及び貸借対照表の中に本来取り込むべきもの

　注解21の中に，貸借対照表に関する注記のその他必要な事項となるものとして「資産及び負債の科目内訳を表記していない場合の科目別内訳」，および損益計算書に関する注記のその他必要な事項となるものとして「事業外収益又は事業外費用の内訳を表記していない場合の主要な費目の内容及び金額」と「特別利益又は特別損失の内訳を表記していない場合の主要な費目の内容及び金額」があります。
　これらは，通常の実務において貸借対照表または損益計算書に中区分として掲載されるものをあえて注記表項目としているもので，現行の本来業務が診療所のみ開設する医療法人の届出様式に対応したものです。

6. 上記以外の本来，注記表として整理するべき内容のもの

　上述以外の重要な会計方針や個々の項目に関する補足情報が本来の注記項目となります。なお，医療法人会計基準省令が適用になる法人は，本来の注記項目は別の計算書類である「注記表」ではなく，貸借対照表と損益計算書に附随する「会

計方針の記載及び貸借対照表等に関する注記」として取り扱われました。

【平成 29 年 4 月 2 日以降開始事業年度からの計算書類の構成】

社会医療法人債発行法人

計算書類の種類	様式・本書該当頁
財産目録	154
貸借対照表	155
損益計算書	156
純資産変動計算書	157
キャッシュ・フロー計算書	158 または 159
財務諸表に対する注記（重要な会計方針等の記載を含む）	―
附属明細表 　有価証券明細表 　有形固定資産等明細表 　社会医療法人債明細表 　借入金等明細表 　引当金明細表 　事業費用明細表	160 161 162 163 164 165
関係事業者との取引の状況に関する報告書	177

医療法人会計基準省令適用法人

計算書類の種類	様式・本書該当頁
財産目録	101
貸借対照表	98
損益計算書	99
純資産変動計算書	102
重要な会計方針等の記載及び貸借対照表等に関する注記	100
附属明細表 　有価証券明細表 　有形固定資産等明細表 　借入金等明細表 　引当金明細表 　事業費用明細表	106 103 105 104 107 または 108
関係事業者との取引の状況に関する報告書	177

上記以外の病院又は介護老人保健施設を開設する法人

計算書類の種類	様式・本書該当頁
財産目録	172
貸借対照表	173
損益計算書	175
（注記表；届出書類には含まれない任意作成）	―
関係事業者との取引の状況に関する報告書	177

上記以外の法人

計算書類の種類	様式・本書該当頁
財産目録	172
貸借対照表	174
損益計算書	176
（注記表；届出書類には含まれない任意作成）	―
関係事業者との取引の状況に関する報告書	177

6 注記事項と会計処理の個別テーマ

1．本来の注記表情報としての整理項目

　　注記表は,「貸借対照表及び損益計算書の作成の前提となる事項及び補足する事項」です。会計処理や財務状況表示,ひいては財務諸表を利用し理解するうえで重要であるからこそこのような注記という取り扱いをするわけで,項目を整理することは,重要な会計処理上のテーマを体系化することになります。第5講で解説した特別の3分類に属するものを除いて「基準第4　2」と「基準第4　4～13及び当該項目に係る注解」をテーマとして整理すると,以下のようになります。

- 継続事業の前提に疑義が生じた場合（作成前提単独）
- 重要な会計方針（作成前提詳細多テーマ）
- 会計方針の変更（会計処理等変更）
- 基本財産の増減およびその残高（固定資産会計）
- 収益業務に係る資産・負債・繰入純額（収益業務特別会計）
- 担保に供している資産（補足情報単独）
- 債権の貸倒引当金を純額表示した場合の総額表示（貸倒引当金会計）
- 賃貸借処理をしたファイナンス・リース取引関係（リース会計）
- 偶発債務（補足情報単独）
- 繰延税金資産および繰延税金負債関係（税効果会計）
- 満期保有目的債券関係（有価証券の会計処理）
- 控除対象外消費税等の金額（消費税等の会計処理）
- 関連当事者（補足情報単独）
- 重要な後発事象（補足情報単独）
- 補助金等関係（補助金等の会計処理）
- 固定資産減価償却耐用年数残存価額変更関係（会計処理等変更）
- 退職給付関係（退職給付会計）

　　それぞれのカッコ書きは,学習項目としての整理です。作成前提単独・補足情報単独については,注記情報としてそのまま理解する項目であり,その他は,関

連する会計処理等を含めた全体として理解すべきもので，その理解すべき項目名を掲げています。

2．重要な会計方針について

　重要な会計方針は，作成前提詳細多テーマと表記しました。これは，重要な会計方針とは何かという点については統一的に理解する必要があるものの，その詳細の項目については，それぞれに関連する会計処理等を含めた全体として理解すべきものという意味です。

　重要な会計方針は，「基準第4　5」で「計算書類作成のために採用している会計処理の原則及び手続並びに表示方法その他計算書類作成のための基本となる事項」とされています。これは，多くの場合，複数の会計処理方法が認められている場合に，どの方法を採用したかによって結果数値が異なるためとされています。会計情報は，金額で表現するものであり，異質のものを加減乗除できる利点がありますが，計算上の前提が必要になる場合があるからです。すべての局面で絶対的に正しい数字が算出できる性格のものではないので，このような扱いになっています。

　重要な会計方針をテーマ表記で整理すると，以下の通りです。
・資産の評価基準及び評価方法
　＊有価証券の評価基準および評価方法（有価証券の会計処理）
　＊棚卸資産の評価基準および評価方法（棚卸資産の会計処理）
・固定資産の減価償却方法（固定資産会計）
・引当金の計上基準
　＊貸倒引当金の計上基準（貸倒引当金会計）
　＊賞与引当金の計上基準（その他の引当金会計）
　＊退職給付引当金の計上基準（退職給付会計）
・消費税等の会計処理方法（消費税等の会計処理）
・その他計算書類作成のための基本となる事項
　＊補助金等の会計処理方法（補助金等の会計処理）

　上記の通り，医療法人会計基準の内容の全体を個別テーマで分類しました。

　このほかにも，前項の特別の3分類に係る整理によるもの（純資産会計，キャッシュ・フロー会計，借入金会計）や収益費用の分類といった上記以外のテーマもあります。

7 収益費用の分類

1. 損益計算書における段階計算

　「四病協医療法人会計基準」の損益計算書の区分と構成は，基準本文に「損益計算書は，事業損益計算，経常損益計算及び純損益計算に区分するものとする。事業損益計算は，本来業務事業損益，附帯業務事業損益，収益業務事業損益に分かち，それぞれの事業活動から生ずる収益及び費用を記載して各事業損益を示し，併せて全事業損益を示すものとする。経常損益計算は，事業損益計算の結果を受けて，事業活動以外の原因から生ずる収益及び費用であって経常的に発生するものを記載して経常損益を示すものとする。純損益計算は，経常損益計算の結果を受けて，臨時的に発生する収益及び費用を記載して税引前当期純損益を示し，ここから法人税等の負担額を控除して当期純損益を示すものとする。」と規定されています。これは，表示基準である「医療法人における事業報告書等の様式について（医政指発第0330003号厚生労働省医政局指導課長通知）」をそのまま踏襲したものです。

2. 事業損益と事業外損益の区分

　収益と費用を，それぞれ事業区分とするか事業外とするのかは，注解12に「施設等の会計基準では事業外損益とされている帰属が明確な付随的な収益又は費用についても，本基準の損益計算書上は，事業収益又は事業費用に計上するものとする。ただし，資金調達及び資金運用に係る費用収益は，事業損益に含めないこととする。」と規定されています。これは，「社会医療法人債を発行する社会医療法人の財務諸表の用語，様式及び作成方法に関する規則（平成19年厚生労働省令第38号，「社財規」と略称）」の科目の説明「本来事業収益：定款又は寄附行為に記載の本来業務の施設に係る事業収益（当該施設に特定される資金運用に係る収益以外の付随的な収益を含む），本来業務事業費用：定款又は寄附行為に記載の本来業務の施設に係る事業費用（当該施設に特定される資金調達に係る費用

以外の付随的な費用を含む），附帯業務事業損益・収益業務事業損益にも同趣旨の説明あり」を踏襲したものです。

具体的には，病院会計準則では，運営費補助金や患者外給食収益等付随的なものは医業外収益となりますが，医療法人会計基準では事業収益が含まれますし，患者外給食費用等付随的なものは医業外費用となりますが，事業費用に含まれることになります。この結果，病院単位の財務情報と医療法人全体の計算書類では，くくりが異なる事態となってしまいますが，それぞれ目的が違うため，決算組替等で対応することになります（p.75～76）。

3．事業損益の３区分

事業損益を本来業務，附帯業務，収益業務にどのように区分するかは，注解13に規定されている通り，医療法および定款または寄附行為上の分類によります。したがって，定款または寄附行為に収益業務の規定のある社会医療法人以外では収益業務区分は存在しないことになります。また，本来業務の一部として行うものと附帯業務として行うものの区別を明確に意識する必要があります。例えば，医療系の介護保険事業は，病院，診療所，介護老人保健施設の事業の一部として行われることが通常で，本来業務に含めますが，訪問看護ステーションは，別事業所として医療保険および介護保険の事業を行うものなので，附帯業務に計上されることになります。介護保険事業についての本来・附帯の区別については複雑なので，資料編p.180に掲載した「医療法人の附帯業務について（医政発第0330053号平成19年3月30日医政局長通知）」，特に「別添：介護保険法における各事業の位置付け」の内容をよく理解することが重要です。

4．本部費の取り扱い

本部費に関しては，注解13に「法人本部を独立した会計としている場合の本部の費用（資金調達に係る費用等事業外費用に属するものは除く。）は，本来業務事業損益の区分に計上するものとする。」とされています。これは従来の表示基準にもありますが，2つのことを意味しています。まずは，独立した組織としての本部が存在しない場合に，法人全体の経営や運営に係る費用を特別に区別して3区分に配賦する必要はなく，本来業務の費用にそのまま入れてかまわないということです。そして，法人本部を設けている場合には区別はするが，配賦によって各業務費用に計上するのではなく，本来業務の区分に本部費を設けて一括計上

するということです。

5. 事業費用の細分

　医療法人基準では，勘定科目について，何も示しておらず，施設等の会計の基準を考慮して設定すべきこととされています。このため，病院会計準則を用いて中科目小科目を設定することが多いと考えられます。損益計算書では上記の通り大区分でしか表示されないので，損益計算書の注記項目に「事業費用の内訳」が規定されています。これに関して注解15において，「中区分科目は，売上原価（当該医療法人の開設する病院等の業務に付随して行われる売店等及び収益業務のうち商品の仕入れ又は製品の製造を伴う業務にかかるもの），材料費，給与費，委託費，経費及びその他の費用とする。」としています。これは，病院会計準則が，医業費用の中区分として「材料費，給与費，委託費，設備関係費，研究研修費，経費，控除対象外消費税等」となっている点に対応しています。なお，設備関係費と控除対象外消費税等負担額は，通常「経費」に分類すれば足りるが，研究研修費は，上記分類上の経費のみではなく，複合費となっていることが想定されるため，その他の費用の項目を別途設けているわけです。

　なお，医療法人会計基準では，消費税等の会計処理を税抜，税込どちらでも選択できることとなっています。このため重要な会計方針でどちらを選択しているのかを記載することになっていますので，科目の構成も変わってきます。事業費用の場合，税込経理の場合には，経費に分類する勘定科目として「控除対象外消費税等」ではなく「支払消費税等」が存在することになります。

6. 事業費用明細表

　医療法人会計基準省令が適用になる法人は，附属明細表として「事業費用明細表」を作成することとされました。従来から社会医療法人債を発行する法人は，「事業費用明細表」を作成することとなっており，様式および作成方法は，社財規（資料編p.135参照）に示されています。この社財規の「事業費用明細表」は，中科目区分別（売上原価，材料費，給与費，委託費，経費，その他の事業費用）に，損益計算書における費用区分に対応した本来業務事業費用（本部を独立した会計としている場合には，事業費と本部費に細分），附帯業務事業費用および収益業務事業費用の金額を表記する様式になっています。しかし，医療法人会計基準省令が適用になる法人の「事業費用明細表」は，これに限定されず，「四病協医療

法人会計基準」の注記表を踏襲して選択制になっています。したがって，上記社財規と同様の考え方の様式（ただし，費用の記載順序は，材料費，給与費，委託費，経費，売上原価，その他の事業費用となり，売上原価の内訳の記載も不要となっているので様式の詳細は異なっています）ではなく，損益計算書における本来業務，附帯業務および収益業務の区分記載にかかわらず，形態別分類を主として適宜分類した費用別に法人全体の金額を表記する様式（資料編 p.108 参照）によることもできます。

8 保有有価証券，出資等の会計処理

1．有価証券の会計処理に関する規定

　　四病協医療法人会計基準の保有有価証券に関連する規定を整理すると，以下の通りとなります。

> ＜基準第2　貸借対照表　4　資産の貸借対照表価額＞
> 　満期日まで所有する意思をもって保有する社債その他の債券以外の有価証券のうち市場価格のあるものについては，時価をもって貸借対照表価額とする。
> ＜注解1　重要性の原則の適用について＞
> 　取得価額と債券金額との差額について重要性が乏しい満期保有目的の債券については，償却原価法を採用しないことができる。
> ＜基準第2　貸借対照表　3　純資産の区分＞
> 　その他有価証券評価差額金や繰延ヘッジ損益のように，資産又は負債は時価をもって貸借対照表価額としているが当該資産又は負債に係る評価差額を当期の損益としていない場合の当該評価差額は，評価・換算差額等に計上する。

　　これらの規定により，株式その他の有価証券のうち，一定の範囲のものについて，取得原価ではなく，時価をもって貸借対照表に計上することになること，時価評価する場合の評価損益は，損益計算書に計上せずに貸借対照表の純資産の部に直接計上することが原則となります。なお，規定の文言上は，現行では想定されないデリバティブ取引に係る契約に関わる繰延ヘッジ損益についても言及していますが，これは企業会計の取り扱いと差異がないことを明確にするために表記されているものであり，特に意識する必要はありません。

　　なお，子会社株式および関連会社株式は，企業会計の取り扱いでは，時価が存する場合であっても，時価評価の対象からは除かれるため，同様であることを明記するためには，「満期日まで所有する意思をもって保有する社債その他の債券並びに子会社株式及び関連会社株式以外の有価証券のうち市場価格のあるものについては，時価をもって貸借対照表価額とする。」とすべきですが，医療法人が

株式会社の株式を保有して子会社および関連会社とすることを認められていると誤解を生ずる恐れがあるため，あえて表記していないわけです。

2. 有価証券の分類

このように有価証券の会計処理に関し，医療法人は企業会計と特段の差異を設けなかったため，企業会計の取り扱いがそのまま適用になると理解することができます。企業会計における有価証券の会計処理に差異が生ずる分類（評価のための分類）は，「売買目的有価証券（時価の変動により利益を目的として保有する有価証券）」，「満期まで保有する目的の債券」，「子会社株式および関連会社株式」，「その他有価証券」の4つです。このうち，「売買目的有価証券」は，医療法人が余裕資金の運用を積極的に行うことは想定外のため，この分類の有価証券の会計処理を行うことを考える必要はありません。また上述の通り，「子会社株式および関連会社株式」は想定外ですし，「満期まで保有する目的の債券」も結果ではなく目的意思の問題ですから，医療法人の実務で意識する必要はありません。よって，結局のところ「その他有価証券」の会計処理だけを理解すればよいことになります。

3. その他有価証券の具体的会計処理

①取得

株式，国公債，証券投資信託等の有価証券は，「資産の貸借対照表価額は，原則として，当該資産の取得価額を基礎として計上しなければならない」ため，その取得に当たっては，購入代価に購入手数料を加算した金額を有価証券（売買目的有価証券は想定されないので，固定資産の部の投資有価証券）として資産計上する会計処理をすることになります。

（借方）投資有価証券　×××　（貸方）現金預金　×××

②時価評価

市場価格のあるものについては，証券会社等から期末時価情報を入手し，時価と取得価額の差額について貸借対照表価額を増減させます。

（期末時価＞取得価額の場合）

（借方）投資有価証券　×××　（貸方）その他有価証券評価差額金　×××

＊税効果会計を適用する場合の（貸方）は，実行税率部分の金額が「繰延税金負債」となる。

（期末時価＜取得価額の場合）

（借方）その他有価証券評価差額金　×××　（貸方）投資有価証券　×××
＊税効果会計を適用する場合の（借方）は，実行税率部分の金額が「繰延税金資産」となる。

　また，時価の下落が著しい場合（50％超）には，「資産の時価が著しく下落したときは，回復の見込みがあると認められる場合を除き，時価をもって貸借対照表価額としなければならない。」という規定に基づき，上記のように貸借対照表上で直接増減させるのではなく，損益計算書の特別損失に「投資有価証券評価損」を計上します。

　なお，上記直接増減させた仕訳は，翌期首において反対仕訳をし，翌期においては再び取得価額との比較によって会計処理が行われることとなります。

③売却に係る会計処理

　売却した場合には，帳簿価額との差額が，「投資有価証券売却益」または「投資有価証券売却損」として損益計算書の特別損益の部に計上されます。

4．重要な会計方針の記載

　厳密には，上記会計処理以外の方法も認められているので，「重要な会計方針に係る事項の注記・資産の評価基準及び評価方法・有価証券」に「その他有価証券のうち，時価のあるものは，決算期末日の市場価格等に基づく時価法（評価差額は，全部純資産直入法により処理し，売却原価は，移動平均法により算定）によっている。」というような記載をすることになります。

5．注記表・有価証券の内訳と有価証券明細表

　四病協医療法人会計基準注解26に，注記表としての有価証券の内訳について必要な記載内容は，「債券について銘柄別に記載する内容は，券面総額・貸借対照表計上額」，「その他について種類及び銘柄別に記載する内容は，投資口数等・貸借対照表計上額」とされています。これは，社財規が適用される法人の附属明細表の1つである有価証券明細表の内容そのものです。医療法人会計基準省令が適用になる法人は，同様に附属明細表の1つとして有価証券明細表を作成することとされました。様式について特段の違いはありません。

9 棚卸資産の会計処理

1. 棚卸資産の会計処理に関する規定

　四病協医療法人会計基準の棚卸資産に関連する規定を整理すると，以下の通りとなります。

> ＜基準第2　貸借対照表　4　資産の貸借対照表価額＞
> 　棚卸資産については，取得価額をもって貸借対照表価額とする。ただし，時価が取得価額よりも下落した場合には，時価をもって貸借対照表価額とする。
> ＜注解1　重要性の原則の適用について＞
> 　棚卸資産のうち，重要性の乏しいものについては，その買入時又は払出時に費用として処理する方法を採用することができる。
> ＜注解11　棚卸資産の評価方法について＞
> 　棚卸資産の評価方法は，先入先出法，移動平均法，総平均法の中から選択適用することを原則とするが，最終仕入原価法も期間損益の計算上著しい弊害がない場合には，用いることができる。

　棚卸資産とは，一般的に販売のために保有する商品・製品，製品を作るために費消される原材料や製造中の仕掛品などを総称した概念です。取得（買入または製作）即消費ではないが，短期的に費用化され期末に実地棚卸（在庫調べ）を行って有り高を確認することからこのように呼ばれています。事務用消耗品や重油等も上記概念に該当します。医療や介護のサービス提供に当たっては，少なくとも現在の報酬体系からは製品・仕掛品に該当するものはなく，医薬品，診療療養材料，給食材料等が主なものとなります。取得即消費ではなく同じものを取得するのに単価が異なることが想定されるため，貸借対照表に計上すべき取得価額も一定の想定で計算しないと算出することができません。このため，これらの規定により，費用配分（当期に費用計上する部分と次期以降に費用計上する部分を分ける）のやり方を決めることになります。

2. 評価方法と棚卸資産の受払記録

　　会計処理をするには金額ベースの計算が必要ですが，その前提として物品管理における数量計算（当期に費消した数量と在庫数量の把握）が必要です。この方法は，「継続記録法（物品ごとに受入・払出を記録し，この受払簿によってあるべき在庫数量を計算する）」と「棚卸計算法（受入のみ記録し，現物カウントにより把握した在庫数量から払出数量を計算する）」があります。注解11に，棚卸資産の評価方法として，先入先出法，移動平均法，総平均法，最終仕入原価法が掲記されています。このうち移動平均法は，受入の都度，すでにある在庫と混淆させて次の受入があるまでの払出に使う新単価を計算する方法ですから，継続記録法を前提として，さらに金額計算（単価計算）を含めた受払簿がないと採用できません。先入先出法は，受入単価をその都度維持しながら，払出は先に受け入れたものから順次行うと想定して払出計算をするものです。在庫の単価は，最後の受入から順次以前に追っていき当該在庫数量に到達するまでの単価を採用するわけですから，不可能ではないものの継続記録法を前提として金額を含めた受払簿がないと採用しづらい方法となります。総平均法は，期首在庫と当該事業年度の受入の単価を加重平均した単価をもって払出単価（同時に在庫単価）としますので，継続記録法を必須とはしません。最終仕入原価法は，在庫の単価を最後の受入単価とする方法ですから，棚卸計算法が馴染む方法です。

3. 低価法の考え方

　　基準本文には，取得価額と時価のどちらか低い価額によって貸借対照表価額とすることが記載されています。このうち取得価額は，前述の評価方法によって算定された在庫単価です。時価には「正味売却価額（売価から見積追加費用を差し引いたもの）」と「再調達原価（新たな購買に要する対価および費用）」があります。「棚卸資産の評価に関する会計基準（企業会計基準第9号）」によると，「正味売却価額を原則とするが，原材料等のように再調達原価の方が把握しやすく，正味売却価額が当該再調達原価に歩調を合わせて動くと想定される場合には，継続して適用することを条件として，再調達原価（最終仕入原価を含む）によることができる。」とされています。

4. 具体的会計処理

①取得

　棚卸資産は，取得しただけでは資産の増加であり，費消した段階で費用になるわけです。しかし，短期的な費消を前提とし，かつ評価方法によっては事業年度が終了しないと払出単価が決まらないことから，取得段階で費用計上する会計処理方法が一般的になっています。

②決算処理

　原則として，棚卸により把握された数量を元に採用する評価方法で計算（時価との比較を含む）した在庫金額は貸借対照表上資産として計上することになります。購入時に費用処理していますから，費用から資産に振り替える会計処理が必要です。併せて前期末在庫金額については，同時に費用に振り替えます。

　ただし，注解１の通り，重要性の乏しいものについては，その買入時に費用として処理する方法を採用することができますから，決算処理は不要となります。なお，「または払出時」というのは，「払出＝消費」を前提として評価方法の説明をしましたが，厳密には「現場に倉庫から払出をしたがまだ消費していない」という状況が考えられるため，倉庫在庫は貸借対照表に資産として計上するが現場在庫は費用として取り扱うことができる状況を含めているためです。

5. 重要な会計方針の記載

　評価方法の選択が認められているので，「重要な会計方針に係る事項の注記・資産の評価基準及び評価方法」に「棚卸資産，最終仕入原価法」のような記載をすることになります。なお，最終仕入原価法の採用は，「期間損益の計算上著しい弊害がない場合」に限定されています。しかし，最終仕入原価を採用することによって，損益が実態とは異なる結果となる場合とは，価格変動の激しい物品を取り扱っており，かつ，最終仕入時の価格が高騰しているか，最終仕入時の価格よりも期末時価が大幅に値下がりしている場合です。医療法人の行う事業の棚卸資産で，価格変動の激しい物品を，全体損益に影響を及ぼすほど取り扱うことは，想定できないのが通常です。結果，ほとんどの医療法人で，問題なく最終仕入原価法を採用できると考えます。

10 固定資産の会計処理

1．固定資産の意義と種類

　固定資産とは，長期的に使用する等の目的で保有する資産で，有形固定資産，無形固定資産，その他の資産に分類されます。有形固定資産とは，土地，建物，車両，備品のようにその存在を目で確かめることができる有体物であり，無形固定資産とは，借地権，商標権，ソフトウェアのようにそのような外形を持たない無体物です。その他の資産は，投資有価証券や長期貸付金，差入保証金，長期前払費用のような使用資産ではないものです。

2．取得価額の計算と会計処理

①通常の場合

　固定資産の取得価額は，基準（貸借対照表価額）の中に「資産の貸借対照表価額は，原則として，当該資産の取得価額を基礎として計上しなければならない。」とあるように，取得に要した価額によるのが原則です。医療法人においては，固定資産に該当するものも製作することは想定されないので，取得に要した価額とは，取得における金銭支払額となります。なお，取得に要した支払額というのは，当該資産の購入代価だけではなく，仲介手数料や，据付に要する費用等当該資産を利用できるまでに要したものがすべて含まれます。ただし，取得に係る租税公課については，実務上，取得価額に算入しても，ほかの税金と同様，その期の費用としてもどちらでもよいことになっています。また，個別論点の解説にある通り「資産除去債務」の計上は想定していませんので，この点を取得価額に配慮することは必要ない取り扱いになっています。

　なお，固定資産を交換した場合，双方の時価が等価であると認められる場合には，取得に要した価額は，当該交換に供した資産の帳簿価額（貸借対照表に計上していた価額）とし，交換による損益は計上されないことになります。

②受贈等の場合

　無償で贈与を受けた固定資産は，基準（貸借対照表価額）の中に「受贈等によって取得した資産の取得価額は，その取得時における公正な評価額とする。」とあるように，受入資産の時価を基礎として評価した金額を受贈益として損益計算書上の収益に計上し，同額を固定資産の取得価額とします。「等」とあるのは，時価よりも著しい低額で取得した場合のほか，基金制度の定めの社団医療法人が，固定資産の現物を拠出された場合や，合併の一部において同様の扱いをすることになるからです。

③補助金等がある場合

　注解8に医療法人が国または地方公共団体等から補助金等を受け入れた場合の会計処理として，「固定資産の取得に係る補助金等については，直接減額方式又は積立金経理により圧縮記帳する。」とあります。直接減額方式の圧縮記帳というのは，収益（特別利益）に計上した補助金と同額を費用（特別損失）に計上して，本来の取得価額から補助金相当額を差し引いた金額を帳簿価額（貸借対照表計上額）にするということです。なお，積立金経理による圧縮記帳は，純資産会計により圧縮積立金を計上する方法なので，固定資産の貸借対照表価額は補助金がない場合と変わりありません。

3．費用配分の方法と会計処理

①減価償却

　基準（貸借対照表価額）に，「有形固定資産及び無形固定資産については，その取得価額から減価償却累計額を控除した価額をもって貸借対照表価額とする。」とあるように，時の経過により，利用価値が減じ，最終的には使用できなくなる性格の固定資産については，その使用期間に費用配分する減価償却が必要です。この結果，損益計算書に減価償却費として費用計上された金額の残額が順次貸借対照表価額となります。減価償却の方法は，固定資産の時価が減少したこととは関係なく，一定の法則により，耐用年数を決めて（実務的には法人税上の耐用年数を使用するのがほとんどです）行います。この計算方法の代表的なものに，定額法（耐用年数にわたって均等額を費用計上する）と定率法（期首簿価に一定率を乗じて費用計上するため耐用年数にわたって費用計上額が逓減する）があります。

　なお，注解1の重要性の原則の適用例に「租税特別措置法による特別償却額のうち一時償却は，重要性が乏しい場合には，正規の減価償却とすることができる。」とあるように，一定方法の計算とは別に取得初年度に追加的な償却を行う場合も

あります。

　また，減価償却に類似したものとして，その他の固定資産の中にも長期前払費用のように，損益計算書に費用計上した残額が貸借対照表に計上されるものがあります。

②強制評価減

　基準（貸借対照表価額）に，「資産の時価が著しく下落したときは，回復の見込みがあると認められる場合を除き，時価をもって貸借対照表価額としなければならない。」とあります。これは，時価を大幅に上回る価額で貸借対照表に計上されている場合は，財務状況の実質的な悪化が反映されない恐れがあるので，固定資産評価損（特別損失）を損益計算書に計上して，簿価を引き下げるものです。この場合の「著しく」とは簿価の半額を超えた下落というように解釈されます。なお，「ただし，有形固定資産及び無形固定資産について使用価値が時価を超える場合，取得価額から減価償却累計額を控除した価額を超えない限りにおいて使用価値をもって貸借対照表価額とすることができる。」となっていますが，これは使用価値の算定について減損会計の考え方を準用するだけで，個別論点の解説の通り，減損会計を導入したわけではありません。

③除却または売却

　固定資産を廃棄する場合は，簿価を損益計算書上「固定資産除売却損（特別損失）」に計上し，資産から除外することになります。売却する場合には，これに売却収入が付随しますので，差額が損益となり，「固定資産売却益（特別利益）」に計上する場合も生じます。なお，償却資産の場合耐用年数を経過すると理論的には簿価ゼロとなりますが，有形固定資産の場合，現実に除却するまでは備忘価額として1円や10円の簿価を付して固定資産台帳にとどめておくということが行われます。なお，売却価値のない無形固定資産の場合には，備忘価額を付すことなく終了と同時に除却と同様の処理をするのが一般的です。

4. 注記表・重要な会計方針の記載

　固定資産の減価償却方法の選択が認められているので，「重要な会計方針に係る事項の注記・固定資産の減価償却方法」に「定額法によっております。」のような記載をすることになります。

　また，固定資産の増減は貸借対照表にも損益計算書にも情報がありませんので，貸借対照表に関する注記の一項目として「固定資産の増減及びその残高」ですべての固定資産について科目別に前期末残高・当期増加額・当期減少額・当期末残

高を記載し，減価償却資産については，当期末残高につき，さらに取得価額・減価償却累計額（当期償却額も付記）・差引貸借対照表価額を記載します（注解23）。

また，定款または寄附行為に基本財産の規定がある医療法人は，基本財産の前会計年度末残高，当該会計年度の増加額，当該会計年度の減少額および当該会計年度末残高について，貸借対照表の科目別に注記も必要となります（注解3）。

5. 有形固定資産等明細表

医療法人会計基準省令が適用になる法人は，附属明細表の1つとして，有形固定資産等明細表を作成することになりました。これは，上述の四病協医療法人会計基準注解23の注記表の内容と全く変わりません。もともと当該注記表の内容は，社財規の有形固定資産等明細表の内容ですから，「医療法人会計基準適用上の留意事項並びに財産目録，純資産変動計算書及び附属明細表の作成方法に関する運用指針」で同じ内容の様式が制定されています。

6. 固定資産の増減および残高に関する数値の総括

有形固定資産等明細表は，資産の種類別に1表に収めるため，減価償却資産の増減に関係する3種類の金額（取得価額ベースとした増減，減価償却累計額の増減，簿価ベースの増減）を，すべて掲記することはできません。表のように，3種類の金額の増減は，相互に関連して表記されることとなります（数字は仮設の数字）。有形固定資産等明細表には，資産の種類別の表1の数字のうち，太字のものだけが掲記される結果となります。決算資料としては減価償却資産の種類別にこのような増減総括表を作成することが，正しい決算の便宜のために推奨されます。

減価償却資産増減残高表

	期首残高	当期増加	当期減少	当期償却	期末残高
取得価額	10,000	3,000	1,000	―	12,000
減価償却累計額	3,500	―	900	2,400	5,000
差引簿価	6,500	3,000	100	2,400	7,000

＊取得価額ベースでは，期首残高＋当期増加－当期減少＝期末残高となる。
＊減価償却累計額は，期首残高－当期減少資産該当額＋当期償却額＝期末残高となる。
＊簿価は，取得価額から減価償却累計額を差し引いた金額である。
＊簿価ベースの増減は，物理的な資産の増加と減少のほか減価償却による減少がある。

11 リースの会計処理

1. 固定資産の中のリース資産

　有形固定資産，無形固定資産については，リース契約により使用する場合があります。四病協医療法人基準において本文に特段の記載はありませんが，注解22に「リース取引の会計処理について」があり，検討報告書の個別論点では，これを噛み砕いて解説しています。企業会計では，リース取引に関する会計基準（企業会計基準第13号）が適用されており，リース取引はファイナンス・リース取引（リース期間中に実質的に途中解約ができず，リース物件の総コストを負担する前提となっているもの）とオペレーティング・リース取引（レンタルと同様のもの）に区分され，ファイナンス・リース取引については，原則通常の売買取引に係る方法に準じて会計処理を行うことになっており，注解22を前提としつつ，逆説的に医療法人でも企業会計に準じた会計処理が求められることになっています。

2. 賃貸借処理ができる場合

　賃貸借処理とは，貸借対照表に計上することなく，以下のように発生の都度，費用計上する方法です。
（借方）賃借料×××　（貸方）現金預金×××
　注解22により，オペレーティング・リースに加え，所有権移転外ファイナンス・リース取引（所有権移転の取引は，法的にも固定資産の所有権を有することとなるので，賃貸借処理の許容対象になりません）のうち，以下の契約については，賃貸借処理を行うことができることとしています。
- ●リース取引開始日が，医療法人基準適用前の会計年度であるもの

　これは，リースの会計処理は，リースの開始を初期として，リース期間の複数の会計年度で継続的に必要となるもののため，リース取引開始日が，本基準適用前のもので，従来，賃貸借処理をしていたものを，その途中において売買取引に

準じた方法に変更するのは，事務的に煩雑になります。そこで，過年度修正を施してまでの変更は必要のないこととしたものです。

- **リース取引開始日が，前々事業年度末日の負債総額が 200 億円未満でかつ社会医療法人でない会計年度であるもの**

これは，社会医療法人と大規模医療法人を除く，その他の医療法人については，社会的な影響の相違から，ここまでの厳格な会計処理を求める必要はないという判断から，金額にかかわらず賃貸借処理を許容するものです。なお，判断の基準日は，リース取引開始日により，途中で会計処理を変更することは要しないという取り扱いになっています。

- **一契約におけるリース料総額が，300 万円未満のもの**

これは，少額の契約については，重要性の原則の適用により，簡便的な方法を認めることとしたものです。

3. 通常の売買取引に係る方法に準じた会計処理基本型

「通常の売買取引に係る方法に準じた会計処理」の具体的な方法について，検討報告書に示されていませんが，ファイナンス・リースは，資金調達して資産を購入するのと経済的実質は変わらないということが本質ですから，貸借対照表に資産と負債が計上される方法ということになります。資金調達には通常利息を伴いますので，リース取引についてもリース料総額には，資産取得価額（元金）相当部分と利息相当部分が含まれているはずです。そこで，取得時の仕訳の基本型は，資産取得価額相当額をもって，以下の通り資産負債をそれぞれ計上します。

（借方）リース資産※　×××　（貸方）長期リース債務×××

※資産の種類に応じた科目に含めることもできる

また，各リース料支払額における元金相当部分と利息相当部分を区分して，支払時の仕訳は以下の通りとなります。

（借方）短期リース債務×××
（借方）支払利息　　×××
　　　　　　　　　　　　（貸方）現金預金　×××

なお，決算時の仕訳は，まず，リース期間にわたって定額で減価償却を計上することとなります。

（借方）減価償却費×××　（貸方）リース資産×××

また，1年内支払予定の元金相当額についての流動負債への振替も行います。

（借方）長期リース債務×××　（貸方）短期リース債務×××

4. 売買取引に準じた会計処理簡便型

　　上記の基本型は，リース契約の表面上現れていない金額の区分が必要で，事務が煩雑になります。まず，区分した利息相当額の総額をリース期間中の各期に配分する方法として，元金が返済されるに従って利息は少なくなるはずですから，この利息の性格を考慮した計算方法を行うことが原則ですが，毎期定額で配分しても，貸借対照表に資産計上する方法に変わりありません。さらに，リース料総額から利息相当額の合理的な見積額を控除しない方法，すなわちリース資産およびリース債務は，リース料総額で計上し，支払利息は計上されず，減価償却費のみが計上される方法であっても，同様です。もちろん基本型と比べて貸借対照表と損益計算書に計上される金額は異なりますので，全体として財務諸表の利用に影響がない程度に重要性が低い場合に限定されます。医療法人会計基準では，具体的な数値はありませんが，同様の取り扱いがある社会福祉法人では，「未経過リース料の期末残高が，当該期末残高，有形固定資産及び無形固定資産の期末残高の法人全体の合計額に占める割合が10％未満である場合」となっています。

5. 貸借対照表等に関する注記

　　注解22の「できる規定」により，賃貸借処理をしたものは，貸借対照表上，リース債務に負債として計上されないので，比較的事務負担の少ない情報としてリース料総額と未経過リース料の残高を貸借対照表に関する注記の一項目として記載することとされています。

6. 医療法人会計基準省令が適用になる法人の場合

　　リース取引の会計処理に関し，医療法人会計基準省令には別段の項目はありませんが，「医療法人会計基準適用上の留意事項並びに財産目録，純資産変動計算書及び附属明細表の作成方法に関する運用指針」に記載があります。
　　これによると，四病協医療法人会計基準では，社会医療法人は，無条件で賃貸借処理を行うことができる対象からは除外されていますが，社会医療法人であってもリース取引開始日が，前々事業年度末日の負債総額が200億円未満の会計年度であるものは，対象とされました。この点を除き，上記の四病協医療法人会計基準の取り扱いは，そのまま踏襲されています。

12 消費税等の会計処理

1. 消費税等の仕組みと医療法人の特徴

　消費税等（国税たる消費税と地方消費税を含めて一体のものとして，現在税率8%と通常説明されています）は，原則としてすべての物品とサービスの消費に対して課税することを目的とした税金であり，消費者が負担すべきものとされています。このため，申告と納税は事業者が行うわけですが，納税額計算の基本構造は，事業者が販売に伴い対価に含めて収受した消費税等（課税売上に係る消費税等）から仕入等によりいったん負担した消費税等（課税仕入に係る消費税等）を差し引いたものとされているわけです。しかし，現在の制度では，上記納税計算を課税取引だけで行うわけではなく，土地の譲渡等のようにその性質上消費税に馴染まないものや，特別の政策的配慮から非課税とされている物品やサービスの提供を行ったもの（非課税売上）についても計算要素に入ってきます。すなわち，納税計算上差し引ける仕入等によりいったん負担した税額は，課税売上に対応したものだけであり，非課税売上に対応するものは，事業者の負担（控除対象外仕入税額）になってしまいます。医療法人の場合，社会保険診療や大部分の介護保険サービスは，消費税非課税とされているため，医薬品・医療材料・医療器具等の購入，病院用建物等の取得や業務委託等に係る消費税額は，ほとんどが医療法人負担のコストとなっています。なお，基準期間の課税売上が5,000万以下の場合は，課税売上の内容のみによって申告納税額を計算する簡易課税を選択することができる点は，非課税売上が多額な医療法人であっても変わりません。

2. 消費税等の会計処理方法

　このような消費税の仕組みの中で，事業者の財務諸表の作成上の基本的考え方としての消費税等の会計処理は，2つの方法があります。1つは消費者が負担する間接税であるという側面を重視したもので，収益および費用や固定資産計上をすべて消費税抜きの金額で計算表示する方法（税抜方式）です。この場合，対価

に含めて収受した消費税は仮受，いったん負担した消費税は仮払であり，差額を納付すれば損益計算に影響しません。したがって，消費税が事業者負担となってしまった金額である控除対象外仕入税額が最終的に損益計算書上に費用計上されることになります。この場合，資産に係る控除対象外消費税額等については，当該資産が減価償却により費用配分することに対応して，いったん固定資産（長期前払費用）として貸借対照表に計上して複数年にわたり損益計算書に費用計上する方法（法人税上の所得計算はこの方法となっています）と，負担年度に一度に費用計上する方法があります。もう1つは，消費税は価格の一部を構成するものという側面から収益および費用や固定資産計上をすべて消費税込みの金額で計算表示する方法（税込方式）です。この場合，計算された消費税等の申告納税額（支払消費税等）が損益計算書上に費用計上されることになります。簡易課税の場合の会計処理はこちらに限定されます。

3. 消費税等の会計処理に関する規定

　四病協医療法人会計基準では，「第4　注記表　5重要な会計方針に係る事項の注記　四　消費税等の会計処理方法」とあり，さらに，「第4　注記表　8損益計算書に関する注記　三その他必要な事項」の注解21の例示に「控除対象外消費税等の金額」とあります。重要な会計方針がすべて選択可能なものが存在する項目のみに限定されるわけではありません。また，控除対象外消費税等の金額が損益計算書に表記されずに注記が必要となるのは，税込方式を採用した場合が代表的ですが，上述の通り，税抜方式でもすべて当該年度の費用とはなっていない場合もあります。このため，これらの規定は明確な文理上の根拠とはなりませんが，逆にどちらかに限定する規定があるわけではないので，税抜方式，税込方式のどちらの選択も自由と解釈できます。結果として，簡易課税を選択している場合は，会計方針の注記に税込方式を採用している旨に，このことを付記するだけとなりますが，原則課税の場合は，以下の3通りの方法になると考えられます。
　　①税込方式を採用し，支払消費税等の金額を事業費用に計上する方法。会計方針の注記では，税込方式によっている旨とし，損益計算書の注記に当該年度の消費税申告に係る控除対象外消費税等の金額（地方消費税分を含めた金額）を記載する。
　　②税抜方式を採用し，控除対象外消費税等のうち，資産に係るものに重要性がある場合には特別損失とし，その他を事業費用とする方法。会計方針の注記では，税抜方式によっている旨に合わせて上記内容を付記し，損益計算書の

注記に当該年度の消費税申告に係る控除対象外消費税等の金額（上記特別損失と事業費用の合計額に一致）を記載する。
③税抜方式を採用し，法人税法上の処理に合わせて，控除対象外消費税等のうち，資産に係るものに重要性がある場合には固定資産（長期前払費用）に計上し，その他を事業費用とする方法。会計方針の注記では，税抜方式によっている旨に合わせて上記内容を付記し，損益計算書の注記に当該年度の消費税申告に係る控除対象外消費税等の金額（固定資産に計上した繰延消費税等は，数年にわたって取り崩して事業費用とするため，上記損益計算書の事業費用の金額に一致しない）を記載する。

なお，病院会計準則では，注解22に「消費税等の納付額が，開設主体全体で計算される。病院施設においては開設主体全体で計算された控除対象外消費税等のうち，当該病院の費用等部分から発生した金額を医業費用の控除対象外消費税等負担額とし，当該病院の資産取得部分から発生した金額のうち多額の部分を臨時費用の資産に係る控除対象外消費税等負担額として計上するものとする。」となっており，上記②の方法に限定しています。

以上の状況については，「医療法人会計基準検討報告書」の「5 病院会計準則適用ガイドラインについて」に，「本基準においては，消費税の会計処理方法について特に定めはなく，税抜方式・税込方式の選択適用が認められている。病院会計準則では，税抜方式に統一しているため，税込方式を採用する場合には，病院単位の財務諸表において，その影響額を算出して注記することで対応する。」と説明されています。

4. 医療法人会計基準省令が適用になる法人の場合

上記の四病協医療法人会計基準の取り扱いは，医療法人会計基準省令には別段の項目はありませんし，「医療法人会計基準適用上の留意事項並びに財産目録，純資産変動計算書及び附属明細表の作成方法に関する運用指針」にも，新たに異なる取り扱いをする旨の言及はありません。したがって，逆説的ですが，同様の取り扱いとなっていると解釈できます。ただし，四病協医療法人会計基準では，「控除対象外消費税等の金額」を注記項目としていますが，上記運用指針には，該当する記載が見当たりませんので，注記は不要となります。

13 貸倒引当金会計

1. 貸倒引当金設定の根拠と効果

　　四病協医療法人会計基準の「第2　貸借対照表　4　資産の貸借対照表価額」の中に「未収金，貸付金等の債権については，取得価額から貸倒引当金を控除した額をもって貸借対照表価額とする。」という規定があります。金銭債権は，回収されて現金に転化することを予定しているものですが，法律上の債権金額と必ずしも一致しない額を貸借対照表上資産価額として計上することになります。引当金は，「将来の費用または損失であって，その発生が当期以前の事象に起因し，発生の可能性が高く，その金額を合理的に見積もることができる」場合に設定することとされています（企業会計原則）。設定する理由は，期間損益計算を適正化するため，すなわち，収益に対応する当該年度に帰属する費用・損失は，当該年度に計上してしまうためです。貸倒引当金は，将来発生する貸倒損失につき，サービスを提供して未収のまま収益計上した年度や貸付を行った年度に起因するものです。このために，実際に貸倒損失となる以前に前倒しで費用計上するために設定されるもので，結果としてその残高については資産の部の控除項目になるわけです。

2. 貸倒損失と貸倒引当金の会計処理

①貸倒引当金の繰入

　金銭債権は，回収不能額を見積もって貸倒引当金を設定することになりますので，貸借対照表の表示と勘定科目の設定を整合させる必要があります。届出通知の貸借対照表の様式では，貸倒引当金の科目が存在しないため，各金銭債権から直接控除する方式が通常採用されていると思われます。この場合は，それぞれの勘定科目に対応した引当金勘定を設けるか，補助科目として貸倒引当金を設ける方法を採用することとなります。決算における繰入仕訳基本型は以下の通りです。

　　　（借方）貸倒引当金繰入額　×××　（貸方）貸倒引当金　×××

なお，貸借対照表に計上される引当金の勘定上の区別とは別に，損益計算書の費用計上区分の違いも処理において考慮する必要があります。同じ「貸倒引当金繰入額」であっても，事業未収金に対応するものは，事業費用に，貸付金に対応するものは，事業外費用となるからです。そこで実際の貸倒引当金繰入額勘定科目の設定においては，「事業」と「事業外」の2種類を準備することになります。なお，繰入額の計算は，後述しますが，この計算上の債権分類で，破産更正債権等に該当することとなった場合には，貸倒引当金とともに医業未収金（流動資産）から破産更正債権等（固定資産）に振り替える処理も同時に行う必要もあります。また，繰入額は，引当金の使用残がある場合には，これに加えて必要額になるように計上する（差額補充法）こととするのが通常です。

②貸倒れの発生

　貸倒れの発生における仕訳基本型は，以下の通りとなります。

　　　（借方）貸倒引当金　×××　（貸方）医業未収金　×××

　貸倒引当金は，貸倒れに備えて設定したものであるため，貸倒れが発生した場合には，債権科目の勘定と対応する引当金勘定を双方減額する会計処理を行うことになります。なお，当該債権科目に設定してある貸倒引当金全額よりも，貸倒れとなった金額が大きい場合（引当金で補填しても不足が生じる場合）にのみ，超過した金額が「貸倒損失」として処理されることになります。

3. 貸倒引当金増減に係る注記項目と引当金明細表

　貸倒引当金の金額に関連するものとして，「7　貸借対照表に関する注記」に「三　引当金の増減及び残高」があります。これは注解24で，「必要な記載内容は，前期末残高・当期増加額・当期減少額（目的使用）・当期減少額（その他）・当期末残高」とされ，「当期減少額（その他）がある場合には，その理由を付記する。」となっています。医療法人会計基準省令が適用になる法人は，「引当金明細表」を作成することとされ，内容は同一です。

　当期増加額は，貸倒引当金繰入額しかありません。当期減少額（目的使用）は貸倒れの発生によるものです。当期減少額（その他）は不要になった引当金の取り崩しが該当します。

4. 債権純額表示の場合の注記項目

　貸倒引当金の金額に関連するものとして，「7　貸借対照表に関する注記」に「八

債権について貸倒引当金を直接控除した残額のみを記載した場合には，当該債権の債権金額，貸倒引当金及び当該債権の当期末残高」もあります。これは，貸倒引当金直接控除の債権金額の総額記載で，貸倒引当金の債権ごとの金額が表記されることになります。

5. 貸倒引当金の計上基準

注解10に，「未収金，貸付金等の金銭債権のうち回収不能と認められる額がある場合には，その金額を合理的に見積もって，貸倒引当金を計上するものとする。ただし，社会医療法人以外の前々会計年度末の負債総額が200億円未満の医療法人においては，法人税法における貸倒引当金の繰入限度相当額が取立不能見込額を明らかに下回っている場合を除き，その繰入限度額相当額を貸倒引当金に計上することができる。」とあります。したがって，大規模医療法人（四病協医療法人会計基準では社会医療法人が別扱いでしたが，医療法人会計基準省令適用上は同一の規模判定とされました）は，貸倒引当金の計算について，金融商品会計基準に従い，債務者の財政状態および経営成績に応じて一般債権，貸倒懸念債権，破産更正債権等に分類し，それぞれ検討して算定することとなります。

一般債権とは，経営状態に重大な問題が生じていない債務者に対する債権で，例えば，同種・同類の債権ごとに，過去3年間の貸倒実績率（当該年度の貸倒実績額／期首債権金額；貸倒実績額＝一般債権の債権放棄額と貸倒懸念債権または破産更正債権等に移動したことによる個別引当額）の平均値を用いて貸倒見積額を算定します。

貸倒懸念債権（経営破綻の状態には至っていないが，債務の弁済に重大な問題が生じているか，または生じる可能性の高い債務者に対する債権）と破産更正債権等（経営破綻または実質的に経営破綻に陥っている債務者に対する債権）は，個別に担保の処分見込額，保証による回収見込額および債務者の財務状況から回収可能と見込まれる金額の残額を算定します。

債権区分をどのように行うかは，実態に合わせて行うこととなるため，上記のような貸倒見積方法とともに，区分方法を規定等で自主的に定めなければなりません。例えば，医業未収金の一般債権の同種・同類の債権ごとのくくりは，個人（一部負担金等），法人（健診等），社会保険診療報酬支払基金等，保険会社とし，貸倒懸念債権の認識は，未収金の発生から6カ月経過とするなどです。

なお，貸倒引当金の計上基準は，重要な会計方針の注記へ記載されることになります。

14 その他引当金会計

1. 引当金に関する規定

　　四病協医療法人会計基準本文に,「引当金を計上しなければならない」という直接的な規定はありません。これは,一般原則の「真実性の原則（計算書類は,財政状態および損益の状況に関する真実な内容を明瞭に表示するものでなければならない)」から当然に導き出されるからです。このことは,注解1の重要性の原則の適用例として「引当金のうち,重要性の乏しいものについては,これを計上しないことができる。」と規定されていることから逆説的に読み取ることができます。

　　引当金の定義については,企業会計原則注解18や病院会計準則注解13に「将来の特定の費用又は損失であって,その発生が当期以前の事象に起因し,発生の可能性が高く,かつ,その金額を合理的に見積ることができる場合には,当期の負担に属する金額を当期の費用又は損失として引当金に繰入れ,当該引当金の残高を貸借対照表の負債の部又は資産の部に記載するものとする。」とあります。

2. 引当金の定義と具体例

　　前講の貸倒引当金を上記引当金の一般規定に当てはめて整理します。
①将来の特定の費用または損失
　　貸倒引当金は,債権が将来回収できない場合に備えたものです。回収できない場合には,それが確定した将来時点において貸倒損失となってしまいます。この意味で,将来の特定の費用又は損失であるわけです。
②その発生が当期以前の事象に起因
　　現在貸借対照表に計上されている債権の発生は,必ず当期以前の事象に起因しています。事業未収金のように収益の計上に伴うものはサービスの提供行為が行われていますし,貸付債権については,貸付行為がすでに行われているからこそ債権が発生するからです。

③発生の可能性が高い

　前講の通り，貸倒引当金は，一般債権，貸倒懸念債権，破産更正債権等に分類しそれぞれ検討して算定します。個別事情を考慮して回収可能性の判定をして高いものについて計上するほか，一般債権も過去の実績率を考慮して算定するわけです。逆に，債権であっても社会保険診療報酬支払基金に対するもの等については，貸倒引当金は計上しません。

④その金額を合理的に見積ることができる場合

　貸倒れの発生可能性とその程度は，債権金額と相手先の財政状態に密接に関係します。また，事業が安定的継続的に行われている場合には，「過去の延長が未来である」と推定されますので，個別に判定しない一般債権であっても過去の実績率を使うことで合理性を確保することができるわけです。

⑤損益計算書と貸借対照表への計上

　貸倒引当金繰入額は，「当期の負担に属する金額を当期の費用または損失として引当金に繰入れ」ることにより，損益計算書に計上されます。一方，貸倒引当金は，「当該引当金の残高を貸借対照表の負債の部または資産の部に記載」とある通り，資産の控除項目として資産の部に計上します。

　なお，貸倒引当金は，債権の貸借対照表への計上額を実勢額にするためのもので資産の控除項目として計上するわけですが，特定の資産に無関係なものは，未払による費用が発生している場合と同様に負債に計上することになります。

3. 引当金，未払費用，未払金の違い

　現実の支払いが済む前に，損益計算書に費用等として計上する場合に使用する負債科目には，引当金の他の「未払費用」，「未払金」があります。負債としての内容が異なるために科目を使い分けるわけであり，債務性の程度によって異なることになります。まず，「未払金」は，物品や役務の提供の受領を完了して債務が確定している場合です。例えば，月末締め翌月末払いで物品を購入する場合や後払いで注文して物品を受領した場合が該当します。「買掛金」や「事業未払金」も，当該未払の原因となった取引を限定するだけで，未払金と同様の概念になります。これに対して「未払費用」は，未払金の発生原因たる取引が費用であるという意味ではなく，一定の契約に従い，継続して役務の提供を受ける場合，すでに提供された役務に対して，いまだその対価の支払いが終わらないものです。すなわち，支払利息，賃借料，賞与等について，債務としてはまだ確定していないが当期末までにすでに提供された役務に対する対価は，時間の経過に伴いすでに

当期の費用として発生しているために計上するものです。この内容は，病院会計準則注解21で説明されているとともに「未払費用はかかる役務提供契約以外の契約等による未払金とは区別しなければならない。」と注意喚起されています。これに対し，引当金はさらに上述した④要件により計上したもので，見積の要素が高く債務性が薄いものであるわけです。なお，見積要素が強いゆえに，引当金の計上基準は，重要な会計方針の注記の項目となっています（会計基準　本文第4・5　三）。

4．賞与引当金の計算方法と注記の記載

医療法人会計基準の注解には，貸倒引当金と退職給付引当金以外の具体的な例示はありませんが，医療法人で一般的に計上の要否を考慮すべきものとして「賞与引当金」があります。例えば，5月末決算の法人で，6月支給の賞与が5月末時点で個人別に確定している場合には，「未払金」を計上して当該賞与を費用に算入します。また，3月決算法人であっても，年俸制で年俸額が確定しており単にその分割した金額を賞与月に支払うことになっているような場合は，「未払費用」を計上して3月経過分までの金額を費用に算入することになります。しかし，6月の賞与の支給対象期間が前年の12月から5月までとなっている場合，3月までの負担額はまだ確定的に計算できませんので，「未払費用」計上はできません。ただし，翌年度6月の支払う賞与の6分の4は3月までの期間に属するものなので，期間損益計算をするためには，見積であっても費用計上することがより正しい処理となります。このような場合に「賞与引当金」を負債に計上します。

5．引当金の増減および残高の注記と引当金明細表

引当金の増減およびその残高については，注記表項目となっています（会計基準　本文第4・7　三）。必要な記載内容は，注解24にあり，「科目別に，前期末残高・当期増加額・当期減少額（目的使用）・当期減少額（その他）・当期末残高を記載し，当期減少額（その他）がある場合には，その理由を付記する。」こととなっています。当期減少が目的により区別されているのは，引当金は見積要素が大きいためです。これは，引当金の目的とした事象が発生したことによる取り崩しと，そもそもの見積と事実の違いが生じたことによる取り崩しの両方が減少要因として考えられ，会計情報としては，この2つは，性格が大きく異なるものだからです。例えば，貸倒引当金は，想定通り貸倒れが発生したことにより取り

崩されますが，これが目的使用になります。これに対し，見込に反して引当金設定をしていた部分についてまで回収ができた場合には，貸倒引当金が必要なくなったために取り崩すこととなり過年度修正益となります。このようなものが当期減少額（その他）になります。(その他）の場合には，目的外なのでその理由を引当金明細表に注記します。

ただし，目的使用かどうかは，当初の見積と異なるかどうかではなく，引当金の目的に合致したものかどうかということで区別します。例えば，賞与引当金の見積時の総額よりも実際額が少なかった場合であっても，当該引当金よりも実際の賞与支給額が多い場合には，賞与の支給に充当されたことは変わりがありませんので，目的使用となります。

なお，医療法人会計基準省令が適用になる法人は，同様の内容が注記ではなく，附属明細表である「引当金明細表」として記載されることになります。

15 退職給付会計

1. 退職給与引当金と退職給付引当金

　引当金の中で最も物議を醸すのが，退職金に関する費用計上と負債計上をどのように行うべきか，というものです。以前は退職一時金についての引当が中心であったので「退職給与引当金」としていましたが，現在は，退職年金も一体的に考えるため，「退職給付引当金」と呼称します。退職年金制度のうち確定拠出型（外部機関に例年の負担金を拠出することで義務が終了するもの）は，拠出額を退職給付費用とすれば足り，引当金は不要です。しかし，確定給付型（一時金と同様将来の支給額が規程等で定められており，外部機関への例年の負担金拠出はそのための資金準備に過ぎないもの）の場合は，将来の給付額との関係で年度の費用計上と認識すべき負債額を考えなければなりません。もちろん退職一時金も同様です。医療法人において，退職一時金または退職年金を制度として導入している場合には，従事者の労働提供に対する対価がすでに発生しており，その費用や債務の認識において，企業その他の組織との本質的な違いは存在しません。非営利組織のほかの会計基準においても例外なく，退職給付に関する会計は導入されています。このため，四病協医療法人会計基準でも注解19にある通り，原則として退職給付会計を導入〔具体的には「退職給付に係る会計（平成10年6月16日企業会計審議会）及び日本公認会計士協会から公表されている退職給付会計に関する実務指針等」による〕しています。ただし，注解19で以下の2つの例外的な取り扱いを規定しています。

2. 適用時差異の取り扱い

　医療法人会計基準を新たに適用することで過去経過年度分として必要な引当額（適用時差異）は，通常の会計処理とは区分して，適用後15年以内の一定の年数または従業員の平均残存勤務年数のいずれか短い年数にわたり，定額法により費用処理することができることとしています。このため，退職給付会計を新たに導

入した年度の退職給付引当金の期首残高と前年度末の貸借対照表の退職給与引当金の残高との差額は，当該年度の一括費用処理のほか，一定年数での分割費用処理が認められることとなります。これは，企業会計で当初退職給付会計が導入された際の取り扱いを念頭に置いたものです。なお，検討報告書会計基準では，この会計処理を選択した場合の注記の必要性については何ら言及していません。しかし，医療法人会計基準省令が適用になる法人は，医療法人の財政状態または損益の状況を明らかにするために必要な事項となることが運用指針で明らかにされています。よって，会計基準適用時差異の会計処理方法を重要な会計方針の引当金の計上基準の退職給付引当金の箇所に付記し，損益計算書に計上された費用処理額と貸借対照表に計上されていない適用時差異の未処理額を，注記事項に入れることが必要です。

3. 簡便法の取り扱い

　四病協医療法人会計基準では，「社会医療法人以外の前々会計年度の負債総額が200億円未満の医療法人においては，上記企業会計の取扱いにおける簡便法適用要件を満たさない場合であっても，簡便法を適用することができる。」とされています。これは，中小企業の会計に関する指針を念頭においたものであり，年金数理計算が必要で事務的に煩雑な原則法による計算は，社会医療法人と大規模医療法人（会社法に合わせて負債総額が200億円以上の法人としています）に適用する条件を満たすか否かの判定を要求することとし，それ以外の法人は，判定することなく，簡便法により計算することを容認するものです。なお，医療法人会計基準省令の適用に当たっては，「医療法人会計基準適用上の留意事項並びに財産目録，純資産変動計算書及び附属明細表の作成方法に関する運用指針」により，社会医療法人も同様の負債規模未満の場合，判定不要で簡便法が適用できるという取り扱いになりました。

　簡便法は，退職一時金制度の場合，規程に基づく期末時点の自己都合要支給額100％を負債として認識するものです。なお，中小企業会計要領では，「自己都合によって退職した場合に必要となる退職金の総額を基礎として，例えば，その一定割合を退職給付引当金として計上する方法が考えられます。」と記載されていますが，医療法人会計基準においては，この方法は許容しておらず，一定割合ではなく100％とすることになります。

4. 原則法の考え方と適用場面

　簡便法の無条件適用例外に該当しない社会医療法人等（「医療法人会計基準適用上の留意事項並びに財産目録，純資産変動計算書及び附属明細表の作成方法に関する運用指針」では，社会医療法人も含めて負債総額200億円超の法人としています）では，原則法による計算をすべきか判定が必要となります。判定が必要になるのであって，原則法が無条件に適用になるわけではありません。

　「退職給付に関する会計基準の適用指針」では，「簡便法を適用できる小規模企業等とは，原則として従業員数300人未満の企業をいう。」とされていますが，「従業員数が300人以上の企業であっても年齢や勤務期間に偏りがあるなどにより，原則法による計算の結果に一定の高い水準の信頼性が得られないと判断される場合には，簡便法によることができる。なお，この場合の従業員数とは退職給付債務の計算対象となる従業員数を意味し，複数の退職給付制度を有する事業主にあっては制度ごとに判断する。」と続いています。なぜかといえば，原則法は，将来の退職金支出額の予測のために，退職金支出の発生年度別の確率値を算出するための昇給率や退職金支給率，さらに退職率や死亡率といった統計上の予測値を使い，将来の支給時点の支出額を準備するに当たり現時点では将来発生する利息分を差し引いたもので足りることを考慮した割引率を使って計算するもので，同質なサンプルが多数あって初めてそれが正しいものだと納得させることができるものだからです。すなわち，「できる」となっていますが，統計処理による蓋然性の問題のため，本質的に例外的な状況だとすると，300人超であっても原則法より簡便法が適当であるという理解になります。病院や介護老人保健施設は，種々の専門職の集まりであり，勤続年数や年齢のばらつき等を考えると，医療法人では多くの場合この例外に当てはまることが推定されます。

　この点を機械的に判定することのないように，厚生労働省医政局医療経営支援課が都道府県等関係部局に配付した「医療法人会計基準コンメンタール」では，「12 金銭債権の評価について」の貸倒引当金の説明に続いて退職給付引当金の説明があり，その中で「簡便法が適用されるケースとしては，負債額が200億円未満の医療法人に加え，同一の退職給付制度の対象となる従業員が300人未満の場合や，300人以上であっても年齢や勤務期間に偏りがあることなどにより，原則法による計算の結果に，一定の高い水準の信頼性が得られないと判断される場合も含まれる。」とあえて説明を加えています。

　なお，実際の適用上の留意点に関しては，p.22を参照してください。

16 貸借対照表および損益計算書に表現されない事象

1. はじめに

　四病協医療法人会計基準の「第4　注記表　1　注記表の内容」に,「注記表は,貸借対照表及び損益計算書の作成の前提となる事項及び補足する事項を記載することにより,財務状況を明らかにするものでなければならない。」とあります。また,医療法人会計基準省令では,第3条（重要な会計方針の記載）と第22条（貸借対照表等に関する注記）として,注記表ではない別の取り扱いになっていますが, 内容は同一のものとなっています。

　これらの項目のうち,特定の項目（有価証券,固定資産,棚卸資産,引当金等）に係る会計処理の前提となる会計方針や,損益外の変動に係る数値情報を補足するものについては,当該項目の各講の中で解説してきました。本講は,会計上の取引とならないため,貸借対照表および損益計算書に表現されない事象に係る補足事項や,特定の項目ではなく,全体に係る大前提となる事項の注記について,解説します。

2. 担保提供資産

　貸借対照表に関する注記（本文第4　7）に列挙されている項目の中に「七　担保に供している資産」があります。対応する注解はないので,具体的内容については他の法人の会計制度等に準じて考えるしかありませんが,検討報告書には,「6　本報告を前提とした計算書類のイメージ」が掲載されています。ここでは,貸借対照表の科目別に担保として提供されている（不動産であれば,抵当権または根抵当権が設定されているもの）資産の貸借対照表価額を掲記し,さらに,担保に係る債務を記載しています。自己所有の土地や建物は,担保に供していても,その利用には全く支障はありませんし,償却資産の場合の耐用年数に影響を与えることもありません。このため,貸借対照表や損益計算書の数値に変化が生じることはありません。しかし,担保に係る債務が弁済されない場合には,当該資産

の所有権や利用権を失うことになるので，財務状況の明示という観点から必要な情報となるわけです。

3．偶発債務

　貸借対照表に関する注記（本文第4　7）に列挙されている項目の中に，「十　保証債務，重要な係争事件に係る損害賠償義務等の偶発債務」があります。保証債務は，他人が債務の弁済ができない場合には，当該本人に代わって弁済することを約するものですから，直ちに保証した法人が負債として認識すべきものではありません。しかし，場合によっては弁済しなければならないもののため，財務状況の明示という観点から必要な情報となり，相手先と保証額を注記することとなります。なお，現実に本人に代わって弁済をした場合は，当該本人に肩代わりしたものの返済を請求する権利がありますので，「求償権」という資産を取得したことになります。しかし，もともと弁済できなかったことから代位弁済をしたわけであり，回収可能性はかなり低いのが通常で，貸倒引当金を設定して損失を計上することになります。また，実際に代位弁済する前であっても，発生の可能性が高い場合には，「債務保証損失引当金」の設定が必要になります。なお，債務保証は，いわば法人を挙げて他人の債務を保証するものです。他人の債務のために法人の一部の資産を担保提供するもの（物上保証）は含まれません。物上保証の場合は，前述の担保提供資産の注記における担保に係る債務の記載が，当該他人の債務となります。

　損害賠償義務については，検討報告書の「6　本報告を前提とした計算書類のイメージ」が掲載されているように，「平成XX年から平成XX年にかけて当法人にて治療を行っていた患者から，治療中の過誤により脳機能障害が発生したとする損害賠償請求訴訟（請求額540百万円）が，平成XX年〇〇月△△日付で，XX地方裁判所において提起されている。」といったような内容を注記することになります。ただし，すべての訴訟について記載することを想定しているわけではなく，もし発生した場合には法人の財務状況に影響を与えるような「重要な」ものが対象になります。なお，当該損害賠償の発生の可能性が高く，金額が合理的に見積もることができる事態になった場合には，偶発債務の注記ではなく，「損害賠償損失引当金」を計上して損益計算書に損失計上することとなります。

4. 後発事象

注記項目の中に「後発事象」があり,「重要な後発事象に関する注記は,当該医療法人の会計年度の末日後,当該医療法人の翌会計年度以降の財政状態又は損益の状況に重要な影響を及ぼす事象が発生した場合にその内容を記載する(本文第4 12)。」とされています。損益計算書と貸借対照表は,会計年度末で区切って計算表示するもので,承認確定するのは,2カ月程度後になります。したがって年度末時点では,まだ発生していなかった事象があって,年度末後すぐに財政状況に重大な影響を与える事象が発生している場合(例えば,火災によって多大な損害の発生)には,年度末の状況の延長線上にあるわけではないため,併せて情報提供するものです。なお,原因が年度末以前に起因しているもの(例えば,貸借対照表に計上されている債権の回収不能の確定)については,後発事象の注記ではなく,年度末までの見積に関する状況変化ですから,損益計算書および貸借対照表の数値に反映させることが必要となります。

5. 継続事業の前提

注記項目の中に「継続事業の前提」があり,「継続事業の前提に関する注記は,当該医療法人の事業年度の末日において,財務指標の悪化の傾向,重要な債務の不履行等財政破綻の可能性その他将来にわたって事業を継続することの前提に重要な疑義を抱かせる事象又は状況が存在する場合におけるその内容を記載する(本文第4 4)。」とされています。これは,貸借対照表および損益計算書の作成の前提となる会計処理は,取得価額を基礎として費用配分をする等,基本的に法人が永続することを前提としているため,翌年度に倒産するような場合には,財務状況を正しく示しているとはいえないということで,その大前提に疑問がある場合に注意喚起するものです。したがって,注記項目の最初に掲げられていますが,通常は,この項目は掲載されない性格のものです。

「医療法人会計基準適用上の留意事項並びに財産目録,純資産変動計算書及び附属明細表の作成方法に関する運用指針」に,すべての計算書類の様式が掲げられています。ここに「重要な会計方針等の記載及び貸借対照表等に関する注記」として項目が列挙されて番号が付され,「1」に「継続事業の前提」が掲げられています。しかし,同表の末尾に「該当する事項がない項目については,項目の掲記を省略することができる。」とある通り,医療法人会計基準省令が適用になる法人についても省略するのが自然です(2が1になり番号が繰り上がる)。

17　関連当事者との取引

1. はじめに

　法人の運営に当たり，当該法人と密接に関係する者との取引は，他の者との取引と異なる取引条件等により，財務諸表の数値に影響を与えて財務諸表の利用者の判断を誤らせる恐れがあります。このため，補足情報として，当該者の範囲を明確にするとともに，取引内容について注記することが適当とされています。この関連当事者との取引の注記については，企業会計だけではなく，他の民間非営利法人である学校法人会計，公益法人会計，社会福祉法人会計でも導入されており，医療法人においても重要な情報であると考えられます。このため，四病協医療法人会計基準でも注記表の一項目として「関連当事者との取引に関する注記」が定められています。ただし，このために必要な情報は，他の会計情報と異なり，日常的な会計処理の集積によって得られるものではありません。関連当事者となるか否かの確認と取引情報の集積には，特段の事務手数が生じるものとなります。このため，事務作業の困難性を考慮して，より公益性の高い類型である社会医療法人に限定して必須項目としています。

2. 改正医療法の影響

　平成29年4月2日施行の第7次医療法改正により，「関係事業者との取引の状況に関する報告書」が，事業報告書等に追加され，すべての医療法人に作成が義務づけられました。事業報告書等は，現在施行されている医療法において，都道府県知事に届出をするとともに法人事務所にも備え置き，一定の場合には閲覧に供さなければならないことになっています。また，届出されたものは，所轄庁において一般の閲覧に供されることになります。「関係事業者」と「関連当事者」は，言葉は違いますが，実質的な差異はありません。制度改正により，計算書類の注記項目を超えて，独立の報告書になり，社会医療法人だけではなく，すべての医療法人に対象が拡大されることになるわけです。なお，その内容は，検討報告書

の関連当事者に関する注記の内容を基礎に検討され，医療法施行規則に規定されました。

その意味で，社会医療法人だけではなく，すべての医療法人がこの内容に注目する必要があります。

3．関連当事者の範囲

関連当事者の範囲は，注解20①に示されていますが，「関係法人」と「役員及びその近親者」が判定における重要な要素となります。

「関係法人」は，まず，意思決定機関の構成員に着目した密接な関係です。医療法人と判定する他の法人のそれぞれの意思決定機関の構成員について判定し，どちらか一方でも，役員職員等が他の法人の意思決定機関の過半数を構成する場合に該当すれば関係法人となります。

なお，この場合の意思決定機関とは，おのおのの法人の法形態により，社員総会，理事会，株主総会，取締役会等が該当すると解釈されるため，医療法施行規則第32条の6で，評議員会を含め，上記の機関がすべて含まれることとなっています。

また，この判定で該当しなくとも，四病協医療法人会計基準注解20では，いずれか一方が他方の資金調達額の過半の融資（債務保証を含む）を行っている場合や，いずれか一方が他方の意思決定に関する重要な契約を有する場合は関連当事者となることとなっています。しかし，医療法施行規則では，この判定に関する規定はなく，対象から除外されていると判断できます。

「役員及びその近親者」は，当該医療法人の役員およびその配偶者・2親等内の親族（血族または姻族）であり，直接本人個人との取引に加え，当該「役員及びその近親者」が支配（意思決定機関の構成員の過半数を占めている）している法人との取引が含まれることとなっています。

4．注記する取引の範囲

関連当事者との取引になる場合であっても，実際に注記するのは，重要性がある場合のみであり，具体的には，注解20②に示されています。

すなわち，法人の場合は，損益計算書または貸借対照表の項目ごとにその割合（事業収益・事業費用・事業外収益・事業外費用の場合は，それぞれの10％超の取引，資産または負債については，総資産の1％超の残高，資金貸借取引・有形

固定資産や有価証券の購入・売却取引等については，取引発生総額が総資産の1％超の取引，事業の譲受または譲渡の場合には，資産または負債の総額のいずれか大きい額が総資産の1％超の取引）または絶対額（特別利益または特別損失に係る取引の場合は，1,000万円超の取引）で，個人の場合は全体として絶対額（1,000万円超）となっています。この基準は，企業会計，社会福祉法人会計を比較検討して策定されたものですが，理論的な意味づけがあるわけではありません。

したがって，「関係事業者との取引の状況に関する報告書」では，医療法施行規則第32条の6第2号で，個人と法人の区別をなくし，以下のように整理されました。

次のいずれかに該当する取引
- イ 事業収益又は事業費用の額が，1千万円以上であり，かつ当該医療法人の当該会計年度における本来業務事業収益，附帯業務事業収益及び収益業務事業収益の総額又は本来業務事業費用，附帯業務事業費用及び収益業務事業費用の総額の10％以上を占める取引
- ロ 事業外収益又は事業外費用の額が，1千万円以上であり，かつ当該医療法人の当該会計年度における事業外収益又は事業外費用の総額の10％以上を占める取引
- ハ 特別利益又は特別損失が，1千万円以上である取引
- ニ 資産又は負債の総額が，当該医療法人の当該会計年度の末日における総資産の1パーセント以上を占め，かつ1千万円を超える残高になる取引
- ホ 資金貸借，有形固定資産及び有価証券の売買その他の取引の総額が，1千万円以上であり，かつ当該医療法人の当該会計年度の末日における総資産の1パーセント以上を占める取引
- ヘ 事業の譲受又は譲渡の場合にあっては，資産又は負債の総額のいずれか大きい額が，1千万円以上であり，かつ当該医療法人の当該会計年度の末日における総資産の1パーセント以上を占める取引

5．注記すべき内容

注記すべき内容については，「基準第4 1」に示されており，公益法人会計基準に準じたものとなっています。まず，そもそも注記の対象としない取引として，「一般競争入札による取引並びに預金利息及び配当金の受取りその他取引の性格からみて取引条件が一般の取引と同様であることが明白な取引」と「役員に対する報酬，賞与及び退職慰労金の支払い」が掲記されています。それ以外について

は，原則として関連当事者ごとに「（法人の場合）名称，所在地，直近の会計期末における資産総額および事業の内容」，「（会社の場合）議決権に対する当該医療法人の所有割合」，「（個人の場合）氏名および職業」，「当該医療法人と関連当事者との関係」，「取引の内容」，「取引の種類別の取引金額」，「取引条件および取引条件の決定方針」，「取引により発生した債権債務に係る主な科目別の期末残高」，「取引条件の変更があった場合には，その旨，変更の内容および当該変更が計算書類に与えている影響の内容」といった比較的詳細な情報を記載しなければならないことになります。

　この点に関し，「関係事業者との取引の状況に関する報告書」では，「医療法人会計基準適用上の留意事項並びに財産目録，純資産変動計算書及び附属明細表の作成方法に関する運用指針」で，注記すべき内容として以下のように整理されました。また，医療法人会計基準省令が適用にならない法人についても「関係事業者との取引の状況に関する報告書の様式等について（医政支発0420第2号厚生労働省医政局医療経営支援課長通知）」により事業報告書の様式5として追加された内容は同様のものとなっています。

---

① 当該関係事業者が法人の場合には，その名称，所在地，直近の会計期末における資産総額及び事業の内容
② 当該関係事業者が個人の場合には，その氏名及び職業
③ 当該医療法人と関係事業者との関係
④ 取引の内容
⑤ 取引の種類別の取引金額
⑥ 取引条件及び取引条件の決定方針
⑦ 取引により発生した債権債務に係る主な科目別の期末残高
⑧ 取引条件の変更があった場合には，その旨，変更の内容及び当該変更が計算書類に与えている影響の内容
　ただし，関係事業者との間の取引のうち，次に定める取引については，上記の注記を要しない。
イ　一般競争入札による取引並びに預金利息及び配当金の受取りその他取引の性格からみて取引条件が一般の取引と同様であることが明白な取引
ロ　役員に対する報酬，賞与及び退職慰労金の支払い

18 税効果会計

1. 税効果会計の医療法人への適用

　　税効果会計に関する四病協医療法人会計基準の規定は，重要性の原則（注解1）の適用例に「税効果会計の適用に当たり，一時差異等の金額に重要性がない場合には，繰延税金資産又は繰延税金負債を計上しないことができる。」とあり，さらに，貸借対照表に関する注記のその他必要な事項となるもの（注解21）の例示として「繰延税金資産及び繰延税金負債に重要性がある場合の主な発生原因別内訳」が掲げられています。

　　また，「医療法人会計基準適用上の留意事項並びに財産目録，純資産変動計算書及び附属明細表の作成方法に関する運用指針」では，「15　税効果会計の適用について」にそのまま踏襲されています。

　　このことから，重要性がある場合のみではありますが，企業会計と同様に税効果会計を考慮することが前提となっていると解釈されます。

2. 税効果会計の意義

　　税効果会計は，損益計算書の税引前当期純損益から控除する法人税等の負担額について，法人税・住民税および事業税の当該事業年度に係る申告額（過年度分の更正決定等による追徴税額がある場合には，これに含まれるが，重要性がある場合には，区分する）と一時差異等に係る税金の額を適切な事業年度に配分した結果としての法人税等調整額に区分して記載し，貸借対照表に計上されている資産および負債の金額と課税所得計算上の資産および負債の金額との差額に係る税金の額は，将来の事業年度において回収または支払いが見込まれない税金の額を除き，繰延税金資産または繰延税金負債として計上する方法です。

　　法人税・住民税および事業税は，大部分が利益に関連する金額を課税標準として，その一定割合として課される税金であり，このため税引前当期純損益から控除する様式に損益計算書がなっているわけです。しかし，税引前当期純利益と課

税標準はイコールではありません。会計上の利益に影響する損益項目であっても課税標準を計算する項目（益金損金といいます）にならないものもあり，逆に会計上の損益でなくても益金損金となるものもあります。この違いにより，永久に差異が生ずる項目と，計上する条件が異なるため一時的に時期（事業年度）が異なるだけの項目とに分かれます。後者の一時差異について会計上の損益の関係を厳密に考えると，ある事業年度の税引前当期純利益の金額の一部が，ほかの事業年度の法人税等の金額の一部を負担しているということになります。

　このことを損益計算書に反映させ，より厳密な期間損益計算の結果としての当期純利益を表示するために，会計上の収益費用の計上のタイミングと，税務上の益金損金の計上のタイミングが異なる場合に前払未払いと同様の手法で発現するのが繰延税金資産と繰延税金負債です。なお，繰延税金資産は，税引前当期純利益がマイナスの場合，将来利益が発生した場合に課税標準の計算において，このマイナスを差し引くことができる場合にも，発現します。ただし，繰延税金資産は，将来の税金の支払いが生じてこそ価値があるもので，もともと将来の税金の支払いが生じないのであれば，当該税金が少なくなる効果はないことになります。

　このため，繰延税金資産を貸借対照表に計上するには将来の利益が見込まれることが前提となります。

3. 会計処理のパターン

　税効果会計の会計処理のパターンについて，退職金の支給を利用して説明します。退職金は，勤務に起因して発生するもののため，会計上は退職時一括して退職金を支払った時点で費用処理するものではなく，勤務中の各事業年度に発生額を費用計上するものであることは退職給付会計の回で解説した通りです。しかし，法人税等の課税標準の計算においては，退職して退職金が確定した事業年度の損金になります。このため，金額の影響も大きい典型的な一時差異項目となります。

● 退職給付引当金の計上に係る税効果処理

（借）退職給付費用 100 （貸）退職給付引当金 100

　退職給付費用が100と算定された場合，損益計算書に100費用計上されますが，法人税等の課税標準の計算では損金とならず，将来損金となった時点で損益計算書上法人税等の負担額として計上すればよいことになります。今年度の所得に係る納税額のうち，将来退職金が支給される年度に負担させるべく，この費用計上に対応する税額部分の繰延処理をします。繰り延べる金額は，実行税率（所得に対する法人税・住民税および事業税の実質的な負担割合）により算定されますが，

この実行税率が30％である場合には，以下のようになります。

（借）繰延税金資産30　（貸）法人税等調整額30

ただし，前述した通り，将来の税金が軽減されることが資産計上の根拠ですから，将来も税金を課せられる損益状況が見込まれるかどうかの検討（繰延税金資産の回収可能性の検討といいます）を経て，実際に貸借対照表に資産として計上されることとなります。

● 退職金の支出に係る税効果処理

（借）退職給付引当金50　（貸）現金預金50

退職金支出が50あった場合には，上記のように会計処理され，損益計算書には費用計上されません。しかし，法人税等の課税標準の計算上では，50は損金になります。この損金に係る税金減少は，退職給付費用計上年度に納税して損益計算上は将来負担すべきものとして繰延税金資産としたものが，まさに負担すべき年度になったという事実につながります。そこで，対応する繰延税金資産がある場合には，取り崩しを行って損益計算書に費用計上するわけです。

（借）法人税等調整額15　（貸）繰延税金資産15

4．実行税率の算定

実行税率は，事業税について，その納税額が損金になることと，医療法人では社会保険診療報酬に係る所得は非課税になることから，以下の算式で計算されます。

$$\frac{法人税率 \times (1 + 住民税率) + 調整後事業税率^*}{1 + 調整後事業税率^*}$$

＊調整後事業税率 ＝ 事業税率 × 事業税課税所得割合

なお，社会医療法人の場合には，法人税上の位置づけが異なるため，上記計算税式に税務上収益事業割合（収入ではなく所得見込にて算定）と0.5を乗じることが必要で，複雑になります。

また，税率変更があると，繰延税金資産と繰延税金負債の算定替えも必要になります。

19 医療法人会計基準と病院会計準則等の関係

1. 基準と準則の位置づけ

　　医療法人会計基準が制定されても病院会計準則が不要になるわけではなく，両者は，別の対象と目的をもって両立します。医療法人の業務は，本来業務，附帯業務，収益業務に区分され，本来業務の中に病院，診療所，介護老人保健施設の運営があります。医療法人会計基準は，外部公表される前提の医療法人全体の計算書類の作成のための基準です。この意味で，「財務会計目的のもの」といえるわけです。病院会計準則は，法人の一部である病院単位の財務状況を示すための基準で，統計処理される指標の源となる数値となるための共通の約束ごとであり，また，状況に応じて個別目的で入手した他の病院との比較分析を共通の土俵で行うことを可能とするものです。この意味で，「管理会計目的のもの」といえるわけです。このように，医療法人会計基準は，あくまでも病院会計準則の存在を前提として，別の目的で制定されたものです。したがって，医療法人の実際の会計システムは，病院等の施設別に貸借対照表と損益計算書を作成でき，さらに全体を合算して医療法人会計基準に適合したものが作成できるものにする必要があります。

2. 相異点と調整方法

　　病院会計準則で作成する計算書類と医療法人会計基準で作成する計算書類が，法人全体か法人の一部かという範囲の違いだけで内容が同じであれば何ら問題はないわけですが，上記のように目的が異なるため，相異点が生じています。相異がある項目の調整方法は，病院会計準則適用ガイドライン（平成16年9月10日医政発第0910002号厚生労働省医政局長通知）で，以下のように示されています。
・病院会計準則に準拠した財務諸表を別途作成する。
・精算表を利用して組み替える。
・開設主体の会計基準に従った財務諸表に，病院会計準則との違いを明らかにし

た情報を「比較のための情報」として注記する。

　ただし，当該通知が発せられた時点で，医療法人会計基準は制定されていないため，四病協の「検討報告書」では，「病院会計準則適用ガイドラインについて」という章を設けて，この点について解説しています。そこで，相異点について実務的にどのようにするのがよいかを主要な項目について考えることとします。

①損益計算書の区分

　第7講で解説した通り，病院会計準則では，医業外損益とされている付随的な収益費用を事業損益にしなければなりません。施設別の管理目的を考えると全体集計をするに当たって，事業収益または事業費用に組み替える処理が適当と考えられます。

②消費税の会計処理

　第12講で解説した通り，病院会計準則では税抜方式に統一していますが，税抜方式・税込方式の選択適用が認められています。この方式の組替えを正確に行うのは実務上困難なので，両方を満足させようと思えば税抜方式を採用せざるをえないということになります。ただし，医療法人会計基準の適合性の問題ではありません。

③補助金の会計処理

　医療法人会計基準注解8で，医療法人が国または地方公共団体等から補助金等を受け入れた場合の会計処理は，「固定資産の取得に係る補助金等については，直接減額方式又は積立金経理により圧縮記帳し，運営費補助金のように補助対象となる支出が事業費に計上されるものについては，当該補助対象の費用と対応させるため，事業収益に計上する。」とされています。このうち運営費補助金については，上述した①の問題として対処しますが，施設設備に係る補助金につき，病院会計準則で規定されている「負債に計上した上で，減価償却に応じて医業外収益に計上する」と貸借対照表にも影響する違いがあります。この項目は，振替でも対応できますが，病院単位の財務諸表でも圧縮記帳した損益計算書と貸借対照表を作成して，各段階利益と貸借対照表の各区分における病院会計準則前提との違いを注記（数値の把握）することで対処できると考えます。

④リース資産の会計処理

　第11講で解説した通り，ファイナンス・リースについても賃貸借処理をすることが認められているものがあります。この項目は，振替対応は困難で，かつ過去の処理を遡って修正するという問題も生じます。したがって，病院単位の財務諸表で，このような処理を行い，各段階利益と貸借対照表の各区分における病院会計準則前提との違いを注記（数値の把握）することの対処が実務的と考えます。

3. 病院会計準則外の事業の会計

　本来業務のうち、診療所は病院会計準則を適用するのが管理会計上望ましいので、病院と同様の会計処理をして、上記のような振替等も同様に行うのが適当と考えられます。介護老人保健施設の場合は、別に会計準則があり、改正前の病院会計準則に類似した体系になっています。しかし、改正しない理由が介護老人保健施設の特徴によるものではないため、収益と費用の一部の勘定科目について介護老人保健施設会計・経理準則を参照して設定しつつ、仕組みや会計処理自体は病院と同様の取り扱いとすることで実務上適合すると考えられます。附帯業務や社会医療法人の収益業務の種々の事業についても、特に収益科目について他の会計基準等を参照して適宜追加し、販売や製造が生じる事業については、病院会計準則では売上原価や製造費用に関する勘定科目は用意されていないので、これらの科目を追加するというやり方で、病院と横並びの仕組みで対処することで適合すると考えられます。

　なお、収益業務に関しては、医療法第42条の2第3項「収益業務に係る会計は、本来業務及び附帯業務に関する会計から区分し、特別の会計として経理しなければならない。」を受けて、収益業務に固有の部分について、別個の貸借対照表および損益計算書を作成することが前提となり、この数字を踏まえて、医療法人全体の計算書類に注記することとなっています。

4. 医療法人の試算表イメージ

　これらを踏まえると、医療法人の会計の仕組みとしては、必要な勘定科目は種々の目的に応じて統一的に定めたうえで、施設または事業別の適当なくくりごとに貸借対照表と損益計算書を作成できるものにすることが有用です。このことは、「医療法人会計基準適用上の留意事項並びに財産目録、純資産変動計算書及び附属明細表の作成方法に関する運用指針」の、「2　各医療法人における会計処理の方法の決定について」の「医療法人の会計を適正に行うためには、おのおのの医療法人が遵守すべき会計の基準として、当該施設又は事業の会計の基準（明文化されていない部分については、一般に公正妥当と認められる会計の基準を含む。）を考慮した総合的な解釈の結果として、各々の医療法人において、経理規程を作成する等により、具体的な処理方法を決定しなければならない。」と合致することになります。

　損益計算に係る部分の大枠のイメージを示すと、次表のようになります。

残高試算表要約表（総合損益計算書）

単位：千円

	合計	法人本部	甲中央病院	甲東病院	乙苑	丙荘	丁モール
事業収益	13,795,192	0	11,485,116	972,073	664,090	609,657	64,256
入院・入所収益	9,776,875		8,130,621	790,634	451,373	404,247	
外来・通所収益	3,334,640		3,048,668	103,799	182,173		
室料収益	378,622		110,851	11,661	1,800	205,410	48,900
その他事業収益	305,055		194,976	65,979	28,744		15,356
事業費用	13,300,007	0	11,258,381	909,239	630,900	466,981	34,506
商品仕入原価	13,210						13,210
材料費	3,658,929		3,489,720	95,893	70,840	2,476	
給与費	6,390,392	18,623	5,252,562	576,371	365,230	173,376	4,230
委託費	677,932		514,496	51,532	48,054	57,850	6,000
減価償却費	778,162	760	556,611	40,147	40,792	133,165	6,687
その他設備関係費	369,700	1,959	300,065	26,949	21,337	16,134	3,256
研究研修費	72,466		67,750	3,286	1,191	239	
経費	1,239,633	13,298	961,102	106,271	78,891	78,948	1,123
控除対象外消費税等負担額	99,583		95,291	1,862	1,101	1,329	
本部費	0	△34,640	20,784	6,928	3,464	3,464	
＜事業利益＞	495,185	0	226,735	62,834	33,190	142,676	29,750
事業外収益	124,876	678	101,189	7,451	1,695	9,713	4,150
受取利息配当金	4,189	21	3,330	717	10	111	
職員等給食収益	25,493		19,450	2,434	1,685	1,924	
売店・駐車場収益	93,988		77,860	4,300		7,678	4,150
雑収入	1,206	657	549				
事業外費用	273,019	219	192,128	18,671	17,294	44,707	0
支払利息	188,838		123,370	15,183	14,879	35,406	
職員等給食材料費	36,577		27,878	3,488	2,415	2,796	
売店原価	46,265		39,760			6,505	
雑損失	1,339	219	1,120				
＜経常利益＞	347,042	459	135,796	51,614	17,591	107,682	33,900
特別利益	0	0	0	0	0	0	0
固定資産売却益	0						
その他特別利益	0						
特別損失	9,548	0	5,465	236	398	3,449	0
固定資産除売却損	6,319		5,465	236	398	220	
その他特別損失	3,229					3,229	
＜税引前当期純利益＞	337,494	459	130,331	51,378	17,193	104,233	33,900
繰入金	0		△40,000	△20,000	△20,000	60,000	20,000
法人税, 住民税, 事業税	66,541	11,612	11,430	860	137	31,693	10,809
法人税等調整額	△11,240	△11,240					
＜当期純利益＞	282,193	87	158,901	70,518	37,056	12,540	3,091

（注）乙苑は介護老人保健施設，丙荘は有料老人ホーム，丁モールは医療モール施設の賃貸と物品販売の事業

5. 損益計算書の法人全体決算組み替え

　前頁の残高試算表要約表は，病院会計準則，管理会計用の収益費用区分に基づき構成されています。医療法人会計基準の収益費用区分は，事業損益，事業外損益の区分について病院会計準則とは異なる取り扱いをしています（p.32 参照）。この違いについての組み替えを前頁の表の下に加えると以下のようになります。

	合計	法人本部	甲中央病院	甲東病院	乙苑	丙荘	丁モール
本来業務事業収益	13,227,557		11,582,975	978,807	665,775		
本来業務事業費用（事業費）	12,842,005		11,306,355	905,799	629,851		
本来業務事業費用（本部費）	34,640	34,640					
本来業務事業利益	350,912	△ 34,640	276,620	73,008	35,924	0	0
附帯業務事業収益	619,259					619,259	
附帯業務事業費用	472,818					472,818	
附帯業務事業利益	146,441	0	0	0	0	146,441	0
収益業務事業収益	68,406						68,406
収益業務事業費用	34,506						34,506
収益業務事業利益	33,900	0	0	0	0	0	33,900
全事業利益	531,253	△ 34,640	276,620	73,008	35,924	146,441	33,900
事業外収益（受取利息）	4,189	21	3,330	717	10	111	0
事業外収益（その他）	657	657					
事業外費用（支払利息）	188,838	0	123,370	15,183	14,879	35,406	0
事業外費用（その他）	219	219					
経常利益	347,042	△ 34,181	156,580	58,542	21,055	111,146	33,900

20 会計基準省令化による展開

1. 改正医療法による新しい会計制度

　医療法改正のうち，平成29年4月2日から施行される医療法人の会計制度に関する部分の骨格は以下の通りです。

・社会医療法人と事業収益70億円以上または負債総額50億円以上の医療法人は貸借対照表および損益計算書を公告しなければならない。

・事業収益10億円以上または負債総額20億円以上の社会医療法人と事業収益7億円以上または負債総額50億円以上の医療法人が，「医療法人会計基準（省令）」の適用を受けて新たに公認会計士等監査の対象になる。

・すべての医療法人は，一般に公正妥当と認められる会計の慣行に従って，適時に正確な会計帳簿（書面または電磁的記録）を作成し，閉鎖の時から10年間保存しなければならない。

・すべての医療法人に「関係事業者との取引の状況に関する報告書」の作成が義務づけられる

　このように規模等により新しく適用される事項に差があり，省令となった医療法人会計基準の適用が義務づけられるのはすべての医療法人ではありません。しかしながら，「四病協医療法人会計基準は，医療法第50条の2に規定する一般に公正妥当と認められる会計慣行の1つとして認められることから特に病院又は介護老人保健施設を開設する医療法人に対して積極的な活用が図られるよう推奨する」という医政発0319第8号通知はそのまま活かされており，特に会計処理に関する部分について，医療法人会計基準省令と四病協医療法人会計基準に差はないので，四病協医療法人会計基準を導入済の法人にとっては，関係事業者取引注記を除き，表示面の建てつけが変更されるだけであるという結果になっています。

2. 医療法人会計基準省令の内容

　当該省令は，独立した省令として制定されたもので，四病協検討報告書の医療

法人会計基準の本文と注解から，基盤となる部分を抽出して，実質的に同じ内容で再整理したものとなっています。省令で規定される項目は，当該省令の位置づけのほか，①会計の原則，②貸借対照表および損益計算書の表示単位と様式，③資産の評価に係るもの（取得価額原則と受贈等の例外，固定資産の減価償却と強制評価減，市場価格のある有価証券の時価評価，金銭債権の回収可能見込額評価），④純資産の区分（出資金，基金，積立金，評価換算差額等），⑤損益計算書の内容区分（業務別の事業損益，事業外損益を加減した経常損益，特別損益を加減した税引前当期純利益，法人税等を控除した当期純利益），⑥会計方針の記載関係（重要な会計方針と会計方針の変更），⑦注記事項（貸借対照表等の作成の前提となる継続事業の前提に関する事項，財務状況を明らかにするために重要性がある担保提供，偶発債務，後発事象等）となっています。

3. その他の会計関係の省令改正の内容

①決算書の追加

会計基準省令が適用になる医療法人には，事業報告書等として純資産変動計算書と附属明細表が追加されました。これは四病協会計基準で現行法令を前提にしたために「注記表」として無理に位置づけたものを本来の姿に位置づけたものです。

②純資産に係る科目の整備

会計基準省令で純資産の部を四病協会計基準の通り項目分類することを規定したことから，従来企業会計型となっていた「社会医療法人債を発行する社会医療法人の財務諸表の用語，様式及び作成方法に関する規則」の純資産に関する記載関係および基金返還に係る医療法施行規則の規定を，会計基準省令に合致させて改正しています。

③関係事業者取引報告内容

法改正により，事業報告書等に「関係事業者との取引に関する報告書」が追加されましたが，具体的な内容について医療法施行規則改正により規定されています。四病協検討報告書医療法人会計基準の「関連当事者との取引注記」の範囲を基礎にしていますが，関係事業者の範囲を明確にしたうえで，報告すべき取引の範囲について以下の通り修正しています。

・すべての項目に絶対額基準を加え，1,000万円超の取引に限定したこと
・取引額の判定における法人と個人の区別をなくしたこと

なお，医療法人会計基準省令が適用になる法人は，同じ内容を貸借対照表等に

関する注記にも記載することになります。情報開示としては二重になりますが、注記に入れることにより公認会計士監査の対象になるという違いが生じます。

4. 通知による補完

　医療法第52条第2項の規定が、「医療法人（その事業活動の規模その他の事情を勘案して厚生労働省令で定める基準に該当する者に限る。）は、厚生労働省令で定めるところにより、前項の貸借対照表及び損益計算書を作成しなければならない。」となっていることから、会計基準省令は、貸借対照表および損益計算書に係る部分しか規定できません。ただし、四病協会計基準では「注記表」という別の計算書類としていた重要な会計方針の記載その他の注記について、貸借対照表および損益計算書の一部を構成する注記項目として整理したため省令に規定しています。したがって、そのほかの計算書類である財産目録、注記表から独立させた純資産変動計算書と附属明細表の種類（有形固定資産等明細表、引当金明細表、借入金明細表、有価証券明細表、事業費用明細表）と作成に関する部分は、省令規定ではなく通知に再編成されました。また、貸借対照表および損益計算書の作成に関するものであっても経過的処理や簡便的な処理、また、解釈としての注解部分は省令規定に馴染みませんので、こちらも通知に再編成されました。

　この結果、省令（医療法人会計基準省令の制定並びに医療法施行規則及び社会医療法人債を発行する社会医療法人の財務諸表の用語、様式及び作成方法に関する規則の改正）と通知（医療法人会計基準適用上の留意事項並びに財産目録、純資産変動計算書及び附属明細表の作成方法に関する運用指針）を併せて四病協医療法人会計基準が、より明瞭な形で制度化されたものといえます。四病協医療法人会計基準の項目が医療法人会計基準省令と通知にどのように展開されたかは、次ページ以下に示してあります。

5. 医療法人会計基準省令が適用にならない法人の届出様式の変更

　医療法人会計基準省令が適用にならない法人も適用になる「医療法人における事業報告書等の様式について（平成19年3月30日医政指発第0330003号）」も、貸借対照表の純資産の部について、医療法人会計基準の規定に合わせ統一されました。純資産の部については、医療法人の独自の特徴を踏まえたものであり、あえて企業会計の表示を残す意味がないからです。

項目	各該当箇所		
	四病協医療法人会計基準	医療法人会計基準省令	医療法人会計基準運用指針
	医療法人会計基準に関する検討報告書	医療法人会計基準	医療法人会計基準適用上の留意事項並びに財産目録，純資産変動計算書及び附属明細表の作成方法に関する運用指針
	(平成26年2月26日四病協団体協議会　会計基準策定小委員会)	厚生労働省令第95号平成28年4月20日	医政発0420第5号平成28年4月20日各都道府県知事宛厚生労働省医政局長通知
適用方法	前文		2　各医療法人における会計処理の方法の決定について
	(第1　総則)		
基準の性格	1　目的	第1条（医療法人会計の基準）	1　本運用指針について
一般原則	2　一般原則	第2条（会計の原則）	
会計年度	3　会計年度	（医療法53条に規定あり）	
	(第2　貸借対照表)	第2章　貸借対照表	
貸借対照表の内容	1　貸借対照表の内容	第7条（貸借対照表の表示）	
貸借対照表の区分	2　貸借対照表の区分	第8条（貸借対照表の区分）	
純資産の区分	3　純資産の区分；第1段落	第8条（貸借対照表の区分）	
出資金	3　純資産の区分；第2段落	第13条（出資金）	
基金	3　純資産の区分；第3段落	第14条（基金）	
積立金	3　純資産の区分；第4段落	第15条（積立金）	
評価・換算差額等	3　純資産の区分；第5段落	第16条（評価・換算差額等）	
資産の評価の原則	4　資産の貸借対照表価額；第1段落	第9条　資産の評価原則	
金銭債権の評価	4　資産の貸借対照表価額；第2段落	第12条（金銭債権の評価）	
有価証券の評価	4　資産の貸借対照表価額；第3段落	第11条（有価証券の評価）	
棚卸資産の評価	4　資産の貸借対照表価額；第4段落		7　棚卸資産の評価方法等について
固定資産の評価原則	4　資産の貸借対照表価額；第5段落	第10条（固定資産の評価）第1項	
資産の時価の著しい下落	4　資産の貸借対照表価額；第6段落本文	第10条（固定資産の評価）第2項	
使用価値の利用	4　資産の貸借対照表価額；第6段落但書	第10条（固定資産の評価）第3項	
	(第3　損益計算書)		
損益計算書の内容	1　損益計算書の内容	第17条（損益計算書の表示）	
損益計算書の区分	2　損益計算書の区分	第18条（損益計算書の区分）	
事業損益	3　損益計算の構成；第1段落	第19条（事業損益）	
経常損益	3　損益計算の構成；第2段落	第20条（経常損益）	
当期純損益	3　損益計算の構成；第3段落	第21条（当期純損益）	
	(第4　注記表)		
注記の意義	1　注記表の内容	第22条（貸借対照表等に関する注記），第3条（重要な会計方針の記載）柱書	
注記の区分	2　注記表の区分	第22条（貸借対照表等に関する注記），第3条（重要な会計方針の記載）	
注記表の省略	3　注記表の省略		（医療法施行規則で事業報告書等を追加して手当）
継続事業の前提	4　継続事業の前提に関する注記		20　継続事業の前提に関する注記について
重要な会計方針	5　重要な会計方針に係る事項の注記	第3条（重要な会計方針の記載）	
会計方針の変更	6　会計方針の変更に関する注記	第4条（会計方針の変更に関する記載）	
基本財産の増減及びその残高	7　貸借対照表に関する注記；一		6　基本財産の取扱いについて

20. 会計基準省令化による展開

項目	四病協医療法人会計基準	医療法人会計基準省令	医療法人会計基準運用指針
固定資産の評価原則増減及びその残高	7　貸借対照表に関する注記；二		27　附属明細表について①
引当金の増減及びその残高	7　貸借対照表に関する注記；三		27　附属明細表について②
借入金の増減及びその残高	7　貸借対照表に関する注記；四		27　附属明細表について③
有価証券の評価内訳	7　貸借対照表に関する注記；五		27　附属明細表について④
収益業務に係る資産及び負債	7　貸借対照表に関する注記；六	第22条（貸借対照表等に関する注記）第2号	
担保に供している資産	7　貸借対照表に関する注記；七	第22条（貸借対照表等に関する注記）第4号	
債権純額表示の場合の総額	7　貸借対照表に関する注記；八		12　引当金の取扱いについて
賃貸借処理したファイナンス・リース取引	7　貸借対照表に関する注記；九		9　リース取引の会計処理について
偶発債務	7　貸借対照表に関する注記；十	第22条（貸借対照表等に関する注記）第5号	21　重要な偶発債務に関する注記について
事業費用の内訳	8　損益計算書に関する注記；一		27　附属明細表について⑤
収益業務からの繰入金	8　損益計算書に関する注記；二	第22条（貸借対照表等に関する注記）第3号	
純資産の増減の内容	9　純資産の増減に関する注記		26　純資産変動計算書について
キャッシュ・フローの状況	10　キャッシュ・フローの状況に関する注記		（対象から除外）
関連当事者情報	11　関連当事者に関する注記	第22条（貸借対照表等に関する注記）第6号	23　関係事業者に関する注記について
重要な後発事象	12　重要な後発事象に関する注記	第22条（貸借対照表等に関する注記）第7号	22　重要な後発事象に関する注記について
その他の注記事項	13　その他の注記	第22条（貸借対照表等に関する注記）第8号	24　貸借対照表等注記事項について
	（第5　財産目録）		
財産目録の内容	1　財産目録の内容		25　財産目録について
財産目録の区分	2　財産目録の区分		25　財産目録について
財産目録の価額	3　財産目録の価額		25　財産目録について
	（注解）		
重要性の原則の適用例	注1　重要性の原則の適用について		
①棚卸資産	注1①		7　棚卸資産の評価方法等について
②経過勘定項目	注1②		10　経過勘定項目について
③引当金	注1③		12　引当金の取扱いについて
④償却原価法	注1④		11　有価証券等の評価について
⑤税効果会計	注1⑤		15　税効果会計の適用について
⑥特別償却	注1⑥		8　減価償却の方法等について
総額主義	注2　総額主義について	第5条（総額表示）	
基本財産	注3　基本財産について		6　基本財産の取扱いについて
法人類型と純資産	注4　法人類型の違いと純資産の区分について		
出資金	注5　出資金について		13　出資金の取扱いについて
基金	注6　基金について	第14条（基金）	
積立金	注7　積立金について		14　積立金の区分について
補助金等	注8　補助金等について		19　補助金等の会計処理について

項目	四病協医療法人会計基準	医療法人会計基準省令	医療法人会計基準運用指針
外貨建資産負債	注9　外貨建の資産及び負債の決算時における換算について		(記載なし)
貸倒引当金	注10　貸倒引当金について		12　引当金の取扱いについて
棚卸資産	注11　棚卸資産の評価方法について		7　棚卸資産の評価方法等について
事業損益と事業外損益の区分	注12　事業損益と事業外損益の区別について		18　事業損益と事業外損益の区分について
事業損益の区分	注13　事業損益の区分について		16　事業損益に区分について 17　本部費の取扱いについて
収益業務特別会計	注14　収益業務に係る特別の会計の取扱いについて		4　収益業務の会計について
事業費用内訳	注15　事業費用の内訳の記載方法について		26　附属明細表について⑤
注記表と注記	注16　財務諸表に関する注記として別途掲載する場合について		(医療法人会計基準省令にて取扱いを限定したため該当なし)
注記表と計算書類	注17　当該項目を別途単独の財務諸表として取り扱う場合について		(医療法施行規則にて取扱いを限定したため該当なし)
注記表と附属明細表	注18　当該項目を別途附属明細表として取り扱う場合について		(医療法施行規則にて取扱いを限定したため該当なし)
退職給付引当金	注19　退職給付引当金について		12　引当金の取扱いについて
関連当事者取引範囲	注20　関連当事者との取引の記載範囲について		23　関係事業者に関する注記について
その他注記事項の例	注21　その他注記項目となる事項について		
＊会計方針	注21（1）		3　重要な会計方針に記載する事項について
＊資産負債の内訳	注21（2）①		(簡易様式用のため該当なし)
＊税効果会計関係	注21（2）②		15　税効果会計の適用について
＊満期保有目的債券の時価	注21（2）③		11　有価証券等の評価について
＊費用収益の内訳	注21（3）①②		(簡易様式用のため該当なし)
＊控除対象外消費税等	注21（3）③		(記載なし)
＊補助金等の内容	注21（4）①		19　補助金等の会計処理について
＊固定資産の償却年数等の変更	注21（4）②		8　減価償却の方法等について
＊退職給付債務等の内容	注21（4）③		12　引当金の取扱いについて
リースの会計処理	注22　リース取引の会計処理について		9　リース取引の会計処理について
固定資産の増減等の記載様式	注23　固定資産の増減及びその残高の記載項目について		様式第五号
引当金の増減等の記載様式	注24　引当金の増減及びその残高の記載項目について		様式第六号
借入金の増減等の記載様式	注25　借入金(社会医療法人債，医療機関債を含む。)の増減の記載項目について		様式第七号
有価証券内訳の記載様式	注26　有価証券の内訳の記載項目について		様式第八号
純資産の増減の記載様式	注27　純資産の増減の記載方法について		様式第四号
キャッシュ・フローの記載様式	注28　キャッシュ・フローの状況の記載方法について		(対象から除外)

資料編

1 医療法人会計基準省令 84
　医療法人会計基準（厚生労働省令第 95 号 平成 28 年 4 月 20 日）
2 運用指針 89
　医療法人会計基準適用上の留意事項並びに財産目録，純資産変動計算書及び附属明細表の
　作成方法に関する運用指針（医政発 0420 第 5 号 平成 28 年 4 月 20 日）
3 医療法人会計基準様式集 98
　（医療法人会計基準省令および運用指針の様式）
4 医療法人会計基準コンメンタール 109
　（厚生労働省医政局医療経営支援課）
5 医療法（抄） 126
　（昭和 23 年 7 月 30 日 法律第 205 号）
6 医療法施行規則（抄） 129
　（昭和 23 年 11 月 5 日 厚生省令第 50 号）
7 社会医療法人財務諸表規則 135
　社会医療法人債を発行する社会医療法人の財務諸表の用語，様式及び作成方法に関する規則
　（平成 19 年 3 月 30 日 厚生労働省令第 38 号）
8 様式通知 166
　医療法人における事業報告書等の様式について（医政指発第 0330003 号 平成 19 年 3 月 30 日）
9 附帯業務通知 179
　医療法人の附帯業務について（医政発第 0330053 号 平成 19 年 3 月 30 日）
10 計算関係通知 194
　医療法人の計算に関する事項について（医政発 0420 第 7 号 平成 28 年 4 月 20 日）
11 国際展開通知 203
　医療法人の国際展開に関する業務について（医政発 0319 第 5 号 平成 26 年 3 月 19 日）
12 奨励通知 207
　医療法人会計基準について（医政発 0319 第 7 号 平成 26 年 3 月 19 日）
13 医療法人会計基準に関する検討報告書 208
　（平成 26 年 2 月 26 日 四病院団体協議会会計基準策定小委員会）

1 医療法人会計基準省令

厚生労働省令第95号 平成28年4月20日

第1章 総則

(医療法人会計の基準)
第1条

　医療法(昭和23年法律第205号。以下「法」という。)第51条第2項に規定する医療法人(以下「医療法人」という。)は,この省令で定めるところにより,貸借対照表及び損益計算書(以下「貸借対照表等」という。)を作成しなければならない。ただし,他の法令に規定がある場合は,この限りでない。

(会計の原則)
第2条

　医療法人は,次に掲げる原則によって,会計処理を行い,貸借対照表等を作成しなければならない。
①財政状態及び損益の状況について真実な内容を明瞭に表示すること。
②全ての取引について,正規の簿記の原則によって,正確な会計帳簿を作成すること。
③採用する会計処理の原則及び手続並びに貸借対照表等の表示方法については,毎会計年度継続して適用し,みだりにこれを変更しないこと。
④重要性の乏しいものについては,貸借対照表等を作成するために採用している会計処理の原則及び手続並びに表示方法の適用に際して,本来の厳密な方法によらず,他の簡便な方法によることができること。

(重要な会計方針の記載)
第3条

　貸借対照表等を作成するために採用している会計処理の原則及び手続並びに表示方法その他貸借対照表等を作成するための基本となる事項(次条において「会計方針」という。)で次に掲げる事項は,損益計算書の次に記載しなければならない。ただし,重要性の乏しいものについては,記載を省略することができる。
　①資産の評価基準及び評価方法
　②固定資産の減価償却方法
　③引当金の計上基準
　④消費税及び地方消費税の会計処理方法

⑤その他貸借対照表等作成のための基本となる重要な事項

(会計方針の変更に関する記載)
第4条
　会計方針を変更した場合には，その旨，変更の理由及び当該変更が貸借対照表等に与えている影響の内容を前条の規定による記載の次に記載しなければならない。

(総額表示)
第5条
　貸借対照表等における資産，負債及び純資産並びに損益計算書における収益及び費用は，原則として総額をもって表示しなければならない。

(金額の表示の単位)
第6条
　貸借対照表等に係る事項の金額は，千円単位をもって表示するものとする。

第2章　貸借対照表

(貸借対照表の表示)
第7条
　貸借対照表は，当該会計年度の末日における全ての資産，負債及び純資産の状況を明瞭に表示するものでなければならない。
2　貸借対照表は，様式第一号（p.98参照）により記載するものとする。

(貸借対照表の区分)
第8条
　貸借対照表は，資産の部，負債の部及び純資産の部に区分し，更に資産の部を流動資産及び固定資産に，負債の部を流動負債及び固定負債に，純資産の部を出資金，基金，積立金及び評価・換算差額等に区分するものとする。

(資産の評価原則)
第9条
　資産については，その取得価額をもって貸借対照表価額としなければならない。ただし，当該資産の取得のために通常要する価額と比較して著しく低い価額で取得した資産又は受贈その他の方法によって取得した資産については，取得時における当該資産の取得のために通常要する価額をもって貸借対照表価額とする。

(固定資産の評価)
第 10 条
　固定資産（有形固定資産及び無形固定資産に限る。）については，次項及び第3項の場合を除き，その取得価額から減価償却累計額を控除した価額をもって貸借対照表価額とする。
2　固定資産（次条に規定する有価証券及び第 12 条第 1 項に規定する金銭債権を除く。）については，資産の時価が著しく低くなった場合には，回復の見込みがあると認められるときを除き，時価をもって貸借対照表価額とする。
3　第 1 項の固定資産については，使用価値が時価を超える場合には，前 2 項の規定にかかわらず，その取得価額から減価償却累計額を控除した価額を超えない限りにおいて使用価値をもって貸借対照表価額とすることができる。

(有価証券の評価)
第 11 条
　市場価格のある有価証券（満期まで所有する意図をもって保有する債券（満期まで所有する意図をもって取得したものに限る。）を除く。）については，時価をもって貸借対照表価額とする。

(金銭債権の評価)
第 12 条
　未収金及び貸付金その他の金銭債権については，徴収不能のおそれがある場合には，貸倒引当金として当該徴収不能の見込額を控除するものとする。
2　前項の場合にあっては，取得価額から貸倒引当金を控除した金額を貸借対照表価額とする。

(出資金)
第 13 条
　出資金には，持分の定めのある医療法人に社員その他の出資者が出資した金額を計上するものとする。

(基金)
第 14 条
　基金には，医療法施行規則（昭和 23 年厚生省令第 50 号）第 30 条の 37 の規定に基づく基金（同規則第 30 条の 38 の規定に基づき返還された金額を除く。）の金額を計上するものとする。

(積立金)
第 15 条
　積立金には，当該会計年度以前の損益を積み立てた純資産の金額を計上するものとする。
　積立金は，設立等積立金，代替基金及び繰越利益積立金その他積立金の性質を示す適当な名称を付した科目をもって計上しなければならない。

(評価・換算差額等)

第16条

　評価・換算差額等は，次に掲げる項目の区分に従い，当該項目を示す名称を付した科目をもって掲記しなければならない。

　①その他有価証券評価差額金（純資産の部に計上されるその他有価証券の評価差額をいう。）

　②繰延ヘッジ損益（ヘッジ対象に係る損益が認識されるまで繰り延べられるヘッジ手段に係る損益又は時価評価差額をいう。）

第3章　損益計算書

(損益計算書の表示)

第17条

　損益計算書は，当該会計年度に属する全ての収益及び費用の内容を明瞭に表示しなければならない。

2　損益計算書は，様式第二号（p.99参照）により記載するものとする。

(損益計算書の区分)

第18条

　損益計算書は，事業損益，経常損益及び純損益に区分するものとする。

(事業損益)

第19条

　事業損益は，本来業務事業損益，附帯業務事業損益及び収益業務事業損益に区分し，本来業務（医療法人が開設する病院，診療所又は介護老人保健施設に係る業務をいう。），附帯業務（医療法人が行う法第42条各号に掲げる業務をいう。）又は収益業務（法第42条の2第1項に規定する収益業務をいう。以下同じ。）の事業活動（次条において「事業活動」という。）から生ずる収益及び費用を記載して得た各事業損益の額及び各事業損益の合計額を計上するのとする。

(経常損益)

第20条

　経常損益は，事業損益に，事業活動以外の原因から生ずる損益であって経常的に発生する金額を加減して計上するものとする。

(当期純損益)

第21条

　当期純損益は，経常損益に，特別損益として臨時的に発生する損益を記載して税引前当期純損益を計上し，ここから法人税その他利益に関連する金額を課税標準として課される租税の負担額を控除した金額を計上するものとする。

第 4 章　補則

(貸借対照表等に関する注記)

第 22 条

　貸借対照表等には，その作成の前提となる事項及び財務状況を明らかにするために次に掲げる事項を注記しなければならない。ただし，重要性の乏しいものについては，注記を省略することができる。

　①継続事業の前提に関する事項
　②資産及び負債のうち，収益業務に関する事項
　③収益業務からの繰入金の状況
　④担保に供している資産
　⑤重要な偶発債務に関する事項
　⑥法第 51 条第 1 項に規定する関係事業者に関する事項
　⑦重要な後発事象に関する事項
　⑧その他医療法人の財政状態又は損益の状況を明らかにするために必要な事項

2 運用指針

医政発0420第5号
平成28年4月20日

各都道府県知事　殿

厚生労働省医政局長
（公　印　省　略）

医療法人会計基準適用上の留意事項並びに財産目録，
純資産変動計算書及び附属明細表の作成方法に関する運用指針

　平成27年9月28日に公布された医療法の一部を改正する法律（平成27年法律第74号）により改正された医療法（昭和23年法律第205号。以下「法」という。）第51条第2項の規定に基づき，医療法人会計基準（平成28年厚生労働省令第95号。以下「会計基準」という。）が本日公布され，平成29年4月2日から施行されることとなり，同日以後に開始する会計年度に係る会計について適用されることとなったところである。
　この会計基準が適用される医療法人が，貸借対照表等を作成する際の基準，様式等について，下記のとおり運用指針として定めることにしたので，ご了知の上，所管の医療法人に対して周知されるようお願いする。
　なお，医療法人会計基準について（平成26年3月19日医政発0319第7号）については，従前通りの取扱いとする。

記

1　本運用指針について

　本運用指針は，法第51条第2項の医療法人（※）が，同条第1項の規定により作成する事業報告書等のうち，会計情報である財産目録，貸借対照表，損益計算書，純資産変動計算書及び附属明細表を作成する際の基準，様式等について定めるものである。
※法第51条第2項の医療法人とは，以下の通りである。
　①最終会計年度に係る貸借対照表の負債の部に計上した額の合計額が50億円以上又は最終会計年度に係る損益計算書の収益の部に計上した額の合計額が70億円以上である医療法人
　②最終会計年度に係る貸借対照表の負債の部に計上した額の合計額が20億円以上又は最終会計年度に係る損益計算書の収益の部に計上した額の合計額が10億円以上である社会医療法人

③社会医療法人債発行法人である社会医療法人

（上記①・②の基準となっている金額については，都道府県知事に届け出た貸借対照表又は損益計算書によって判断することで足りる。）

2　各医療法人における会計処理の方法の決定について

　会計基準及び本運用指針は，医療法人で必要とされる会計制度のうち，法人全体に係る部分のみを規定したものである。医療法人は，定款又は寄附行為の規定により様々な施設の設置又は事業を行うことが可能であり，当該施設又は事業によっては会計に係る取扱いが存在することがある。そのため，医療法人の会計を適正に行うためには，各々の医療法人が遵守すべき会計の基準として，当該施設又は事業の会計の基準（明文化されていない部分については，一般に公正妥当と認められる会計の基準を含む。）を考慮した総合的な解釈の結果として，各々の医療法人において，経理規程を作成する等により，具体的な処理方法を決定しなければならない。

3　重要な会計方針に記載する事項について

　会計基準第3条第5号に規定の「その他貸借対照表等を作成するための基本となる重要事項」の例は，補助金等の会計処理方法，企業会計で導入されている会計処理等の基準を適用する場合の当該基準である。

4　収益業務の会計について

　法第42条の2第3項において，「収益業務に係る会計は，本来業務及び附帯業務に関する会計から区分し，特別の会計として経理しなければならない」とされている。したがって，貸借対照表及び損益計算書（以下「貸借対照表等」という。）は，収益業務に係る部分を包含しているが，内部管理上の区分においては，収益業務に固有の部分について別個の貸借対照表等を作成することとする。なお，当該収益業務会計の貸借対照表等で把握した金額に基づいて，収益業務会計から一般会計への繰入金の状況（一般会計への繰入金と一般会計からの元入金の累計額である繰入純額の前期末残高，当期末残高，当期繰入金額又は元入金額）並びに資産及び負債のうち収益業務に係るものの注記をすることとする。

5　貸借対照表等の様式について

　貸借対照表は会計基準第7条第2項で定める様式第一号（p.98参照）により，損益計算書は会計基準第17条第2項で定める様式第二号（p.99参照）によることとする。

6　基本財産の取扱いについて

　定款又は寄附行為において基本財産の規定を置いている場合であっても，貸借対照表及び財産目録には，基本財産としての表示区分は設ける必要はないが，当該基本財産の前会計年度末残高，当該会計年度の増加額，当該会計年度の減少額及び当該会計年度末残高について，貸借対照表の科目別に会計基準第22条第8号の事項として注記するものとする。

7　棚卸資産の評価方法等について

　棚卸資産の評価基準及び評価方法については重要な会計方針に該当し，棚卸資産の評価方法は，先入先出法，移動平均法，総平均法の中から選択適用することを原則とするが，最終仕入原価法も期間損益の計算上著しい弊害がない場合には用いることができる。また，時価がその取得価額よりも低くなった場合には，時価をもって貸借対照表価額とする。なお，棚卸資産のうち，重要性の乏しいものについては，重要性の原則の適用により，その買入時又は払出時に費用として処理する方法を採用することができる。

8　減価償却の方法等について

　固定資産の減価償却方法は，重要な会計方針に係る事項に該当するため，減価償却方法を，たとえば定率法から定額法へ変更した場合には，重要な会計方針の変更に該当することとなるが，固定資産の償却年数又は残存価額の変更については，重要な会計方針の変更には該当しない。しかし，この変更に重要性がある場合には，その影響額を会計基準第22条第8号の事項として注記するものとする。

　また，租税特別措置による特別償却額のうち一時償却は，重要性が乏しい場合には，重要性の原則の適用により，正規の減価償却とすることができる。

9　リース取引の会計処理について

　ファイナンス・リース取引については，通常の売買取引に係る方法に準じて会計処理を行うことを原則とするが，以下の場合には，賃貸借処理を行うことができる。

　①リース取引開始日が，本会計基準の適用前の会計年度である，所有権移転外ファイナンス・リース取引

　②リース取引開始日が，前々会計年度末日の負債総額が200億円未満である会計年度である，所有権移転外ファイナンス・リース取引

　③一契約におけるリース料総額が300万円未満の，所有権移転外ファイナンス・リース取引

　なお，賃貸借処理をしたファイナンス・リース取引がある場合には，貸借対照表科目に準じた資産の種類ごとのリース料総額及び未経過リース料の当期末残高を，会計基準第22条第8号の事項として注記するものとする。

10　経過勘定項目について

　前払費用，未収収益，未払費用及び前受収益のうち，重要性の乏しいものについては，重要性の原則の適用により，経過勘定項目として処理しないことができる。

11　有価証券等の評価について

　有価証券の評価基準及び評価方法については重要な会計方針に該当し，満期まで所有する意図をもって保有する社債その他の債券は償却原価法によることとなるが，取得価額と債券金額との差額について重要性が乏しい満期保有目的の債券については，重要性の原則の適用により，償却原価法を採用しないことができる。

なお，満期保有目的の債券に重要性がある場合には，その内訳並びに帳簿価額，時価及び評価損益を会計基準第22条第8号の事項として注記するものとする。

12　引当金の取扱いについて

引当金は，将来の特定の費用又は損失であって，その発生が当期以前の事象に起因し，発生の可能性が高く，かつ，その金額を合理的に見積もることができる場合に計上するものである。その計上基準は，重要な会計方針として記載することとなるが，引当金のうち重要性の乏しいものについては，重要性の原則の適用により，これを計上しないことができる。

未収金，貸付金等の金銭債権のうち徴収不能と認められる額がある場合には，その金額を合理的に見積もって，貸倒引当金を計上するものとする。ただし，前々会計年度末の負債総額が200億円未満の医療法人においては，法人税法（昭和40年法律第34号）における貸倒引当金の繰入限度相当額が取立不能見込額を明らかに下回っている場合を除き，その繰入限度額相当額を貸倒引当金に計上することができる。

なお，貸借対照表の表記において，債権について貸倒引当金を直接控除した残額のみを記載した場合には，当該債権の債権金額，貸倒引当金及び当該債権の当期末残高を，会計基準第22条第8号の事項として注記するものとする。

退職給付引当金は，退職給付に係る見積債務額から年金資産額等を控除したものを計上するものとする。当該計算は，退職給付に係る会計基準（平成10年6月16日企業会計審議会）に基づいて行うものであり，下記事項を除き，企業会計における実務上の取扱いと同様とする。

①本会計基準適用に伴う新たな会計処理の採用により生じる影響額（適用時差異）は，通常の会計処理とは区分して，本会計基準適用後15年以内の一定の年数又は従業員の平均残存勤務年数のいずれか短い年数にわたり定額法により費用処理することができる。

②前々会計年度末日の負債総額が200億円未満の医療法人においては，簡便法を適用することができる。

なお，適用時差異の未処理残高及び原則法を適用した場合の退職給付引当金の計算の前提とした退職給付債務等の内容は，会計基準第22条第8号の事項として注記するものとする。

13　出資金の取扱いについて

出資金には，社員等が実際に払込みをした金額を貸借対照表の純資産の部に直接計上し，退社による払戻しが行われた場合には，当該社員の払込金額を直接減額することとする。

14　積立金の区分について

積立金は，各会計年度の当期純利益又は当期純損失の累計額から当該累計額の直接減少額を差し引いたものとなるが，その性格により以下のとおり区分する。

①医療法人の設立等に係る資産の受贈益の金額及び持分の定めのある医療法人が持分の定めのない医療法人へ移行した場合の移行時の出資金の金額と繰越利益積立金等の金額の合計額を計上した設立等積立金

②基金の拠出者への返還に伴い，返還額と同額を計上した代替基金
③固定資産圧縮積立金，特別償却準備金のように法人税法等の規定による積立金経理により計上するもの
④将来の特定目的の支出に備えるため，理事会の議決に基づき計上するもの（以下「特定目的積立金」という。）

なお，特定目的積立金を計上する場合には，特定目的積立金とする金額について，当該特定目的を付した特定資産として，通常の資産とは明確に区別しなければならない。

⑤上記各積立金以外の繰越利益積立金

なお，持分の払戻により減少した純資産額と当該時点の対応する出資金と繰越利益積立金との合計額との差額は，持分払戻差額積立金とする。この場合，マイナスの積立金となる場合には，控除項目と同様の表記をする。

15　税効果会計の適用について

税効果会計は，原則的に適用することとするが，一時差異等の金額に重要性がない場合には，重要性の原則の適用により，繰延税金資産又は繰延税金負債を計上しないことができる。

なお，繰延税金資産及び繰延税金負債に重要性がある場合には，主な発生原因別内訳を会計基準第22条第8号の事項として注記するものとする。

16　事業損益の区分について

事業損益は，病院，診療所又は介護老人保健施設に係る本来業務事業損益，法第42条各号に基づいて定款又は寄附行為の規定により実施している附帯業務に係る附帯業務事業損益又は法第42条の2第1項に基づいて定款又は寄附行為の規定により実施している収益業務に係る収益業務事業損益に区分して損益計算書に記載することとするが，附帯業務又は収益業務を実施していない場合には，損益計算書の当該区分は省略することとする。

17　本部費の取扱いについて

本来業務事業損益の区分の本部費としては，法人本部を独立した会計としている場合の本部の費用（資金調達に係る費用等事業外費用に属するものは除く。）は，本来業務事業損益，附帯業務事業損益又は収益業務事業損益に分けることなく，本来業務事業損益の区分に計上するものとする。なお，独立した会計としていない場合は区分する必要はない。

18　事業損益と事業外損益の区分について

損益計算書において，事業損益は，本来業務，附帯業務又は収益業務に区別し，事業外損益は，一括して表示する。事業損益を区別する意義は，法令で求められている附帯業務及び収益業務の運営が本来業務の支障となっていないかどうかの判断の一助とすることにある。したがって，施設等の会計基準では事業外損益とされている帰属が明確な付随的な収益又は費用についても，この損益計算書上は，事業収益又は事業費用に計上するものとする。ただし，資金調達に係る費用収益は，事業損益に

含めないこととする。

19　補助金等の会計処理について
　医療法人が国又は地方公共団体等から補助金等を受け入れた場合の会計処理は以下のとおりとする。
　①固定資産の取得に係る補助金等については，直接減額方式又は積立金経理により圧縮記帳する。
　②運営費補助金のように補助対象となる支出が事業費に計上されるものについては，当該補助対象の費用と対応させるため，事業収益に計上する。
　なお，補助金等の会計処理方法は，会計基準第3条第5号の事項として注記するものとし，補助金等に重要性がある場合には，補助金等の内訳，交付者及び貸借対照表等への影響額を会計基準第22条第8号の事項として注記するものとする。

20　継続事業の前提に関する注記について
　継続事業の前提に関する注記は，当該医療法人の会計年度の末日において，財務指標の悪化の傾向，重要な債務の不履行等財政破綻の可能性その他将来にわたって事業を継続することの前提に重要な疑義を抱かせる事象又は状況が存在する場合におけるその内容を記載する。

21　重要な偶発債務に関する注記について
　重要な偶発債務に関する注記は，債務の保証（債務の保証と同様の効果を有するものを含む。），重要な係争事件に係る賠償義務その他現実に発生していない事象で，将来において事業の負担となる可能性のあるものが発生した場合にその内容を記載する。

22　重要な後発事象に関する注記について
　重要な後発事象に関する注記は，当該医療法人の会計年度の末日後，当該医療法人の翌会計年度以降の財政状態又は損益の状況に重要な影響を及ぼす事象が発生した場合にその内容を記載する。

23　関係事業者に関する注記について
　法第51条第1項に定める関係事業者との取引（※）について，次に掲げる事項を関係事業者ごとに注記しなければならない。
　①当該関係事業者が法人の場合には，その名称，所在地，直近の会計期末における総資産額及び事業の内容
　②当該関係事業者が個人の場合には，その氏名及び職業
　③当該医療法人と関係事業者との関係
　④取引の内容
　⑤取引の種類別の取引金額
　⑥取引条件及び取引条件の決定方針
　⑦取引により発生した債権債務に係る主な科目別の期末残高

⑧取引条件の変更があった場合には，その旨，変更の内容及び当該変更が計算書類に与えている影響の内容

　　ただし，関係事業者との間の取引のうち，次に定める取引については，上記の注記を要しない。
　　　イ　一般競争入札による取引並びに預金利息及び配当金の受取りその他取引の性格からみて取引条件が一般の取引と同様であることが明白な取引
　　　ロ　役員に対する報酬，賞与及び退職慰労金の支払い

※法第51条第1項に定める関係事業者とは，当該医療法人と②に掲げる取引を行う場合における①に掲げる者をいうこと。
　①②に掲げる取引を行う者
　　　イ　当該医療法人の役員又はその近親者（配偶者又は二親等内の親族）
　　　ロ　当該医療法人の役員又はその近親者が代表者である法人
　　　ハ　当該医療法人の役員又はその近親者が，株主総会，社員総会，評議員会，取締役会，理事会の議決権の過半数を占めている法人
　　　ニ　他の法人の役員が，当該医療法人の社員総会，評議員会，理事会の議決権の過半数を占めている場合の他の法人
　　　ホ　ハの法人の役員が，他の法人（当該医療法人を除く。）の株主総会，社員総会，評議員会，取締役会，理事会の議決権の過半数を占めている場合の他の法人
　②当該医療法人と行う取引
　　　イ　事業収益又は事業費用の額が，1千万円以上であり，かつ当該医療法人の当該会計年度における事業収益の総額（本来業務事業収益，附帯業務事業収益及び収益業務事業収益の総額）又は事業費用の総額（本来業務事業費用，附帯業務事業費用及び収益業務事業費用の総額）の10パーセント以上を占める取引
　　　ロ　事業外収益又は事業外費用の額が，1千万円以上であり，かつ当該医療法人の当該会計年度における事業外収益又は事業外費用の総額の10パーセント以上を占める取引
　　　ハ　特別利益又は特別損失の額が，1千万円以上である取引
　　　ニ　資産又は負債の総額が，当該医療法人の当該会計年度の末日における総資産の1パーセント以上を占め，かつ1千万円を超える残高になる取引
　　　ホ　資金貸借，有形固定資産及び有価証券の売買その他の取引の総額が，1千万円以上であり，かつ当該医療法人の当該会計年度の末日における総資産の1パーセント以上を占める取引
　　　ヘ　事業の譲受又は譲渡の場合にあっては，資産又は負債の総額のいずれか大きい額が，1千万円以上であり，かつ当該医療法人の当該会計年度の末日における総資産の1パーセント以上を占める取引

24　貸借対照表等注記事項について

　会計基準第22条第8号に規定の「その他医療法人の財務状態又は損益の状況を明らかにするために必要な事項」の例は，以下のようなものがある。

①固定資産の償却年数又は残存価額の変更に重要性がある場合の影響額
②満期保有目的の債券に重要性がある場合の内訳並びに帳簿価額，時価及び評価損益
③原則法を適用した場合の，退職給付引当金の計算の前提とした退職給付債務等の内容
④繰延税金資産及び繰延税金負債に重要性がある場合の主な発生原因別内訳
⑤補助金等に重要性がある場合の内訳，交付者及び貸借対照表等への影響額

25　財産目録について

　財産目録は，当該会計年度末現在におけるすべての資産及び負債につき，価額及び必要な情報を表示するものとする。

　財産目録は，貸借対照表の区分に準じ，資産の部と負債の部に分かち，更に資産の部を流動資産及び固定資産に区分して，純資産の額を表示するものとする。

　財産目録の価額は，貸借対照表記載の価額と同一とする。

　財産目録の様式は，社会医療法人債を発行する社会医療法人の財務諸表の用語，様式及び作成方法に関する規則（平成19年厚生労働省令第38号。以下「社財規」という。）が適用になる法人を除き，様式第三号（p.101 参照）によることとする。

26　純資産変動計算書について

　純資産変動計算書は，純資産の部の科目別に前期末残高，当期変動額及び当期末残高を記載する。なお，当期変動額は，当期純利益，拠出額，返還又は払戻額，振替額等原因別に表記する。

　純資産変動計算書の様式は，社財規が適用になる法人を除き，様式第四号（p.102 参照）によることとする。

27　附属明細表について

　附属明細表の種類は，次に掲げるものとする。
①有形固定資産等明細表
②引当金明細表
③借入金等明細表
④有価証券明細表
⑤事業費用明細表
事業費用明細表は，以下のいずれかの内容とする。
　　イ　中区分科目別に，損益計算書における費用区分に対応した本来業務事業費用（本部を独立した会計としている場合には，事業費と本部費に細分する。），附帯業務事業費用及び収益業務事業費用の金額を表記する。この場合に，中区分科目の細区分として形態別分類を主として適宜分類した費目を合わせて記載することができる。
　　ロ　損益計算書における事業費用の本来業務，附帯業務及び収益業務の区分記載に関わらず，形態別分類を主として適宜分類した費目別に法人全体の金額を表記する。この場合に，各費目を中区分科目に括って合わせて記載することができる。

なお，中区分科目は，売上原価（当該医療法人の開設する病院等の業務に附随して行われる売店等及び収益業務のうち商品の仕入れ又は製品の製造を伴う業務にかかるもの），材料費，給与費，委託費，経費及びその他の費用とする。

　附属明細表の様式は，社財規が適用になる法人を除き，様式第五号～様式第九の二号（p.103～108参照）によることとする。

3 医療法人会計基準様式集

様式第一号

※医療法人整理番号 □□□□

法人名 ＿＿＿＿＿＿＿＿＿＿＿＿＿＿＿＿＿＿＿＿
所在地 ＿＿＿＿＿＿＿＿＿＿＿＿＿＿＿＿＿＿＿＿

貸 借 対 照 表
（平成　年　月　日現在）

（単位：千円）

資産の部		負債の部	
科　目	金　額	科　目	金　額
Ⅰ 流 動 資 産	×××	Ⅰ 流 動 負 債	×××
現 金 及 び 預 金	×××	支 払 手 形	×××
事 業 未 収 金	×××	買 掛 金	×××
有 価 証 券	×××	短 期 借 入 金	×××
た な 卸 資 産	×××	未 払 金	×××
前 渡 金	×××	未 払 費 用	×××
前 払 費 用	×××	未 払 法 人 税 等	×××
繰 延 税 金 資 産	×××	未 払 消 費 税 等	×××
その他の流動資産	×××	繰 延 税 金 負 債	×××
Ⅱ 固 定 資 産	×××	前 受 金	×××
1 有形固定資産	×××	預 り 金	×××
建 物	×××	前 受 収 益	×××
構 築 物	×××	○ ○ 引 当 金	×××
医 療 用 器 械 備 品	×××	その他の流動負債	×××
その他の器械備品	×××	Ⅱ 固 定 負 債	×××
車 両 及 び 船 舶	×××	医 療 機 関 債	×××
土 地	×××	長 期 借 入 金	×××
建 設 仮 勘 定	×××	繰 延 税 金 負 債	×××
その他の有形固定資産	×××	○ ○ 引 当 金	×××
2 無形固定資産	×××	その他の固定負債	×××
借 地 権	×××	負 債 合 計	×××
ソ フ ト ウ ェ ア	×××	純資産の部	
その他の無形固定資産	×××	科　目	金　額
3 その他の資産	×××	Ⅰ 基 金	×××
有 価 証 券	×××	Ⅱ 積 立 金	×××
長 期 貸 付 金	×××	代 替 基 金	×××
保有医療機関債	×××	○ ○ 積 立 金	×××
その他長期貸付金	×××	繰 越 利 益 積 立 金	×××
役職員等長期貸付金	×××	Ⅲ 評価・換算差額等	×××
長 期 前 払 費 用	×××	その他有価証券評価差額金	×××
繰 延 税 金 資 産	×××	繰 延 ヘ ッ ジ 損 益	×××
その他の固定資産	×××		
		純 資 産 合 計	×××
資 産 合 計	×××	負債・純資産合計	×××

（注）1. 表中の科目について，不要な科目は削除しても差し支えないこと。また，別に表示することが適当であると認められるものについては，当該資産，負債及び純資産を示す名称を付した科目をもって，別に掲記することを妨げないこと。
　　　2. 社会医療法人及び特定医療法人については，純資産の部の基金の科目を削除すること。
　　　3. 経過措置医療法人は，純資産の部の基金の科目の代わりに出資金とするとともに，代替基金の科目を削除すること。

様式第二号

法人名 ＿＿＿＿＿＿＿＿＿＿＿＿＿＿＿＿＿＿＿＿＿＿＿＿＿＿
所在地 ＿＿＿＿＿＿＿＿＿＿＿＿＿＿＿＿＿＿＿＿＿＿＿＿＿＿

※医療法人整理番号 ☐☐☐☐☐

損 益 計 算 書
（自 平成　年　月　日　至 平成　年　月　日）

(単位：千円)

科　　目	金　　額	
Ⅰ　事　業　損　益		
A　本来業務事業損益		
1　事　業　収　益		×××
2　事　業　費　用		
(1)　事　業　費	×××	
(2)　本　部　費	×××	×××
本来業務事業利益		×××
B　附帯業務事業損益		
1　事　業　収　益		×××
2　事　業　費　用		×××
附帯業務事業利益		×××
C　収益業務事業損益		
1　事　業　収　益		×××
2　事　業　費　用		×××
収益業務事業利益		×××
事　業　利　益		×××
Ⅱ　事業外収益		
受　取　利　息	×××	
その他の事業外収益	×××	×××
Ⅲ　事業外費用		
支　払　利　息	×××	
その他の事業外費用	×××	×××
経　常　利　益		×××
Ⅳ　特　別　利　益		
固定資産売却益	×××	
その他の特別利益	×××	×××
Ⅴ　特　別　損　失		
固定資産売却損	×××	
その他の特別損失	×××	×××
税引前当期純利益		×××
法人税・住民税及び事業税	×××	
法人税等調整額	×××	×××
当　期　純　利　益		×××

(注) 1. 利益がマイナスとなる場合には、「利益」を「損失」と表示すること。
　　 2. 表中の科目について、不要な科目は削除しても差し支えないこと。また、別に表示することが適当であると認められるものについては、当該事業損益、事業外収益、事業外費用、特別利益及び特別損失をを示す名称を付した科目をもって、別に掲記することを妨げないこと。

重要な会計方針等の記載及び貸借対照表等に関する注記

1 継続事業の前提に関する事項

2 資産の評価基準及び評価方法

3 固定資産の減価償却の方法

4 引当金の計上基準

5 消費税及び地方消費税の会計処理の方法

6 その他貸借対照表等作成のための基本となる重要な事項

7 重要な会計方針を変更した旨等

8 資産及び負債のうち収益業務に関する事項・収益業務からの繰入金の状況に関する事項

9 担保に供されている資産に関する事項

10 法第51条第1項に規定する関係事業者に関する事項
   (1) 法人である関係事業者

種類	名称	所在地	総資産額 (千円)	事業内容	関係事業者との関係	取引の内容	取引金額 (千円)	科目	期末残高 (千円)

取引条件及び取引条件の決定方針等

   (2) 個人である関係事業者

種類	氏名	職業	関係事業者との関係	取引の内容	取引金額 (千円)	科目	期末残高 (千円)

取引条件及び取引条件の決定方針等

11 重要な偶発債務に関する事項

12 重要な後発事象に関する事項

13 その他医療法人の財政状態又は損益の状況を明らかにするために必要な事項

   (該当する事項がない項目については，項目の掲記を省略することができる。)

様式第三号

|※医療法人整理番号|　|　|　|　|

法人名 _____
所在地 _____

財　産　目　録

（平成　　年　　月　　日現在）

1. 資　　産　　額　　　　×××　千円
2. 負　　債　　額　　　　×××　千円
3. 純　資　産　額　　　　×××　千円

（内　訳）　　　　　　　　　　　　　　　　　　　　　　　　　　（単位：千円）

区　　　　　分	金　　額
A　流　動　資　産	×××
B　固　定　資　産	×××
C　資　産　合　計　　　　（A＋B）	×××
D　負　債　合　計	×××
E　純　資　産　　　　　　（C－D）	×××

（注）財産目録の価額は、貸借対照表の価額と一致すること。

土地及び建物について、該当する欄の□を塗りつぶすこと。
　　　　土　　地（□ 法人所有　　□ 賃借　　□ 部分的に法人所有（部分的に賃借））
　　　　建　　物（□ 法人所有　　□ 賃借　　□ 部分的に法人所有（部分的に賃借））

様式第四号

※医療法人整理番号 ☐☐☐

法人名 _____
所在地 _____

純資産変動計算書
(自 平成 年 月 日 至 平成 年 月 日)

(単位:千円)

	基金 (又は出資金)	積立金				評価・換算差額等			純資産合計
		代替基金	○○積立金	繰越利益積立金	積立金合計	その他有価証券評価差額金	繰延ヘッジ損益	評価・換算差額等合計	
平成 年 月 日 残高	×× ×	×× ×	×× ×			×× ×	×× ×	×× ×	×× ×
会計年度中の変動額									
当期純利益				×× ×	×× ×				
…………									
…………									
会計年度中の変動額合計	×× ×	×× ×	×× ×	×× ×	×× ×	×× ×	×× ×	×× ×	×× ×
平成 年 月 日 残高	×× ×	×× ×	×× ×	×× ×	×× ×	×× ×	×× ×	×× ×	×× ×

1. 純資産の変動事由及び金額の掲載は、概ね貸借対照表における記載の順序によること。
2. 評価・換算差額等については、科目ごとの記載に代えて評価・換算差額等の合計額を、前会計年度末残高、会計年度中の変動額及び会計年度末残高に区分して記載することができる。この場合には、科目ごとのそれぞれの金額を注記すること。
3. 積立金及び純資産の各合計欄の記載は省略することができる。

様式第五号

法人名 _____
所在地 _____

※医療法人整理番号 ☐☐☐☐

有 形 固 定 資 産 等 明 細 表

資産の種類	前期末残高（千円）	当期増加額（千円）	当期減少額（千円）	当期末残高（千円）	当期末減価償却累計額又は償却累計額（千円）	当期償却額（千円）	差引当期末残高（千円）
有形固定資産							
計							
無形固定資産							
計							
その他の資産							
計							

1. 有形固定資産，無形固定資産及びその他の資産について，貸借対照表に掲げられている科目の区分により記載すること。
2. 「前期末残高」，「当期増加額」，「当期減少額」及び「当期末残高」の欄は，当該資産の取得原価によって記載すること。
3. 当期末残高から減価償却累計額又は償却累計額を控除した残高を，「差引当期末残高」の欄に記載すること。
4. 合併，贈与，災害による廃棄，滅失等の特殊な事由で増加若しくは減少があった場合又は同一の種類のものについて資産の総額の1％を超える額の増加は，その事由を欄外に記載すること。若しくは減少があった場合（ただし，建設仮勘定の減少のうち各資産科目への振替によるものは除く。）
5. 特別の法律の規定により資産の再評価が行われた場合その他特別の事由により取得原価の修正が行われた場合には，当該再評価差額等については，「当期増加額」又は「当期減少額」の欄に内書（括弧書）として記載し，その増減の事由を欄外に記載すること。
6. 有形固定資産又は無形固定資産の金額が資産の総額の1％以下である場合又は有形固定資産及び無形固定資産の当該会計年度におけるそれぞれの増加額及び減少額がいずれも当該会計年度末における有形固定資産又は無形固定資産の総額の5％以下である場合には，有形固定資産又は無形固定資産に係る記載中「前期末残高」，「当期増加額」及び「当期減少額」の欄の記載を省略することができる。なお，記載を省略した場合には，その旨注記すること。

様式第六号

※医療法人整理番号 ☐☐☐☐

法人名 ＿＿＿＿＿＿＿＿＿＿＿＿＿＿＿＿＿＿＿＿
所在地 ＿＿＿＿＿＿＿＿＿＿＿＿＿＿＿＿＿＿＿＿

引 当 金 明 細 表

区　　分	前期末残高 (千円)	当期増加額 (千円)	当期減少額 (目的使用) (千円)	当期減少額 (その他) (千円)	当期末残高 (千円)

1. 前期末及び当期末貸借対照表に計上されている引当金について，設定目的ごとの科目の区分により記載すること。
2. 「当期減少額」の欄のうち「目的使用」の欄には，各引当金の設定目的である支出又は事実の発生があったことによる取崩額を記載すること。
3. 「当期減少額」の欄のうち「その他」の欄には，目的使用以外の理由による減少額を記載し，減少の理由を注記すること。

様式第七号

|　※医療法人整理番号　|　　|　　|　　|　　|

法人名　_____
所在地　_____

借　入　金　等　明　細　表

区　　　分	前期末残高 （千円）	当期末残高 （千円）	平均利率 （％）	返済期限
短期借入金				―
１年以内に返済予定の 長期借入金				―
長期借入金（１年以内に 返済予定のものを除く。）				
その他の有利子負債				
合　　　計			―	―

1. 短期借入金，長期借入金（貸借対照表において流動負債として掲げられているものを含む。以下同じ。）及び金利の負担を伴うその他の負債（以下「その他の有利子負債」という。）について記載すること。
2. 重要な借入金で無利息又は特別の条件による利率が約定されているものがある場合には，その内容を欄外に記載すること。
3. 「その他の有利子負債」の欄は，その種類ごとにその内容を示したうえで記載すること。
4. 「平均利率」の欄には，加重平均利率を記載すること。
5. 長期借入金（１年以内に返済予定のものを除く。）及びその他の有利子負債については，貸借対照表日後５年内における１年ごとの返済予定額の総額を注記すること。

様式第八号

※医療法人整理番号 ☐☐☐☐

法人名 _____
所在地 _____

有 価 証 券 明 細 表

【債　券】

銘　　　　柄	券　面　総　額 （千円）	貸借対照表価額 （千円）
計		

【その他】

種　類　及　び　銘　柄	口　数　等	貸借対照表価額 （千円）
計		

1. 貸借対照表の流動資産及びその他の資産に計上されている有価証券について記載すること。
2. 流動資産に計上した有価証券とその他の資産に計上した有価証券を区分し，さらに満期保有目的の債券及びその他有価証券に区分して記載すること。
3. 銘柄別による有価証券の貸借対照表価額が医療法人の純資産額の1％以下である場合には，当該有価証券に関する記載を省略することができる。
4. 「その他」の欄には有価証券の種類（金融商品取引法第2条第1項各号に掲げる種類をいう。）に区分して記載すること。

様式第九の一号

※医療法人整理番号 ☐☐☐☐☐

法人名 _____
所在地 _____

事 業 費 用 明 細 表

(単位：千円)

区　　　分	本来業務事業費用			附帯業務事業費用	収益業務事業費用	合　　計
	事 業 費	本 部 費	計			
材料費						
給与費						
委託費						
経費						
売上原価						
その他の事業費用						
計						

1. 売上原価には，当該医療法人の開設する病院等の業務に附随して行われるもの（売店等）及び収益業務のうち商品の仕入れ又は製品の製造を伴う業務について記載すること。
2. 中科目区分には，それぞれ細区分を設け，売上原価については，商品（又は製品）期首たな卸高，当期商品仕入高（又は当期製品製造原価），商品（又は製品）期末たな卸高を，材料費，給与費，委託費，経費及びその他の費用については，その内訳を示す費目を記載する様式によることもできる。
3. その他の事業費用には，研修費のように材料費，給与費，委託費及び経費の二つ以上の中区分に係る複合費として整理した費目を記載する。

様式九の二号

※医療法人整理番号 □□□□

法人名 _____
所在地 _____

事 業 費 用 明 細 表
（自 平成　年　月　日　至 平成　年　月　日）

（単位：千円）

科　　　　　　目	金	額
Ⅰ　材料費		
：	：	
：	×××	×××
Ⅱ　給与費		
給料	×××	
：	×××	
：	：	
：	×××	×××
Ⅲ　委託費		
検査委託費	×××	
：	×××	
：	：	
：	×××	×××
Ⅳ　経費		
減価償却費	×××	
：	×××	
：	：	
：	×××	×××
Ⅴ　売上原価		
商品（又は製品）期首たな卸高	×××	
当期商品仕入高（又は当期製品製造原価）	×××	
商品（又は製品）期末たな卸高	×××	×××
Ⅵ　その他の事業費用		
研修費	×××	
：	×××	
：	：	
：	×××	×××
事　業　費　用　計		×××

1. 売上原価には，当該医療法人の開設する病院等の業務に附随して行われるもの（売店等）及び収益業務のうち商品の仕入れ又は製品の製造を伴う業務について記載すること。
2. ⅠからⅥの中科目区分は，省略する様式によることもできる。
3. その他の事業費用には，研修費のように材料費，給与費，委託費及び経費の二つ以上の中区分に係る複合費として整理した費目を記載する。

4 医療法人会計基準コンメンタール

厚生労働省医政局医療経営支援課

目 次

背景……………………………………………………………………………………………………1
医療法人会計基準の解説……………………………………………………………………………2
　1 医療法人会計の基準について…………………………………………………………………2
　2 会計の原則について……………………………………………………………………………2
　3 重要な会計方針の記載について………………………………………………………………3
　4 会計方針の変更に関する記載について………………………………………………………4
　5 総額表示について………………………………………………………………………………5
　6 金額の表示の単位について……………………………………………………………………5
　7 貸借対照表の表示について……………………………………………………………………5
　8 貸借対照表の区分について……………………………………………………………………5
　9 資産の評価原則について………………………………………………………………………6
　10 固定資産の評価について………………………………………………………………………6
　11 有価証券の評価について………………………………………………………………………8
　12 金銭債権の評価について………………………………………………………………………8
　13 出資金について…………………………………………………………………………………10
　14 基金について……………………………………………………………………………………10
　15 積立金について…………………………………………………………………………………10
　16 評価・換算差額等について……………………………………………………………………11
　17 損益計算書の表示について……………………………………………………………………12
　18 損益計算書の区分について……………………………………………………………………12
　19 貸借対照表等に関する注記について…………………………………………………………14
　20 財産目録について………………………………………………………………………………17
　21 純資産変動計算書について……………………………………………………………………17
　22 附属明細表について……………………………………………………………………………17

＜背景＞

　平成27年第189回通常国会で成立した「医療法の一部を改正する法律」（平成27年法律第74号）に基づき，医療法人会計基準について，新たに厚生労働省令で制定することとされた。
　改正前の医療法（昭和23年法律第205号）第50条の2においては，「医療法人の会計は，一般に公正妥当と認められる会計の慣行に従うものとする。」とされ，法第51条において「医療法人は，

毎会計年度終了後二月以内に，事業報告書，財産目録，貸借対照表，損益計算書その他厚生労働省令で定める書類（以下「事業報告書等」という。）を作成しなければならない。」とされていた。また，この事業報告書等については，各事務所に備え置いて債権者等の閲覧に供することとされるとともに，毎会計年度終了後三月以内に，都道府県知事に届け出ることとされている。

　これまで，医療法人について国が示した計算書類の作成基準は存在していないが，一つの指標となる基準として，「医療法人会計基準について」（平成26年3月19日医政発0319第7号）において，四病院団体協議会が平成26年に作成した医療法人会計基準が，「医療法第50条の2に規定する一般に公正妥当と認められる会計の慣行の一つとして認められる」ことから，積極的に活用してほしい旨を通知している。

　今般，法第51条第2項に規定する医療法人は，「厚生労働省令で定めるところにより，貸借対照表及び損益計算書を作成しなければならない。」と，会計基準を適用することが義務付けられ，また，当該医療法人が作成した，財産目録，貸借対照表及び損益計算書については，公認会計士又は監査法人による監査を受けることとされており，医療法人の貸借対照表及び損益計算書の作成の基準として，医療法人会計基準を厚生労働省令として新しく定めた。なお，上記四病院団体協議会による医療法人会計基準については，今後も公正妥当と認められる会計の慣行の一つとして，貸借対照表及び損益計算書の作成等が義務付けられていない医療法人等において活用することが可能である。

　今般の医療法人会計基準については，上記四病院団体協議会による医療法人会計基準を基としており，ほとんど違いはないが，ここでは改めて，今回新しく制定する医療法人会計基準について，その趣旨を解説する。

（以下，医療法人会計基準（平成二十八年厚生労働省令95号）を「医療法人会計基準省令」と，医療法人会計基準適用上の留意事項並びに財産目録，純資産変動計算書及び附属明細表の作成方法に関する運用指針（医政発第0420第5号平成28年4月20日）を「運用指針」とする。）

<医療法人会計基準の解説>
1　医療法人会計の基準について（医療法人会計基準省令第1条関係）
　法第51条第2項に規定する医療法人（以下「医療法人」という。（※））は，医療法人会計基準省令で定めるところにより，貸借対照表及び損益計算書（以下「貸借対照表等」という。）を作成しなければならない。

　ただし，他の法令に規定がある場合は，この限りでない。（社会医療法人債を発行する社会医療法人にあっては，「社会医療法人債を発行する社会医療法人の財務諸表の用語，様式及び作成方法に関する規則」（平成19年厚生労働省令第38号。以下「社財規」という。）が，より詳細に規定しており，医療法人会計基準省令に加えて適用される。）

　（※）法第51条第2項に規定する医療法人とは，以下のとおりである。（運用指針1関係）
　①最終会計年度に係る貸借対照表の負債の部に計上した額の合計額が50億円以上，又は最終会計年度に係る損益計算書の事業収益の部に計上した額の合計額が70億円以上である医療法人
　②最終会計年度に係る貸借対照表の負債の部に計上した額の合計額が20億円以上，又は最終会計

年度に係る損益計算書の事業収益の部に計上した額の合計額が 10 億円以上である社会医療法人
　③社会医療法人債発行法人である社会医療法人
（上記①・②の基準となっている金額については，都道府県知事に届け出た貸借対照表又は損益計算書によって判断することで足りる。）
（参照条文）
医療法人会計基準
　（医療法人会計の基準）
第一条　医療法（昭和二十三年法律第二百五号。以下「法」という。）第五十一条第二項に規定する医療法人（以下「医療法人」という。）は，この医療法人会計基準省令で定めるところにより，貸借対照表及び損益計算書（以下「貸借対照表等」という。）を作成しなければならない。ただし，他の法令に規定がある場合は，この限りでない。

2　会計の原則について（医療法人会計基準省令第2条関係）

　医療法人は，次に掲げる原則によって，会計処理（※）を行い，貸借対照表等を作成しなければならない。
　①財政状態及び損益の状況について真実な内容を明瞭に表示すること。
　②全ての取引について，正規の簿記の原則によって，正確な会計帳簿を作成すること。
　③採用する会計処理の原則及び手続並びに貸借対照表等の表示方法については，毎会計年度継続して適用し，みだりにこれを変更しないこと。
　④重要性の乏しいものについては，貸借対照表等を作成するために採用している会計処理の原則及び手続並びに表示方法の適用に際して，本来の厳密な方法によらず，他の簡便な方法によることができること。
（※）各医療法人における会計処理の方法の決定について（運用指針2関係）
　医療法人会計基準省令及び運用指針は，医療法人で必要とされる会計制度のうち，法人全体に係る部分のみを規定したものである。医療法人は，定款又は寄附行為の規定により様々な施設の設置又は事業を行うことが可能であり，当該施設又は事業によっては会計に係る取扱いが存在することがある。例えば，医療法人の開設する病院に係る会計の取扱いとして病院会計準則がある。
　そのため，医療法人の会計を適正に行なうためには，各々の医療法人が遵守すべき会計の基準として，当該施設又は事業の会計の基準（明文化されていない部分については，一般に公正妥当と認められる会計の基準を含む。）を考慮した総合的な解釈の結果として，各々の医療法人において，経理規程を作成する等により，具体的な処理方法を決定しなければならない。
（参照条文）
医療法人会計基準
　（会計の原則）
第二条　医療法人は，次に掲げる原則によって，会計処理を行い，貸借対照表等を作成しなければならない。
　一　財政状態及び損益の状況について真実な内容を明瞭に表示すること。

二　全ての取引について，正規の簿記の原則によって，正確な会計帳簿を作成すること。

三　採用する会計処理の原則及び手続並びに貸借対照表等の表示方法については，毎会計年度継続して適用し，みだりにこれを変更しないこと。

四　重要性の乏しいものについては，貸借対照表等を作成するために採用している会計処理の原則及び手続並びに表示方法の適用に際して，本来の厳密な方法によらず，他の簡便な方法によることができること。

3　重要な会計方針の記載について（医療法人会計基準省令第3条関係）

貸借対照表等を作成するために採用している会計処理の原則及び手続並びに表示方法その他貸借対照表等を作成するための基本となる事項（以下「会計方針」という。）で次に掲げる事項は，損益計算書の次に記載しなければならない。ただし，重要性の乏しいものについては，記載を省略することができる。

①資産の評価基準及び評価方法

②固定資産の減価償却の方法（定率法 or 定額法）

③引当金の計上基準

④消費税及び地方消費税の会計処理の方法（税抜き or 税込み）

⑤その他貸借対照表等作成のための基本となる重要な事項（※）

（※）その他貸借対照表等を作成するための基本となる重要な事項の例として，補助金等の会計処理方法（詳細は，p.120 参考3を参照）がある。（運用指針3関係）

医療法人会計基準省令及び運用指針で規定されておらず，企業会計で導入されている会計処理等の基準（＊）（新たに企業会計で導入される基準を含む。）については，医療法人に適用しなければならないものではないことに留意する必要がある。仮に適用する場合には，例外的に適用することが明確になるように，同様に注記する。

（＊）固定資産の減損に係る会計基準（平成14年8月9日企業会計審議会），資産除去債務に関する会計基準（企業会計基準第18号平成20年3月31日企業会計基準員会），会計上の変更及び誤謬の訂正に関する会計基準（企業会計基準第24号平成21年12月4日企業会計基準委員会）等

（参照条文）

医療法人会計基準

（重要な会計方針の記載）

第三条　貸借対照表等を作成するために採用している会計処理の原則及び手続並びに表示方法その他貸借対照表等を作成するための基本となる事項（次条において「会計方針」という。）で次に掲げる事項は，損益計算書の次に記載しなければならない。ただし，重要性の乏しいものについては，記載を省略することができる。

一　資産の評価基準及び評価方法

二　固定資産の減価償却の方法

三　引当金の計上基準

四　消費税及び地方消費税の会計処理の方法
　五　その他貸借対照表等作成のための基本となる重要な事項

4　会計方針の変更に関する記載について（医療法人会計基準省令第4条関係）

　会計方針を変更した場合には，その旨，変更の理由及び当該変更が貸借対照表等に与えている影響の内容を，重要な会計方針の記載の次に記載しなければならない。

（参照条文）

医療法人会計基準

　（会計方針の変更に関する記載）

第四条　会計方針を変更した場合には，その旨，変更の理由及び当該変更が貸借対照表等に与えている影響の内容を前条の規定による記載の次に記載しなければならない。

5　総額表示について（医療法人会計基準省令第5条関係）

　貸借対照表における資産，負債及び純資産並びに損益計算書における収益及び費用は，原則として総額をもって表示しなければならない。

（参照条文）

医療法人会計基準

　（総額表示）

第五条　貸借対照表における資産，負債及び純資産並びに損益計算書における収益及び費用は，原則として総額をもって表示しなければならない。

6　金額の表示の単位について（医療法人会計基準省令第6条関係）

　貸借対照表等に係る事項の金額は，千円単位をもって表示する。

（参照条文）

医療法人会計基準

　（金額の表示の単位）

第六条　貸借対照表等に係る事項の金額は，千円単位をもって表示するものとする。

7　貸借対照表の表示について（医療法人会計基準省令第7条関係）

　貸借対照表は，会計年度の末日における全ての資産，負債及び純資産の状況を明瞭に表示しなければならない。また，貸借対照表は，様式第一号により記載する。（運用指針5関係）

（参照条文）

医療法人会計基準

　（貸借対照表の表示）

第七条　貸借対照表は，会計年度の末日における全ての資産，負債及び純資産の状況を明瞭に表示しなければならない。

2　貸借対照表は，様式第一号により記載するものとする。

8　貸借対照表の区分について（医療法人会計基準省令第8条関係）

　貸借対照表は，資産の部，負債の部及び純資産の部に区分し，更に，資産の部を流動資産及び固定資産に，負債の部を流動負債及び固定負債に，純資産の部を出資金，基金，積立金及び評価・換算差額等に区分する。（※）

　（※）基本財産の取扱いについて（運用指針6関係）

　　　定款又は寄附行為において基本財産の規定を置いている場合であっても，貸借対照表及び財産目録には，基本財産としての表示区分は設ける必要はないが，当該基本財産の前会計年度末残高，当該会計年度の増加額，当該会計年度の減少額及び当該会計年度末残高について，貸借対照表の科目別に医療法人会計基準省令第22条第8号の事項として注記する。

（参照条文）

医療法人会計基準

　（貸借対照表の区分）

第八条　貸借対照表は，資産の部，負債の部及び純資産の部に区分し，更に，資産の部を流動資産及び固定資産に，負債の部を流動負債及び固定負債に，純資産の部を出資金，基金，積立金及び評価・換算差額等に区分するものとする。

9　資産の評価原則について（医療法人会計基準省令第9条関係）

　資産については，その取得価額をもって貸借対照表価額としなければならない。ただし，当該資産の取得のために通常要する価額と比較して著しく低い価額で取得した資産又は受贈その他の方法によって取得した資産については，取得時における当該資産の取得のために通常要する価額をもって貸借対照表価額とする。

　（参考）棚卸資産の評価方法等について（運用指針7関係）

　　　棚卸資産の評価基準及び評価方法については重要な会計方針に該当し，棚卸資産の評価方法は，先入先出法，移動平均法，総平均法の中から選択適用することを原則とするが，最終仕入原価法も期間損益の計算上著しい弊害がない場合には用いることができる。また，時価がその取得価額よりも低くなった場合には，時価をもって貸借対照表価額とする。なお，棚卸資産のうち，重要性の乏しいものについては，重要性の原則の適用により，その買入時又は払出時に費用として処理する方法を採用することができる。

（参照条文）

医療法人会計基準

　（資産の評価原則）

第九条　資産については，その取得価額をもって貸借対照表価額としなければならない。ただし，当該資産の取得のために通常要する価額と比較して著しく低い価額で取得した資産又は受贈その他の方法によって取得した資産については，取得時における当該資産の取得のために通常要する価額をもって貸借対照表価額とする。

10　固定資産の評価について（医療法人会計基準省令第10条関係）

　固定資産（有形固定資産及び無形固定資産に限る。）については，以下の場合を除き，その取得価額から減価償却累計額を控除した価額（※）をもって貸借対照表価額とする。

　固定資産（有価証券及び金銭債権を除く。）については，資産の時価が著しく低くなった場合には，回復の見込みがあると認められるときを除き，時価をもって貸借対照表価額とする。

　固定資産（有形固定資産及び無形固定資産に限る。）については，使用価値が時価を超える場合には，上述の規定にかかわらず，その取得価額から減価償却累計額を控除した価額を超えない限りにおいて使用価値をもって貸借対照表価額とすることができる。

（※）減価償却の方法等について（運用指針8関係）

　　固定資産の減価償却方法は，重要な会計方針に係る事項に該当するため，減価償却方法を，たとえば定率法から定額法へ変更した場合には，重要な会計方針の変更に該当することとなるが，固定資産の償却年数又は残存価額の変更については，重要な会計方針の変更には該当しない。しかし，この変更に重要性がある場合には，医療法人会計基準省令第22条第8号の事項として注記するものとする。

　　また，租税特別措置による特別償却額のうち一時償却は，重要性が乏しい場合には，重要性の原則の適用により，正規の減価償却とすることができる。

（参考1）固定資産について

　固定資産は土地，建物，権利等，長期に保有できる資産を指し，更に有形固定資産，無形固定資産及びその他の資産に区分され，

・有形固定資産には，建物，構築物，医療用器械備品，その他の器械備品，車両及び船舶，土地，建設仮勘定等
・無形固定資産にはソフトウェア，特許権，借地権，商標権，実用新案権，意匠権等
・その他の資産には有価証券，長期前払費用等

がある。

（参考2）リース取引の会計処理について（運用指針9関係）

　ファイナンス・リース取引については，通常の売買取引に係る方法に準じて会計処理を行うことを原則とするが，以下の場合には，賃貸借処理を行うことができる。

①リース取引開始日が本会計基準の適用前の会計年度である，所有権移転外ファイナンス・リース取引
②リース取引開始日が，前々事業年度末日の負債総額が200億円未満である会計年度である，所有権移転外ファイナンス・リース取引
③一契約におけるリース料総額が300万円未満の，所有権移転外ファイナンス・リース取引

　なお，賃貸借処理をしたファイナンス・リース取引がある場合には，貸借対照表科目に準じた資産の種類ごとのリース料総額及び未経過リース料の当期末残高を，医療法人会計基準省令第22条第8号の事項として注記する。

（参考3）経過勘定項目について（運用指針10関係）

　前払費用，未収収益，未払費用及び前受収益のうち，重要性の乏しいものについては，重要性の

原則の適用により，経過勘定項目として処理しないことができる。
(参照条文)
医療法人会計基準
　(固定資産の評価)
第十条　固定資産（有形固定資産及び無形固定資産に限る。）については，次項及び第三項の場合を除き，その取得価額から減価償却累計額を控除した価額をもって貸借対照表価額とする。
2　固定資産(次条に規定する有価証券及び第十二条第一項に規定する金銭債権を除く。)については，資産の時価が著しく低くなった場合には，回復の見込みがあると認められるときを除き，時価をもって貸借対照表価額とする。
3　第一項の固定資産については，使用価値が時価を超える場合には，前二項の規定にかかわらず，その取得価額から減価償却累計額を控除した価額を超えない限りにおいて使用価値をもって貸借対照表価額とすることができる。

11　有価証券の評価について　(医療法人会計基準省令第11条関係)

　市場価格のある有価証券（満期まで所有する意図をもって保有する債券を除く。）については，時価をもって貸借対照表価額とする。(※)
　(※) 有価証券等の評価について (運用指針11関係)
　　有価証券の評価基準及び評価方法については重要な会計方針に該当し，満期まで所有する意図をもって保有する社債その他の債券は償却原価法によることとなるが，取得価額と債券金額との差額について重要性が乏しい満期保有目的の債券については，重要性の原則の適用により，償却原価法を採用しないことができる。
　　なお，満期保有目的の債券に重要性がある場合には，その内訳並びに帳簿価額，時価及び評価損益を医療法人会計基準省令第22条第8号の事項として注記する。

(参照条文)
医療法人会計基準
　(有価証券の評価)
第十一条　市場価格のある有価証券（満期まで所有する意図をもって保有する債券（満期まで所有する意図をもって取得したものに限る。）を除く。）については，時価をもって貸借対照表価額とする。

12　金銭債権の評価について　(医療法人会計基準省令第12条関係)

　未収金及び貸付金その他の金銭債権については，徴収不能のおそれがある場合には，貸倒引当金として当該徴収不能の見込額を控除する（※）。この場合にあっては，取得価額から貸倒引当金を控除した金額を貸借対照表価額とする。
　(※) 引当金の取扱いについて (運用指針12関係)
　　引当金は，将来の特定の費用又は損失であって，その発生が当期以前の事象に起因し，発生の可能性が高く，かつ，その金額を合理的に見積もることができる場合に計上するもの。その計上基準は重要な会計方針として記載することとなるが，引当金のうち重要性の乏しいものについては，重

要性の原則の適用により，これを計上しないことができる。

　未収金，貸付金等の金銭債権のうち徴収不能と認められる額がある場合には，その金額を合理的に見積もって，貸倒引当金を計上する。ただし，前々会計年度末の負債総額が200億円未満の医療法人においては，法人税法（昭和40年法律第34号）における貸倒引当金の繰入限度相当額が取立不能見込額を明らかに下回っている場合を除き，その繰入限度額相当額を貸倒引当金に計上することができる。

　なお，貸借対照表の表記において，債権について貸倒引当金を直接控除した残額のみを記載した場合には，当該債権の債権金額，貸倒引当金及び当該債権の当期末残高を，医療法人会計基準省令第22条第8号の事項として注記する。

　退職給付引当金は，退職給付に係る見積債務額から年金資産額等を控除したものを計上する。当該計算は，退職給付に係る会計基準（平成10年6月16日企業会計審議会）に基づいて行うものであり，下記事項を除き，企業会計における実務上の取扱いと同様とする。

①本会計基準適用に伴う新たな会計処理の採用により生じる影響額（適用時差異）は，通常の会計処理とは区分して，本会計基準適用後15年以内の一定の年数又は従業員の平均残存勤務年数のいずれか短い年数にわたり定額法により費用処理することができる。

②前々会計年度末日の負債総額が200億円未満の医療法人においては，簡便法を適用することができる。簡便法が適用されるケースとしては，負債額が200億円未満の医療法人に加え，同一の退職給付制度の対象となる従業員が300人未満の場合や，300人以上であっても年齢や勤務期間に偏りがあることなどにより，原則法による計算の結果に，一定の高い水準の信頼性が得られないと判断される場合も含まれる。

　なお，適用時差異の未処理残高及び原則法を適用した場合の退職給付引当金の計算の前提とした退職給付債務等の内容は，医療法人会計基準省令第22条第8号の事項として注記する。

（参照条文）

医療法人会計基準

　（金銭債権の評価）

第十二条　未収金及び貸付金その他の金銭債権については，徴収不能のおそれがある場合には，貸倒引当金として当該徴収不能の見込額を控除するものとする。

2　前項の場合にあっては，取得価額から貸倒引当金を控除した金額を貸借対照表価額とする。

13　出資金について（医療法人会計基準省令第13条関係）

　出資金には，持分の定めのある医療法人に，社員その他法人の出資者が出資した金額を計上する。（※）

　（※）出資金の取扱いについて（運用指針13関係）

　　出資金には，社員等が実際に払い込みをした金額を貸借対照表の純資産の部に直接計上し，退社による払戻が行われた場合には，当該社員の払い込み金額を直接減額する。

（参照条文）

医療法人会計基準

（出資金）

第十三条　出資金には，持分の定めのある医療法人に社員その他法人の出資者が出資した金額を計上するものとする。

14　基金について（医療法人会計基準省令第 14 条関係）

基金には，医療法施行規則第 30 条の 37 の規定に基づく基金の金額を計上する。

（参照条文）

医療法人会計基準

（基金）

第十四条　基金には，医療法施行規則（昭和二十三年厚生省令第五十号）第三十条の三十七の規定に基づく基金（同令第三十条の三十八の規定に基づき返還された金額を除く。）の金額を計上するものとする。

15　積立金について（医療法人会計基準省令第 15 条関係）

積立金には，当該会計年度以前の損益を積み立てた純資産の金額を計上する。また，積立金は，設立等積立金，代替基金及び繰越利益積立金その他積立金の性質を示す適当な名称を付した科目をもって計上しなければならない。（※）

（※）積立金の区分について（運用指針 14 関係）

積立金は，各会計年度の当期純利益又は当期純損失の累計額から当該累計額の直接減少額を差し引いたものとなるが，その性格により以下のとおり区分する。

　①医療法人の設立等に係る資産の受贈益の金額及び持分の定めのある医療法人が持分の定めのない医療法人へ移行した場合の移行時の出資金の金額と繰越利益積立金等の金額の合計額を計上した設立等積立金

　②基金の拠出者への返還に伴い，返還額と同額を計上した代替基金

　③固定資産圧縮積立金，特別償却準備金のように法人税法等の規定による積立金経理により計上するもの

　④将来の特定目的の支出に備えるため，理事会の議決に基づき計上するもの（特定目的積立金）（なお，特定目的積立金を計上する場合には，特定目的積立金とする金額について，当該特定目的を付した特定資産として，通常の資産とは明確に区別しなければならない。）

　⑤上記各積立金以外の繰越利益積立金

なお，持分の払戻により減少した純資産額と当該時点の対応する出資金と繰越利益積立金との合計額との差額は，持分払戻差額積立金とする。この場合，マイナスの積立金となる場合には，控除項目と同様の表記をする。

（参照条文）

医療法人会計基準

（積立金）

第十五条　積立金には，当該会計年度以前の損益を積み立てた純資産の金額を計上するものとする。

2 積立金は，設立等積立金，代替基金及び繰越利益積立金その他積立金の性質を示す適当な名称を付した科目をもって計上しなければならない。

16 評価・換算差額等について（医療法人会計基準省令第 16 条関係）

評価・換算差額等は，次に掲げる項目の区分に従い，当該項目を示す名称を付した科目をもって掲記しなければならない。

①その他有価証券評価差額金（純資産の部に計上されるその他有価証券の評価差額をいう。）

②繰延ヘッジ損益（ヘッジ対象に係る損益が認識されるまで繰り延べられるヘッジ手段に係る損益又は時価評価差額をいう。）

(参考 1) 税効果会計の適用について（運用指針 15 関係）

　税効果会計は，原則的に適用することとするが，一時差異等の金額に重要性がない場合には，重要性の原則の適用により，繰延税金資産又は繰延税金負債を計上しないことができる。

　なお，繰延税金資産及び繰延税金負債に重要性がある場合には，主な発生原因別内訳を医療法人会計基準省令第 22 条第 8 号の事項として注記する。

(参考 2) 評価・換算差額等について

　評価・換算差額等とは，その他有価証券評価差額金や繰延ヘッジ損益など，資産または負債に係る評価差額（時価評価に伴う含み損益）を当期の損益として処理せずに，純資産の部に計上するための区分である。

(参照条文)

医療法人会計基準

　（評価・換算差額等）

第十六条　評価・換算差額等は，次に掲げる項目の区分に従い，当該項目を示す名称を付した科目をもって掲記しなければならない。

一　その他有価証券評価差額金（純資産の部に計上されるその他有価証券の評価差額をいう。）

二　繰延ヘッジ損益（ヘッジ対象に係る損益が認識されるまで繰り延べられるヘッジ手段に係る損益又は時価評価差額をいう。）

17 損益計算書の表示について（医療法人会計基準省令第 17 条関係）

損益計算書は，当該会計年度に属する全ての収益及び費用の内容を明瞭に表示しなければならない。また，損益計算書は，様式第二号により記載する。（運用指針 5 関係）

(参照条文)

医療法人会計基準

　（損益計算書の表示）

第十七条　損益計算書は，当該会計年度に属する全ての収益及び費用の内容を明瞭に表示しなければならない。

2　損益計算書は，様式第二号により記載するものとする。

18 損益計算書の区分について（医療法人会計基準省令第18条～第21条関係）

損益計算書は，事業損益，経常損益及び当期純損益に区分する。

事業損益は，本来業務事業損益，附帯業務事業損益及び収益業務事業損益に区分し（※），本来業務（医療法人が開設する病院，診療所又は介護老人保健施設に係る業務をいう。），附帯業務（医療法人が行う法第42条各号に掲げる業務をいう。）又は収益業務（法第42条の2第1項に規定する収益業務をいう。）の事業活動から生ずる収益及び費用を記載して得た各事業損益の額及び各事業損益の合計額を計上する。

（※）事業損益の区分について（運用指針16関係）

　事業損益は，病院，診療所又は介護老人保健施設に係る本来業務事業損益，法第42条各号に基づいて定款又は寄附行為の規定により実施している附帯業務に係る附帯業務事業損益，法第42条の2第1項に基づいて定款又は寄附行為の規定により実施している収益業務に係る収益業務事業損益に区分して損益計算書に記載することとするが，附帯業務又は収益業務を実施していない場合には，損益計算書の当該区分は省略する。

（参考1）本部費の取扱いについて（運用指針17関係）

　本来業務事業損益の区分の本部費としては，法人本部を独立した会計としている場合の本部の費用（資金調達に係る費用等事業外費用に属するものは除く。）は，本来業務事業損益，附帯業務事業損益又は収益業務事業損益に分けることなく，本来業務事業損益の区分に計上する。なお，独立した会計としていない場合は区分する必要はない。

（参考2）事業損益と事業外損益の区分について（運用指針18関係）

　損益計算書において，事業損益は，本来業務，附帯業務又は収益業務に区別し，事業外損益は，一括して表示する。事業損益を区別する意義は，法令で求められている附帯業務及び収益業務の運営が本来業務の支障となっていないかどうかの判断の一助とすることにある。したがって，施設等の会計基準では事業外損益とされている帰属が明確な付随的な収益又は費用についても，この損益計算書上は，事業収益又は事業費用に計上する。ただし，資金調達に係る費用収益は，事業損益に含めない。

（参考3）補助金等の会計処理について（運用指針19関係）

　医療法人が国又は地方公共団体等から補助金等を受け入れた場合の会計処理は以下のとおりとする。

　①固定資産の取得に係る補助金等については，直接減額方式又は積立金経理により圧縮記帳する。

　②運営費補助金のように補助対象となる支出が事業費に計上されるものについては，当該補助対象の費用と対応させるため，事業収益に計上する。

　　なお，補助金等の会計処理方法は，医療法人会計基準省令第3条第5号の事項として注記するものとし，補助金等に重要性がある場合には，補助金等の内訳，交付者及び貸借対照表等への影響額を医療法人会計基準省令第22条第8号の事項として注記する。

経常損益は，事業損益に，事業活動以外の原因から生ずる損益であって経常的に発生する金額（利息等）を加減して計上する。

当期純損益は，経常損益に，特別損益として臨時的に発生する損益（固定資産売却損益等）を加減

して税引前当期純損益を計上し，ここから法人税その他利益に関連する金額を課税標準として課される租税（法人税，事業税等）の負担額を控除した金額を計上する。
(参照条文)
医療法人会計基準
　(損益計算書の区分)
第十八条　損益計算書は，事業損益，経常損益及び当期純損益に区分するものとする。
　(事業損益)
第十九条　事業損益は，本来業務事業損益，附帯業務事業損益及び収益業務事業損益に区分し，本来業務（医療法人が開設する病院，医師若しくは歯科医師が常時勤務する診療所又は介護老人保健施設に係る業務をいう。），附帯業務（医療法人が行う法第四十二条各号に掲げる業務をいう。）又は収益業務（法第四十二条の二第一項に規定する収益業務をいう。以下同じ。）の事業活動（次条において「事業活動」という。）から生ずる収益及び費用を記載して得た各事業損益の額及び各事業損益の合計額を計上するものとする。
　(経常損益)
第二十条　経常損益は，事業損益に，事業活動以外の原因から生ずる損益であって経常的に発生する金額を加減して計上するものとする。
　(当期純損益)
第二十一条　当期純損益は，経常損益に，特別損益として臨時的に発生する損益を加減して税引前当期純損益を計上し，ここから法人税その他利益に関連する金額を課税標準として課される租税の負担額を控除した金額を計上するものとする。

19　貸借対照表等に関する注記について（医療法人会計基準省令第22条関係）

　貸借対照表等には，その作成の前提となる事項及び財務状況を明らかにするために次に掲げる事項を注記しなければならない。ただし，重要性の乏しいものについては，注記を省略することができる。
　①継続事業の前提に関する事項（※1）
　②資産及び負債のうち，収益業務に関する事項
　③収益業務からの繰入金の状況に関する事項（※2）
　④担保に供されている資産に関する事項
　⑤法第51条第1項に規定する関係事業者に関する事項（※3）
　⑥重要な偶発債務に関する事項（※4）
　⑦重要な後発事象に関する事項（※5）
　⑧その他医療法人の財政状態又は損益の状況を明らかにするために必要な事項（※6）
　(※1)継続事業の前提に関する注記について（運用指針20関係）
　　継続事業の前提に関する注記は，当該医療法人の会計年度の末日において，財務指標の悪化の傾向，重要な債務の不履行等財政破綻の可能性その他将来にわたって事業を継続することの前提に重要な疑義を抱かせる事象又は状況が存在する場合におけるその内容を記載する。
　(※2)収益業務の会計について（運用指針4関係）

法第42条の2第3項において，「収益業務に係る会計は，本来業務及び附帯業務に関する会計から区分し，特別の会計として経理しなければならない」とされている。したがって，貸借対照表等は，収益業務に係る部分を包含しているが，内部管理上の区分においては，収益業務に固有の部分について別個の貸借対照表等を作成することとする。なお，当該収益業務会計の貸借対照表等で把握した金額に基づいて，収益業務会計から一般会計への繰入金の状況（一般会計への繰入金と一般会計からの元入金の累計額である繰入純額の前期末残高，当期末残高，当期繰入金額又は元入金額）並びに資産及び負債のうち収益業務に係るものの注記をする。

（※3）関係事業者に関する注記について（運用指針23関係）

　関係事業者との取引について，次に掲げる事項を関係事業者ごとに注記しなければならない。

・注記事項について
　①当該関係事業者が法人の場合には，その名称，所在地，直近の会計期末における資産総額及び事業の内容
　②当該関係事業者が個人の場合には，その氏名及び職業
　③当該医療法人と関係事業者との関係
　④取引の内容
　⑤取引の種類別の取引金額
　⑥取引条件及び取引条件の決定方針
　⑦取引により発生した債権債務に係る主な科目別の期末残高
　⑧取引条件の変更があった場合には，その旨，変更の内容及び当該変更が計算書類に与えている影響の内容

　　　ただし，関係事業者との間の取引のうち，次に定める取引については，上記の注記を要しない。
　　　イ　一般競争入札による取引並びに預金利息及び配当金の受取りその他取引の性格からみて取引条件が一般の取引と同様であることが明白な取引
　　　ロ　役員に対する報酬，賞与及び退職慰労金の支払い

・法第51条第1項に定める特殊の関係は，(1)に掲げる者が当該医療法人と(2)に掲げる取引を行う場合における当該関係とする。

(1)　次のいずれかに該当する者
　①当該医療法人の役員又はその近親者（配偶者又は二親等内の親族をいう。②及び③において同じ。）
　②当該医療法人の役員又はその近親者が代表者である法人
　③当該医療法人の役員又はその近親者が，株主総会，社員総会，評議員会，取締役会，理事会の議決権の過半数を占めている法人
　④他の法人の役員が，当該医療法人の社員総会，評議員会，理事会の議決権の過半数を占めている場合における当該他の法人
　⑤③の法人の役員が，他の法人（当該医療法人を除く。）の株主総会，社員総会，評議員会，取締役会，理事会の議決権の過半数を占めている場合における他の法人

(2)　次のいずれかに該当する取引

①事業収益又は事業費用の額が，1千万円以上であり，かつ当該医療法人の当該会計年度における総事業収益（本来業務事業収益，附帯業務事業収益及び収益業務事業収益の総額）又は総事業費（本来業務事業費用，附帯業務事業費用及び収益業務事業費用の総額）の10パーセント以上を占める取引

②事業外収益又は事業外費用の額が，1千万円以上であり，かつ当該医療法人の当該会計年度における事業外収益又は事業外費用の総額の10パーセント以上を占める取引

③特別利益又は特別損失が，1千万円以上である取引

④資産又は負債の総額が，当該医療法人の当該会計年度の末日における総資産の1パーセント以上を占め，かつ1千万円を超える残高になる取引

⑤資金貸借，有形固定資産及び有価証券の売買その他の取引の総額が，1千万円以上であり，かつ当該医療法人の当該会計年度の末日における総資産の1パーセント以上を占める取引

⑥事業の譲受又は譲渡の場合にあっては，資産又は負債の総額のいずれか大きい額が，1千万円以上であり，かつ当該医療法人の当該会計年度の末日における総資産の1パーセント以上を占める取引

（※4）重要な偶発債務に関する注記について（運用指針21関係）

重要な偶発債務に関する注記は，債務の保証（債務の保証と同様の効果を有するものを含む。），重要な係争事件に係る賠償義務その他現実に発生していない事象で，将来において事業の負担となる可能性のあるものが発生した場合にその内容を記載する。

（※5）重要な後発事象に関する注記について（運用指針22関係）

重要な後発事象に関する注記は，当該医療法人の会計年度の末日後，当該医療法人の翌会計年度以降の財政状態又は損益の状況に重要な影響を及ぼす事象が発生した場合にその内容を記載する。

具体的には，決算日以後に発生した事象で，翌会計年度以降の法人の経営状態等に大きな影響を与える可能性のあるものを指し，たとえば，火災等による重大な損害の発生，重要な係争事件の発生，合併等の決定等がある。

（※6）貸借対照表等注記事項について（運用指針24関係）

医療法人会計基準省令第22条第8号に規定の「その他医療法人の財務状態又は損益の状況を明らかにするために必要な事項」の例は，以下のようなものがある。

①固定資産の償却年数又は残存価額の変更に重要性がある場合の影響額

②満期保有目的の債券に重要性がある場合の内訳並びに帳簿価額，時価及び評価損益

③原則法を適用した場合の，退職給付引当金の計算の前提とした退職給付債務等の内容

④繰延税金資産及び繰延税金負債に重要性がある場合の主な発生原因別内訳

⑤補助金等に重要性がある場合の内訳，交付者及び貸借対照表等への影響額

（参考）取引に係る資産又は負債の総額が，当該医療法人の総資産の1パーセントかつ1千万円を超える残高になる取引について

資産の具体例としては，例えば，家賃の敷金保証金が考えられ，多額になれば該当し，対象となる。また，負債の具体例としては，資金の借入れがあり，基準としては（2）⑤にもあるが，これは1年間の総借入額についてであり，それ以前からの借入れの期末残高については（2）④が基準

となる。
(参照条文)
医療法人会計基準
　(貸借対照表等に関する注記)
第二十二条　貸借対照表等には，その作成の前提となる事項及び財務状況を明らかにするために次に掲げる事項を注記しなければならない。ただし，重要性の乏しいものについては，注記を省略することができる。
　一　継続事業の前提に関する事項
　二　資産及び負債のうち，収益業務に関する事項
　三　収益業務からの繰入金の状況に関する事項
　四　担保に供されている資産に関する事項
　五　法第五十一条第一項に規定する関係事業者に関する事項
　六　重要な偶発債務に関する事項
　七　重要な後発事象に関する事項
　八　その他医療法人の財政状態又は損益の状況を明らかにするために必要な事項

20　財産目録について（運用指針25関係）

　財産目録は，当該会計年度末現在におけるすべての資産及び負債につき，価額及び必要な情報を表示する。

　財産目録は，貸借対照表の区分に準じ，資産の部と負債の部に分かち，更に資産の部を流動資産及び固定資産に区分して，純資産の額を表示する。

　財産目録の価額は，貸借対照表記載の価額と同一とする。

　財産目録の様式は，社財規が適用になる法人を除き，様式第三号による。

21　純資産変動計算書について（運用指針26関係）

　純資産変動計算書は，純資産の部の科目別に前期末残高，当期変動額及び当期末残高を記載する。なお，当期変動額は，当期純利益，拠出額，返還又は払戻額，振替額等原因別に表記する。社財規が適用になる法人を除き，様式第四号による。

22　附属明細表について（運用指針27関係）

　附属明細表の種類は，次に掲げるものとする。
　①有形固定資産等明細表
　②引当金明細表
　③借入金等明細表
　④有価証券明細表
　⑤事業費用明細表
　※事業費用明細表は，以下のいずれかの内容とする。

イ 中区分科目別に，損益計算書における費用区分に対応した本来業務事業費用（本部を独立した会計としている場合には，事業費と本部費に細分する。），附帯業務事業費用及び収益業務事業費用の金額を表記する。この場合に，中区分科目の細区分として形態別分類を主として適宜分類した費目を合わせて記載することができる。

ロ 損益計算書における事業費用の本来業務，附帯業務及び収益業務の区分記載に関わらず，形態別分類を主として適宜分類した費目別に法人全体の金額を表記する。この場合に，各費目を中区分科目に括って合わせて記載することができる。

なお，中区分科目は，売上原価（当該医療法人の開設する病院等の業務に附随して行われる売店等及び収益業務のうち商品の仕入れ又は製品の製造を伴う業務にかかるもの），材料費，給与費，委託費，経費及びその他の費用とする。

附属明細表の様式は，社財規が適用になる法人を除き，様式第五号〜様式第九の二号による。

5 医療法（抄）

昭和 23 年 7 月 30 日 法律第 205 号
最終改正法律第 74 号 平成 27 年 9 月 28 日

第 50 条
　医療法人の会計は，この法律およびこの法律に基づく厚生労働省令の規定によるほか，一般に公正妥当と認められる会計の慣行に従うものとする。

第 50 条の 2
　医療法人は，厚生労働省令で定めるところにより，適時に，正確な会計帳簿を作成しなければならない。
2　医療法人は，会計帳簿の閉鎖の時から十年間，その会計帳簿及びその事業に関する重要な資料を保存しなければならない。

第 51 条
　医療法人は，毎会計年度終了後二月以内に，事業報告書，財産目録，貸借対照表，損益計算書，関係事業者（理事長の配偶者がその代表者であることその他の当該医療法人又はその役員と厚生労働省令で定める特殊な関係があるものをいう。）との取引の状況に関する報告書その他厚生労働省令で定める書類（以下「事業報告書等」という。）を作成しなければならない。
2　医療法人（その事業活動の規模その他の事情を勘案して厚生労働省令で定める基準に該当する者に限る。）は，厚生労働省令で定めるところにより，前項の貸借対照表及び損益計算書を作成しなければならない。
3　医療法人は，貸借対照表及び損益計算書を作成した時から十年間，当該貸借対照表及び損益計算書を保存しなければならない。
4　医療法人は，事業報告書等について，厚生労働省令で定めるところにより，監事の監査を受けなければならない。
5　第二項の医療法人は，財産目録，貸借対照表及び損益計算書について，厚生労働省令で定めるところにより，公認会計士又は監査法人の監査を受けなければならない。
6　医療法人は，前二項の監事又は公認会計士若しくは監査法人の監査を受けた事業報告書等について，理事会の承認を受けなければならない。

第 51 条の 2
　社団たる医療法人の理事は，前条第 6 項の承認を受けた事業報告書等を社員総会に提出しなければならない。

2　理事は，前項の社員総会の招集の通知に際して，厚生労働省令で定めるところにより，社員に対し，前条第6項の承認を受けた事業報告書等を提供しなければならない。

3　第1項の規定により提出された事業報告書等（貸借対照表及び損益計算書に限る。）は，社員総会の承認を受けなければならない。

4　理事は，第1項の規定により提出された事業報告書等（貸借対照表及び損益計算書を除く。）の内容を社員総会に報告しなければならない。

5　前各項の規定は，財団たる医療法人について準用する。この場合において，前各項中「社員総会」とあるのは，「評議員会」と読み替えるものとする。

第51条の3

医療法人（その事業活動の規模その他の事情を勘案して厚生労働省令で定める基準に該当する者に限る。）は，厚生労働省令で定めるところにより，前条第3項（同条第5項において読み替えて準用する場合を含む。）の承認を受けた事業報告書等（貸借対照表及び損益計算書に限る。）を公告しなければならない。

第51条の4

医療法人（次項に規定する者を除く。）は，次に掲げる書類をその主たる事務所に備えて置き，その社員若しくは評議員又は債権者から請求があった場合には，正当な理由がある場合を除いて，厚生労働省令で定めるところにより，これを閲覧に供しなければならない。
　①事業報告書等
　②第46条の8第3号の監査報告書（以下「監事の監査報告書」という。）
　③定款又は寄附行為

2　社会医療法人及び第51条第2項の医療法人（社会医療法人を除く。）は，次に掲げる書類（第2号に掲げる書類にあっては第51条第2項の医療法人に限る。）をその主たる事務所に備えて置き，請求があった場合には，正当な理由がある場合を除いて，厚生労働省令で定めるところにより，これを閲覧に供しなければならない。
　①前項各号に掲げる書類
　②公認会計士又は監査法人の監査報告書（以下「公認会計士等の監査報告書」という。）

3　医療法人は，第51条の2第1項の社員総会の日（財団たる医療法人にあっては，同条第5項において読み替えて準用する同条第1項の評議員会の日）の1週間前の日から5年間，事業報告書等，監事の監査報告書及び公認会計士等の監査報告書をその主たる事務所に備え置かなければならない。

4　前3項の規定は，医療法人の従たる事務所における書類の備置き及び閲覧について準用する。この場合において，第1項中「書類」とあるのは「書類の写し」と，第2項中「　限る。）」とあるのは，「　限る。）の写し」と，前項中「5年間」とあるのは「3年間」と，「事業報告書等」とあるのは，「事業報告書等の写し」と，「監査報告書」とあるのは「監査報告書の写し」と読み替えるものとする。

第52条

医療法人は，厚生労働省令で定めるところにより，毎会計年度終了後3月以内に，次に掲げる書類を都道府県知事に届け出なければならない。

①事業報告書等
②監事の監査報告書
③第51条第2項の医療法人にあっては，公認会計士等の監査報告書

2　都道府県知事は，定款若しくは寄附行為又は前項の届出に係る書類について請求があった場合には，厚生労働省令で定めるところにより，これを閲覧に供さなければならない。

第54条の2

社会医療法人は，救急医療等確保事業の実施に資するため，社員総会において議決された額又は寄附行為の定めるところにより評議員会において議決された額を限度として，社会医療法人債（第54条の七において準用する会社法（平成17年法律第86号）の規定により社会医療法人が行う割当てにより発生する当該社会医療法人を債務者とする金銭債権であつて，次条第一項各号に掲げる事項についての定めに従い償還されるものをいう。以下同じ。）を発行することができる。

2　前項の社会医療法人債を発行したときは，社会医療法人は，当該社会医療法人債の発行収入金に相当する金額を第42条の2第3項に規定する特別の会計に繰り入れてはならない。

＜第42条の2第3項＞

収益業務に関する会計は，当該社会医療法人が開設する病院，診療所又は介護老人保健施設（指定管理者として管理する病院等を含む。）の業務及び前条各号に掲げる業務に関する会計から区分し，特別の会計として経理しなければならない。

6 医療法施行規則（抄）

昭和 23 年 11 月 5 日　厚生省令第 50 号
最終改正厚生労働省令第 96 号　平成 28 年 4 月 20 日

(医療法人の資産)
第 30 条の 34
　医療法人は，その開設する病院，診療所又は介護老人保健施設の業務を行うために必要な施設，設備又は資金を有しなければならない。

(基金)
第 30 条の 37
　社団である医療法人（持分の定めのあるもの，法第 42 条の 2 第 1 項に規定する社会医療法人及び租税特別措置法第 67 条の 2 第 1 項に規定する特定の医療法人を除く。社団である医療法人の設立前にあつては，設立時社員。）は，基金（社団である医療法人に拠出された金銭その他の財産であつて，当該社団である医療法人が拠出者に対して本条及び次条並びに当該医療法人と当該拠出者との間の合意の定めるところに従い返還義務（金銭以外の財産については，拠出時の当該財産の価額に相当する金銭の返還義務）を負うものをいう。以下同じ。）を引き受ける者の募集をすることができる旨を定款で定めることができる。この場合においては，次に掲げる事項を定款で定めなければならない。
　①基金の拠出者の権利に関する規定
　②基金の返還の手続
2　前項の基金の返還に係る債権には，利息を付することができない。

第 30 条の 38
　基金の返還は，定時社員総会の決議によつて行わなければならない。
2　社団である医療法人は，ある会計年度に係る貸借対照表上の純資産額が次に掲げる金額の合計額を超える場合においては，当該会計年度の次の会計年度に関する定時社員総会の日の前日までの間に限り，当該超過額を返還の総額の限度として基金の返還をすることができる。
　①基金（次項の代替基金を含む。）の総額
　②資産につき時価を基準として評価を行つている場合において，その時価の総額がその取得価額の総額を超えるときは，時価を基準として評価を行つたことにより増加した貸借対照表上の純資産額
3　基金の返還をする場合には，返還をする基金に相当する金額を代替基金として計上しなければならない。

4　前項の代替基金は，取り崩すことができない。

(持分の定めのある医療法人から持分の定めのない医療法人への移行)
第30条の39
　社団である医療法人で持分の定めのあるものは，定款を変更して，社団である医療法人で持分の定めのないものに移行することができる。
2　社団である医療法人で持分の定めのないものは，社団である医療法人で持分の定めのあるものへ移行できないものとする。

(会計帳簿の作成)
第32条の5
　法第50条の2第1項の規定により作成すべき会計帳簿は，書面又は電磁的記録をもって作成しなければならない。

(法第51条第1項の厚生労働省令で定める特殊の関係)
第32条の6
　法第51条第1項の厚生労働省令で定める特殊の関係は，第1号に掲げる者が当該医療法人と第2号に掲げる取引を行う場合における当該関係とする。
　①次のいずれかに該当する者
　　イ　当該医療法人の役員又はその近親者（配偶者又は二親等内の親族を言う。ロ及びハにおいて同じ。）
　　ロ　当該医療法人の役員又はその近親者が代表者である法人
　　ハ　当該医療法人の役員又はその近親者が株主総会若しくは社員総会若しくは評議員会又は取締役会若しくは理事会の議決権の過半数を占めている法人
　　ニ　他の法人の役員が当該医療法人の社員総会若しくは評議員会又は理事会の議決権の過半数を占めている場合における当該他の法人
　　ホ　ハの法人の役員が他の法人（当該医療法人を除く。）の株主総会若しくは社員総会若しくは評議員会又は取締役会若しくは理事会の議決権の過半数を占めている場合における他の法人
　②次のいずれかに該当する取引
　　イ　事業収益又は事業費用の額が，1千万円以上であり，かつ当該医療法人の当該会計年度における本来業務事業収益，附帯業務事業収益及び収益業務事業収益の総額又は本来業務事業費用，附帯業務事業費用及び収益業務事業費用の総額の10％以上を占める取引
　　ロ　事業外収益又は事業外費用の額が，1千万円以上であり，かつ当該医療法人の当該会計年度における事業外収益又は事業外費用の総額の10％以上を占める取引
　　ハ　特別利益又は特別損失が，1千万円以上である取引
　　ニ　資産又は負債の総額が，当該医療法人の当該会計年度の末日における総資産の1パーセント以上を占め，かつ1千万円を超える残高になる取引

ホ　資金貸借，有形固定資産及び有価証券の売買その他の取引の総額が，1千万円以上であり，かつ当該医療法人の当該会計年度の末日における総資産の1パーセント以上を占める取引

ヘ　事業の譲受又は譲渡の場合にあっては，資産又は負債の総額のいずれか大きい額が，1千万円以上であり，かつ当該医療法人の当該会計年度の末日における総資産の1パーセント以上を占める取引

(法第51条第1項の厚生労働省令で定める書類等)

第33条

　法第51条第1項に規定する厚生労働省令で定める書類は次に掲げる書類とする。

①社会医療法人については，法第42条の2第1項第1号から第6号までの要件に該当する旨を説明する書類

②社会医療法人債発行法人（法第54条の2第1項に規定する社会医療法人債を発行した医療法人をいい，当該社会医療法人債の総額について償還済みであるものを除く。次項及び次条第3号において同じ。）については次に掲げる書類

　イ　前号に掲げる書類（当該社会医療法人債発行法人が社会医療法人である場合に限る。）

　ロ　純資産変動計算書，キャッシュ・フロー計算書及び附属明細表

③　法第51条第2項に規定する医療法人については純資産変動計算書及び附属明細表

2　社会医療法人債発行法人は，法第五十一条第一項の規定に基づき，同項に規定する事業報告書等（以下単に「事業報告書等」という。）のうち，財産目録，貸借対照表，損益計算書及び前項第二号ロに掲げる書類を作成するに当たつては，別に厚生労働省令で定めるところにより作成するものとする。

(法第51条第2項の厚生労働省令で定める基準に該当する者)

第33条の2

　法第51条第2項の厚生労働省令で定める基準に該当する者は，次の各号のいずれかに該当する者とする

①最終会計年度（事業報告書等につき法第51条第6項の承認を受けた直近の会計年度をいう。以下この号及び次号において同じ。）に係る貸借対照表の負債の部に計上した額の合計額が50億円以上又は最終会計年度に係る損益計算書の事業収益の部に計上した額の合計額が70億円以上である医療法人

②最終会計年度に係る貸借対照表の負債の部に計上した額の合計額が20億円以上又は最終会計年度に係る損益計算書に事業収益の部に計上した額の合計額が10億円以上である社会医療法人

③社会医療法人債発行法人である社会医療法人

(監事及び公認会計士等の監査)

第33条の2の2

　法第51条第4項及び第5項の規定による監査については，この条から第33条の2の6までに定め

るところによる。
2　前項に規定する監査には，公認会計士法（昭和23年法律第103号）第2条第1項に規定する監査のほか，貸借対照表及び損益計算書に表示された情報と貸借対照表及び損益計算書に表示すべき情報との合致の程度を確かめ，かつ，その結果を利害関係者に伝達するための手続を含むものとする。

（監事の監査報告書の内容）
第33条の2の3
　法第51条第4項の監事（以下単に「監事」という。）は，事業報告書等を受領したときは，次に掲げる事項を内容とする監事の監査報告書（法第51条の4第1項第2号に規定する監事の監査報告書をいう。以下この条及び次条において同じ。）を作成しなければならない。
　①監事の監査の方法及びその内容
　②事業報告書等が法令に準拠して作成されているかどうかについての意見
　③監査のため必要な調査ができなかったときは，その旨及びその理由
　④監事の監査報告書を作成した日

（監事の監査報告書の通知期限等）
第33条の2の4
　監事は次に掲げる日のいずれか遅い日までに，法第51条の2第1項の理事（この条及び第33条の2の6において単に「理事」という。）に対し，監事の監査報告書の内容を通知しなければならない。
　①事業報告書等を受領した日から4週間を経過した日
　②理事及び監事が合意により定めた日があるときは，その日

（公認会計士等の監査報告書の内容）
第33条の2の5
　法第51条第5項の公認会計士又は監査法人（以下この条及び次条において「公認会計士等」という。）は，財産目録，貸借対照表及び損益計算書を受領したときは，次に掲げる事項を内容とする公認会計士等の監査報告書（法第51条の4第2項第2号に規定する公認会計士等の監査報告書をいう。以下この条及び次条において同じ。）を作成しなければならない。
　①公認会計士等の監査の方法及びその内容
　②財産目録，貸借対照表及び損益計算書が法令に準拠して作成されているかどうかについての意見
　③前号の意見がないときは，その旨及びその理由
　④追記情報
　⑤公認会計士等の監査報告書を作成した日
2　前項第4号の「追記情報」とは，次に掲げる事項その他の事項のうち，公認会計士等の判断に関して説明を付す必要がある事項又は財産目録，貸借対照表及び損益計算書の内容のうち強調する必要がある事項とする。

①正当な理由による会計方針の変更
②重要な偶発事象
③重要な後発事象

(公認会計士等の監査報告書の通知期限等)
第33条の2の6
　公認会計士等は，次に掲げる日のいずれか遅い日までに，理事及び監事に対し，公認会計士等の監査報告書の内容を通知しなければならない。
　①財産目録，貸借対照表及び損益計算書を受領した日から4週間を経過した日
　②当該理事，当該監事及び当該公認会計士等が合意により定めた日があるときは，その日
2　財産目録，貸借対照表及び損益計算書について，理事及び監事が前項の規定による公認会計士等の監査報告書の内容の通知を受けた日に，法第51条第2項の医療法人は，公認会計士等の監査を受けたものとする。
3　公認会計士等が第1項の規定により通知をすべき日までに同項の規定による公認会計士等の監査報告書の内容の通知をしない場合には，前項の規定にかかわらず，当該通知をすべき日に，財産目録，貸借対照表及び損益計算書について，法第51条第2項の医療法人は，公認会計士等の監査を受けたものとする。

(事業報告書等の提供方法)
第33条の2の7
　社団たる医療法人の理事は，社員に対し法第51条の2第1項の社員総会の招集の通知を電磁的方法により発するときは，同項の規定による事業報告書等の提供に代えて，当該事業報告書等に記載すべき事項を電磁的方法により提供することができる。ただし，この場合においても，社員の請求があったときは，当該事業報告書等を当該社員に提供しなければならない。
2　前項の規定は，財団たる医療法人について準用する。この場合において，同項中「社員」とあるのは「評議員」と読み替えるものとする。

(法第51条の3の厚生労働省令で定める基準に該当する者)
第33条の2の8
　法第51条の3の厚生労働省令で定める基準に該当する者は，次に掲げる者とする。
　①第33条の2第1号に規定する医療法人
　②社会医療法人

(公告方法)
第33条の2の9
　法第51条の3の規定に規定する医療法人は，同条の規定による公告の方法として，次に掲げる方法のいずれかを定めることができる。

①官報に掲載する方法
②時事に関する事項を掲載する日刊新聞紙に掲載する方法
③電子公告（公告方法のうち，電磁的方法により不特定多数の者が公告すべき内容である情報の提供を受けることができる状態に置く措置であって，インターネットに接続された自動公衆送信装置を使用するものによる措置を採る方法をいう。以下同じ。）

(電子公告の公告期間)
第33条の2の10
　医療法人が電子公告により公告をする場合には，法第51条の3の貸借対照表及び損益計算書について，法第51条の2第3項の承認をした社員総会又は同条第5項において読み替えて準用する同条第3項の承認をした評議員会の終結の日後3年を経過する日までの間，継続して電子公告による公告をしなければならない。

(書類の閲覧)
第33条の2の11
　法第51条の4第1項及び第2項の規定による書類の閲覧は，書面又は電子計算機に備えられたファイル又は磁気ディスクに記録されている事項を紙面又は主たる事務所に設置された入出力装置の映像面に表示する方法により行うものとする。

(事業報告書等の届出等)
第33条の2の12
　法第52条第1項の規定に基づく届出を行う場合には，同項各号に掲げる書類（第33条第1項第1号に規定する書類については，法第42条の2第1項第5号の要件に該当する旨を説明する書類，第30条の35の3第1項第1号ニに規定する支給の基準を定めた書類及び同条第2項に規定する保有する資産の明細表に限る。）には，副本を添付しなければならない。
2　法第52条第2項の閲覧は，同条第1項の届出に係る書類（第33条第1項第1号に規定する書類については，法第42条の2第1項第5号の要件に該当する旨を説明する書類，第30条の35の三第1項第1号ニに規定する支給の基準を定めた書類及び同条第2項に規定する保有する資産の明細表に限る。）であつて過去3年間に届け出られた書類について行うものとする。

7 社会医療法人財務諸表規則

社会医療法人債を発行する社会医療法人の財務諸表の用語，様式及び作成方法に関する規則

平成 19 年 3 月 30 日　厚生労働省令第 38 号
最終改正：平成 28 年 4 月 20 日　厚生労働省令第 95 号

　医療法施行規則（昭和 23 年厚生省令第 50 号）第 33 条第 2 項の規定に基づき，社会医療法人債を発行する社会医療法人の財務諸表の用語，様式及び作成方法に関する規則を次のように定める。

第一章　総則

第 1 条（適用の一般原則）
　医療法（昭和 23 年法律第 205 号。以下「法」という。）第 54 条の 2 第 1 項に規定する社会医療法人債を発行する社会医療法人（当該社会医療法人債の総額について償還済みであるものを除き，社会医療法人債を発行した医療法人を含む。以下同じ。）が，法第 51 条第 1 項の規定により作成しなければならない書類のうち，財産目録，貸借対照表，損益計算書，純資産変動計算書，キャッシュ・フロー計算書及び附属明細表（以下「財務諸表」という。）の用語，様式及び作成方法は，この規則の定めによるものとする。

第 2 条（財務諸表の作成基準及び表示方法）
　社会医療法人債を発行する社会医療法人が，法第 51 条第 1 項の規定により作成する財務諸表の用語，様式及び作成方法は，次に掲げる基準に適合したものでなければならない。
①当該社会医療法人の財政状態，経営成績及びキャッシュ・フロー（現金（当座預金，普通預金その他預金者が一定の期間を経ることなく引き出すことができる預金を含む。以下同じ。）及び現金同等物（容易に換金することが可能であり，かつ，価値の変動のリスクが低い短期的な有価証券等の投資をいう。以下同じ。）の合計額の増加又は減少をいう。）の状況に関する真実な内容を表示すること。
②当該社会医療法人の利害関係人に対して，その財政，経営及びキャッシュ・フローの状況に関する判断を誤らせないために必要な会計事実を明瞭に表示すること。
③当該社会医療法人が採用する会計処理の原則及び手続については，正当な理由により変更を行う場合を除き，財務諸表を作成する各時期を通じて継続して適用されていること。
2　財務諸表に記載すべき事項で同一の内容のものについては，正当な理由により変更を行う場合を除き，財務諸表を作成する各時期を通じて，同一の表示方法を採用しなければならない。

第3条（重要な会計方針の記載）
　財務諸表作成のために採用している会計処理の原則及び手続並びに表示方法その他財務諸表作成のための基本となる事項（次条において「会計方針」という。）で次の各号に掲げる事項は，キャッシュ・フロー計算書の次に記載しなければならない。ただし，重要性の乏しいものについては，記載を省略することができる。
　①有価証券の評価基準及び評価方法
　②たな卸資産の評価基準及び評価方法
　③固定資産の減価償却の方法
　④引当金の計上基準
　⑤収益及び費用の計上基準
　⑥リース取引の処理方法
　⑦キャッシュ・フロー計算書における資金の範囲
　⑧その他財務諸表作成のための基本となる重要な事項

第4条（会計方針の変更に関する記載）
　会計方針を変更した場合には，次の各号に掲げる事項を前条による記載の次に記載しなければならない。
　①会計処理の原則又は手続を変更した場合には，その旨，変更の理由及び当該変更が財務諸表に与えている影響の内容
　②表示方法を変更した場合には，その内容
　③キャッシュ・フロー計算書における資金の範囲を変更した場合には，その旨，変更の理由及び当該変更がキャッシュ・フロー計算書に与えている影響の内容

第5条（重要な後発事象の注記）
　貸借対照表日後，当該社会医療法人の翌会計年度以降の財政状態及び経営成績に重要な影響を及ぼす事象（以下「重要な後発事象」という。）が発生したときは，当該事象を注記しなければならない。

第6条（追加情報の注記）
　この規則において特に定める注記のほか，利害関係人が社会医療法人の財政及び経営の状況に関する適正な判断を行うために必要と認められる事項があるときは，当該事項を注記しなければならない。

第7条（税効果会計の適用）
　法人税その他利益に関連する金額を課税標準として課される租税（以下「法人税等」という。）については，税効果会計（貸借対照表に計上されている資産及び負債の金額と課税所得の計算の結果算定された資産及び負債の金額との間に差異がある場合において，当該差異に係る法人税等の金額を適切に期間配分することにより，法人税等を控除する前の当期純利益の金額と法人税等の金額を合理的に対応させるための会計処理をいう。以下同じ。）を適用して財務諸表を作成しなければならない。

第8条（注記の方法）
　この規則の規定により記載すべき注記は，脚注（当該注記に係る事項が記載されている財務諸表中の表又は計算書の末尾に記載することをいう。）として記載することが適当であると認められるものを除き，第三条及び第四条の規定による記載の次に記載しなければならない。ただし，第三条の規定により記載した事項と関係がある事項については，これと併せて記載することができる。

第9条（金額の表示の単位）
　財務諸表に掲記される科目その他の事項の金額は，千円単位をもって表示するものとする。

第二章　財産目録

第10条（財産目録の記載方法）
　財産目録の記載方法は，本章の規定の定めるところによる。
2　財産目録は，様式第一号により記載するものとする。

第11条（財産目録の区分表示）
　前条の財産目録は，次に掲げる部に区分して表示しなければならない。この場合において，第一号に掲げる部は，その内容を示す適当な名称を付した項目に細分することができる。
　①資産
　②負債
　③純資産

第三章　貸借対照表

第一節　総則

第12条（貸借対照表の記載方法）
　貸借対照表の記載方法は，本章の規定の定めるところによる。
2　貸借対照表は，様式第二号により記載するものとする。

第13条（資産，負債及び純資産の分類）
　資産，負債及び純資産は，それぞれ資産の部，負債の部及び純資産の部に分類して記載しなければならない。
2　資産及び負債の科目の記載の配列は，流動性配列法によるものとする。

第二節　資産

第14条（資産の分類）
　資産は，流動資産及び固定資産に分類し，更に，固定資産に属する資産は，有形固定資産，無形固定資産及びその他の資産に分類して記載しなければならない。

第15条（流動資産の範囲）
　次に掲げる資産は，流動資産に属するものとする。
　①現金及び預金。ただし，一年内に期限の到来しない預金を除く。
　②経常的な活動によって生じた未収金等の債権その他一年以内に回収可能な債券
　③一年内に満期の到来する有価証券
　④医薬品，診療材料，給食材料等のたな卸資産
　⑤前渡金（諸材料，燃料等の購入のための前渡金をいう。）
　⑥その他の資産で一年内に現金化できると認められるもの
2　前払費用で一年内に費用となるべきもの及び未収収益は，流動資産に属するものとする。
3　流動資産に属する資産又は流動負債に属する負債に関連する繰延税金資産は，流動資産に属するものとする。特定の資産又は負債に関連しない繰延税金資産で貸借対照表日後一年内に取り崩されると認められるものについても，同様とする。

第16条（流動資産の区分表示）
　流動資産に属する資産は，次に掲げる項目の区分に従い，当該資産を示す名称を付した科目をもって掲記しなければならない。
　①現金及び預金
　②事業未収金
　③有価証券
　④たな卸資産
　⑤前渡金
　⑥前払費用
　⑦繰延税金資産
　⑧その他の流動資産
2　前項の規定は，同項各号の項目に属する資産で，別に表示することが適当であると認められるものについて，当該資産を示す名称を付した科目をもって別に掲記することを妨げない。
3　第1項第8号の資産のうち，未収収益，短期貸付金（金融手形を含む。），役員，社員，評議員若しくは職員に対する短期債権又はその他の資産で，その金額が資産の総額の百分の一を超えるものについては，当該資産を示す名称を付した科目をもって掲記しなければならない。

第17条（流動資産に係る引当金の表示）
　流動資産に属する資産に係る引当金は，当該各資産科目に対する控除科目として，当該各資産科目別に貸倒引当金その他当該引当金の設定目的を示す名称を付した科目をもって掲記しなければならない。ただし，次の各号に掲げる方法によることを妨げない。
　①当該引当金を，当該各資産科目に対する控除科目として一括して掲記する方法
　②当該引当金を当該各資産の金額から直接控除し，その控除残高を当該各資産の金額として表示する方法
2　前項第2号の場合において，当該引当金は当該各資産科目別に又は一括して注記しなければならない。

第18条（有形固定資産の範囲）
　次に掲げる資産は，有形固定資産に属するものとする。
　①建物（暖房，照明，通風等の付属設備を含む。以下同じ。）
　②構築物（貯水池，門，塀，舗装道路，緑化施設その他土地に定着する土木設備又は工作物をいう。）
　③医療用器械備品
　④その他の器械備品
　⑤車両及び船舶
　⑥土地
　⑦建設仮勘定（前各号に掲げる資産で事業の用に供するものを建設した場合における支出及び当該建設の目的のために充当した材料をいう。以下同じ。）
　⑧その他の有形資産で流動資産に属しないもの

第19条（有形固定資産の区分表示）
　有形固定資産に属する資産は，次に掲げる項目の区分に従い，当該資産を示す名称を付した科目をもって掲記しなければならない。
　①建物
　②構築物
　③医療用器械備品
　④その他の器械備品
　⑤車両及び船舶
　⑥土地
　⑦建設仮勘定
　⑧その他の有形固定資産
2　第17条第2項の規定は，前項の場合に準用する。
3　第1項第8号の資産のうち，その金額が資産の総額の百分の一を超えるものについては，当該資産を示す名称を付した科目をもって掲記しなければならない。

第 20 条（減価償却累計額の表示）
　建物，構築物，医療用器械備品，その他の器械備品，車両及び船舶又はその他の有形固定資産に対する減価償却累計額は，次項の規定による場合の外，当該各資産科目に対する控除科目として，減価償却累計額の科目をもって掲記しなければならない。ただし，これらの固定資産に対する控除科目として一括して掲記することを妨げない。
2　建物，構築物，医療用器械備品，その他の器械備品，車両及び船舶又はその他の有形固定資産に対する減価償却累計額は，当該各資産の金額から直接控除し，その控除残高を当該各資産の金額として表示することができる。この場合においては，当該減価償却累計額は，当該各資産の資産科目別に，又は一括して注記しなければならない。

第 21 条（減損損失累計額の表示）
　各有形固定資産に対する減損損失累計額は，次項及び第三項の規定による場合のほか，当該各資産の金額（前条第二項の規定により有形固定資産に対する減価償却累計額を，当該資産の金額から直接控除しているときは，その控除後の金額。）から直接控除し，その控除残高を当該各資産の金額として表示しなければならない。
2　減価償却を行う有形固定資産に対する減損損失累計額は，当該各資産科目に対する控除科目として，減損損失累計額の科目をもって掲記することができる。ただし，これらの固定資産に対する控除科目として一括して掲記することを妨げない。
3　前条第1項及び前項の規定により減価償却累計額及び減損損失累計額を控除科目として掲記する場合には，減損損失累計額を減価償却累計額に合算して，減価償却累計額の科目をもって掲記することができる。
4　前項の場合には，減価償却累計額に減損損失累計額が含まれている旨を注記しなければならない。

第 22 条（無形固定資産の範囲）
　借地権，ソフトウエアその他これらに準ずる資産は，無形固定資産に属するものとする。

第 23 条（無形固定資産の区分表示）
　無形固定資産に属する資産は，次に掲げる項目の区分に従い，当該資産を示す名称を付した科目をもって掲記しなければならない。
　①借地権（地上権を含む。）
　②ソフトウエア
　③その他の無形固定資産
2　第16条第2項の規定は，前項の場合に準用する。
3　第1項第3号の資産のうち，その金額が資産の総額の百分の一を超えるものについては，当該資産を示す名称を付した科目をもって掲記しなければならない。
4　各無形固定資産に対する減価償却累計額及び減損損失累計額は，当該無形固定資産の金額から直接控除し，その控除残高を各無形固定資産の金額として表示しなければならない。

第 24 条（その他の資産の範囲）

次に掲げる資産は，その他の資産に属するものとする。

①流動資産に属しない有価証券

②長期貸付金

③前二号に掲げるものの外，流動資産，有形固定資産又は無形固定資産に属するもの以外の長期資産

2　前払費用で，第 15 条第 2 項に規定するもの以外のものは，その他の資産に属するものとする。

3　繰延税金資産で，第 15 条第 3 項に規定するもの以外のものは，その他の資産に属するものとする。

第 25 条（その他の資産の区分表示）

その他の資産に属する資産は，次に掲げる項目の区分に従い，当該資産を示す名称を付した科目をもって掲記しなければならない。

①有価証券

②長期貸付金。ただし，次号に規定するものを除く。

③役員，社員，評議員又は職員に対する長期貸付金

④長期前払費用

⑤繰延税金資産

⑥その他の固定資産

2　第 16 条第 2 項の規定は，前項の場合に準用する。

3　第 1 項第 6 号の資産のうち，一年内に期限の到来しない預金又はその他の資産で，その金額が資産の総額の百分の一を超えるものについては，当該資産を示す名称を付した科目をもって掲記しなければならない。

第 26 条（その他の資産に係る引当金の表示）

第十七条の規定は，その他の資産に属する資産に係る引当金について準用する。

第 27 条（担保資産の注記）

資産が担保に供されているときは，その旨を注記しなければならない。

第三節　負債

第 28 条（負債の分類）

負債は，流動負債及び固定負債に分類して記載しなければならない。

第 29 条（流動負債の範囲）

次に掲げる負債は，流動負債に属するものとする。

①支払手形（経常的な活動によって発生した手形債務をいう。以下同じ。）

②買掛金（経常的な活動によって発生した業務上の未払金をいう。以下同じ。）

③前受金（事業収益の前受金その他これに類する前受金をいう。以下同じ。）

④引当金（資産に係る引当金を除く。以下第三十二条までにおいて同じ。）。ただし，一年内に使用されないと認められるものを除く。

⑤経常的な活動に関連して発生する未払金又は預り金で一般の取引慣行として発生後短期間に支払われるもの

⑥その他の負債で一年内に支払又は返済されると認められるもの

2　未払費用及び前受収益は，流動負債に属するものとする。

3　流動資産に属する資産又は流動負債に属する負債に関連する繰延税金負債は，流動負債に属するものとする。特定の資産又は負債に関連しない繰延税金負債で貸借対照表日後一年内に取り崩されると認められるものについても，同様とする。

第30条（流動負債の区分表示）

流動負債に属する負債は，次に掲げる項目の区分に従い，当該負債を示す名称を付した科目をもって掲記しなければならない。ただし，期限経過の未償還社会医療法人債で，その金額が負債及び純資産の合計額の百分の一を超えるものについては，当該負債を示す名称を付した科目をもって別に掲記しなければならない。

①支払手形

②買掛金

③短期借入金（金融手形及び当座借越を含む。以下同じ。）。ただし，役員，社員，評議員又は職員からの短期借入金を除く。

④未払金

⑤未払費用

⑥未払法人税等

⑦未払消費税等

⑧繰延税金負債

⑨前受金

⑩預り金。ただし，役員，社員，評議員又は職員からの預り金を除く。

⑪前受収益

⑫引当金

⑬その他の流動負債

2　前項の規定は，同項各号の項目に属する負債で別に表示することが適当であると認められるものについて，当該負債を示す名称を付した科目をもって別に掲記することを妨げない。

3　第1項第12号の引当金は，賞与引当金その他当該引当金の設定目的を示す名称を付した科目をもって掲記しなければならない。

4　第1項第13号の負債のうち，役員，社員，評議員若しくは職員からの短期借入金等の短期債務又はその他の負債で，その金額が負債及び純資産の合計額の百分の一を超えるものについては，当

該負債を示す名称を付した科目をもって掲記しなければならない。

第31条（固定負債の範囲）

社会医療法人債，長期借入金，引当金（第29条第1項第4号に掲げる引当金を除く。）及びその他の負債で流動負債に属しないものは，固定負債に属するものとする。

2　繰延税金負債のうち第29条第3項に規定するもの以外のものは，固定負債に属するものとする。

第32条（固定負債の区分表示）

固定負債に属する負債は，次に掲げる項目の区分に従い，当該負債を示す名称を付した科目をもって掲記しなければならない。

　①社会医療法人債
　②長期借入金（金融手形を含む。以下同じ。）。ただし，役員，社員，評議員又は職員からの長期借入金を除く。
　③繰延税金負債
　④引当金
　⑤その他の固定負債

2　第30条第2項の規定は，前項の場合に準用する。

3　第1項第4号の引当金は，退職給付引当金その他当該引当金の設定目的を示す名称を付した科目をもって掲記しなければならない。

4　第1項第5号の負債のうち，役員，社員，評議員若しくは職員からの長期借入金又はその他の負債で，その金額が負債及び純資産の合計額の百分の一を超えるものについては，当該負債を示す名称を付した科目をもって掲記しなければならない。

第33条（繰延税金資産及び繰延税金負債の表示）

第16条第1項第7号に掲げる繰延税金資産と第30条第1項第8号に掲げる繰延税金負債とがある場合には，その差額を繰延税金資産又は繰延税金負債として流動資産又は流動負債に表示しなければならない。

2　第25条第1項第5号に掲げる繰延税金資産と第32条第1項第3号に掲げる繰延税金負債とがある場合には，その差額を繰延税金資産又は繰延税金負債として投資その他の資産又は固定負債に表示しなければならない。

第34条（偶発債務の注記）

偶発債務（債務の保証（債務の保証と同様の効果を有するものを含む。），係争事件に係る賠償義務その他現実に発生していない債務で，将来において事業の負担となる可能性のあるものをいう。）がある場合には，その内容及び金額を注記しなければならない。ただし，重要性の乏しいものについては，注記を省略することができる。

第四節　純資産

第35条（純資産の分類）
　純資産は，積立金及び評価・換算差額等に分類して記載しなければならない。

第36条（削除）

第37条（積立金の区分表示）
　積立金は，次に掲げる項目の区分に従い，当該積立金を示す名称を付した科目をもって掲記しなければならない。
　①設立等積立金（医療法人の設立に係る資産の受贈益の金額及び持分の定めのある社団たる医療法人が持分の定めのない社団たる医療法人へ移行した場合に受贈益に準ずるものとして純資産の振替を行った金額をいう。）
　②代替基金（基金（医療法施行規則第30条の37に規定する基金をいう。）の返還に伴い，代替基金として計上された基金に相当する額をいう。）
　③繰越利益積立金
　④特定目的積立金
2　特定目的積立金は，社員総会又は評議員会若しくは理事会の決議に基づく設定目的を示す科目をもって掲記しなければならない。

第38条（評価・換算差額等の分類及び区分表示）
　評価・換算差額等は，次に掲げる項目の区分に従い，当該項目を示す名称を付した科目をもって掲記しなければならない。
　①その他有価証券評価差額金（純資産の部に計上されるその他有価証券の評価差額をいう。）
　②繰延ヘッジ損益（ヘッジ対象に係る損益が認識されるまで繰り延べられるヘッジ手段に係る損益又は時価評価差額をいう。）

第五節　雑則

第39条（貸借対照表の区分表示）
　資産，負債及び純資産は，本章に定めるもののほか別表に掲げる項目の区分に従い，当該資産，負債及び純資産を示す名称を付した科目をもって掲記しなければならない。

第40条（収益業務の注記）
　収益業務に係る固有の資産，負債及び純資産は，貸借対照表の科目別に注記しなければならない。

第四章　損益計算書

第41条（損益計算書の記載方法）

損益計算書の記載方法は，本章の規定の定めるところによる。

2　損益計算書は，様式第三号により記載するものとする。

第42条（収益及び費用の分類）

収益又は費用は，次に掲げる項目を示す名称を付した科目に分類して記載しなければならない。

①事業損益

②事業外収益

③事業外費用

④特別利益

⑤特別損失

2　前項第1号に掲げる科目は，本来業務事業損益，附帯業務事業損益及び収益業務事業損益に分類し，更に，それぞれ事業収益及び事業費用に分類して記載しなければならない。

第43条（事業損益の範囲）

事業損益は，本来業務（医療法人が開設する病院，医師若しくは歯科医師が常時勤務する診療所又は介護老人保健施設の業務をいう。以下同じ。），附帯業務（医療法人が行う法第四十二条 各号に掲げる業務をいう。以下同じ。）及び収益業務（法第四十二条の二第一項 に規定する収益業務をいう。以下同じ。）の事業活動から生ずる収益又は費用とする。

第44条（事業費用の表示方法）

事業費用は，本来業務，附帯業務及び収益業務に区分して掲記し，その主要な費目及びその金額を注記しなければならない。

2　前項に規定する主要な費目とは，減価償却費及び引当金繰入額（これらの費目のうちその金額が少額であるものを除く。）並びにこれら以外の費目でその金額が事業費用の合計額の百分の五を超える費目をいう。

第45条（事業外収益又は事業外費用の範囲）

事業外収益又は事業外費用は，本来業務，附帯業務及び収益業務の事業活動以外の原因から生ずる収益又は費用であって経常的に発生するものとする。

第46条（特別損失の表示方法）

特別損失に属する損失は，前期損益修正損，固定資産売却損，減損損失，災害による損失その他の項目の区分に従い，当該損失を示す名称を付した科目をもって掲記しなければならない。ただし，各損失のうち，その金額が特別損失の総額の百分の十以下のもので一括して表示することが適当である

と認められるものについては，当該損失を一括して示す名称を付した科目をもって掲記することができる。

第47条（減損損失に関する注記）
　減損損失を認識した資産又は資産グループ（複数の資産が一体となってキャッシュ・フローを生み出す場合における当該資産の集まりをいう。以下同じ。）がある場合には，当該資産又は資産グループごとに，次の各号に掲げる事項を注記しなければならない。ただし，重要性が乏しい場合には，注記を省略することができる。
　①当該資産又は資産グループについて，次に掲げる事項の概要
　　イ　用途
　　ロ　種類
　　ハ　場所
　　ニ　その他当該資産又は資産グループの内容を理解するために必要と認められる事項がある場合には，その内容
　②減損損失を認識するに至った経緯
　③減損損失の金額及び主な固定資産の種類ごとの当該金額の内訳
　④資産グループがある場合には，当該資産グループに係る資産をグループ化した方法
　⑤回収可能価額が正味売却価額の場合にはその旨及び時価の算定方法，回収可能価額が使用価値の場合にはその旨及び割引率

第48条（損益計算書の区分表示）
　事業損益，事業外収益，事業外費用，特別利益及び特別損失は，本章に定めるもののほか別表に掲げる項目の区分に従い，当該事業損益，事業外収益，事業外費用，特別利益及び特別損失を示す名称を付した科目をもって掲記しなければならない。

第49条（事業損益金額の表示）
　事業収益の金額から事業費用の金額を控除した額（事業費用の金額が事業収益の金額をこえる場合は，事業費用の金額から事業収益の金額を控除した額）を事業利益又は事業損失として表示しなければならない。

第50条（経常損益金額の表示）
　事業利益の金額又は事業損失の金額に，事業外収益の金額を加減し，次に事業外費用の金額を加減した額を，経常利益又は経常損失として表示しなければならない。

第51条（当期純損益金額の表示）
　経常利益の金額又は経常損失の金額に特別利益の金額を加減し，次に特別損失の金額を加減した額を，税引前当期純利益又は税引前当期純損失として表示しなければならない。

2　次の各号に掲げる項目の金額は，その内容を示す名称を付した科目をもって，税引前当期純利益又は税引前当期純損失の次に記載しなければならない。
　①当該会計年度に係る法人税，住民税及び事業税（利益に関連する金額を課税標準として課される事業税をいう。次号において同じ。）
　②法人税等調整額（税効果会計の適用により計上される前号に掲げる法人税，住民税及び事業税の調整額をいう。）
3　税引前当期純利益の金額又は税引前当期純損失の金額に前項各号に掲げる項目の金額を加減した金額は，当期純利益又は当期純損失として記載しなければならない。
4　法人税等の更正，決定等による納付税額又は還付税額がある場合には，第二項第一号に掲げる項目の次に，その内容を示す名称を付した科目をもって記載するものとする。ただし，これらの金額の重要性が乏しい場合は，第2項第1号に掲げる項目の金額に含めて表示することができる。

第五章　純資産変動計算書

第52条（純資産変動計算書の記載方法）
　純資産変動計算書の記載方法は，本章の規定の定めるところによる。
2　純資産変動計算書は，様式第四号により記載するものとする。

第53条（純資産変動計算書の区分表示）
　純資産変動計算書は，積立金及び評価・換算差額等に分類して記載しなければならない。
2　純資産変動計算書は，適切な項目に区分し，当該項目を示す名称を付した科目をもって掲記しなければならない。当該区分及び科目は，貸借対照表における純資産の部の区分及び科目と整合していなければならない。

第54条（積立金）
　積立金は，前会計年度末残高，当会計年度変動額及び当会計年度末残高に区分して記載しなければならない。
2　積立金に記載される科目の当会計年度変動額は，変動事由ごとに記載しなければならない。
3　当期純利益金額又は当期純損失金額は，繰越利益積立金の変動事由として表示しなければならない。

第55条（評価・換算差額等）
　評価・換算差額等は，前会計年度末残高，当会計年度変動額及び当会計年度末残高に区分して記載しなければならない。
2　評価・換算差額等に記載される科目は，当会計年度変動額を一括して記載するものとする。ただし，主な変動事由ごとに記載又は注記することを妨げない。
3　評価・換算差額等は，第五十三条第二項の規定にかかわらず，科目ごとの記載に代えて，評価・

換算差額等の合計額を前会計年度末残高，当会計年度変動額及び当会計年度末残高に区分して記載することができる。この場合には，科目ごとのそれぞれの金額を注記するものとする。

第六章　キャッシュ・フロー計算書

第56条（キャッシュ・フロー計算書の記載方法）
　キャッシュ・フロー計算書の記載方法は，本章の規定の定めるところによる。
2　キャッシュ・フロー計算書は，様式第五号又は第六号により記載するものとする。

第57条（キャッシュ・フロー計算書の表示区分）
　キャッシュ・フロー計算書には，次の各号に掲げる区分を設けてキャッシュ・フローの状況を記載しなければならない。
　①事業活動によるキャッシュ・フロー
　②投資活動によるキャッシュ・フロー
　③財務活動によるキャッシュ・フロー
　④現金及び現金同等物の増加額又は減少額
　⑤現金及び現金同等物の期首残高
　⑥現金及び現金同等物の期末残高

第58条（事業活動によるキャッシュ・フローの表示方法）
　前条第1号に掲げる事業活動によるキャッシュ・フローの区分には，次の各号に掲げるいずれかの方法により，事業損益の計算の対象となった取引に係るキャッシュ・フロー並びに投資活動及び財務活動以外の取引に係るキャッシュ・フローを，その内容を示す名称を付した科目をもって掲記しなければならない。ただし，その金額が少額なもので一括して表示することが適当であると認められるものについては，適当な名称を付した科目をもって一括して掲記することができる。
　①主要な取引ごとにキャッシュ・フローを総額により表示する方法（以下「直接法」という。）
　②税引前当期純利益又は税引前当期純損失に，次に掲げる項目を加算又は減算して表示する方法（以下「間接法」という。）
　　イ　損益計算書に収益又は費用として計上されている項目のうち資金の増加又は減少を伴わない項目
　　ロ　事業活動により生じた資産及び負債の増加額又は減少額
　　ハ　損益計算書に収益又は費用として計上されている項目のうち投資活動によるキャッシュ・フロー及び財務活動によるキャッシュ・フローの区分に含まれる項目

第59条（投資活動によるキャッシュ・フローの表示方法）
　第57条第2号に掲げる投資活動によるキャッシュ・フローの区分には，主要な取引ごとにキャッシュ・フローを総額により表示する方法により，有価証券（現金同等物を除く。以下この条において

同じ。）の取得による支出，有価証券の売却による収入，有形固定資産の取得による支出，有形固定資産の売却による収入，貸付けによる支出，貸付金の回収による収入その他投資活動に係るキャッシュ・フローを，その内容を示す名称を付した科目をもって掲記しなければならない。ただし，その金額が少額なもので一括して表示することが適当であると認められるものについては，適当な名称を付した科目をもって一括して掲記することができる。

第60条（財務活動によるキャッシュ・フローの表示方法）

　第57条第3号に掲げる財務活動によるキャッシュ・フローの区分には，主要な取引ごとにキャッシュ・フローを総額により表示する方法により，短期借入れによる収入，短期借入金の返済による支出，長期借入れによる収入，長期借入金の返済による支出，社会医療法人債の発行による収入，社会医療法人債の償還による支出その他財務活動に係るキャッシュ・フローを，その内容を示す名称を付した科目をもって掲記しなければならない。ただし，その金額が少額なもので一括して表示することが適当であると認められるものについては，適当な名称を付した科目をもって一括して掲記することができる。

第61条（現金及び現金同等物に係る換算差額等の記載）

　現金及び現金同等物に係る換算差額が発生した場合は，第五十七条各号に掲げる区分とは別に，表示するものとする。

第七章　附属明細表

第62条（附属明細表の記載方法）

　附属明細表の記載方法は，本章の規定の定めるところによる。

第63条（附属明細表の種類）

　附属明細表の種類は，次に掲げるものとする。
　①有価証券明細表
　②有形固定資産等明細表
　③社会医療法人債明細表
　④借入金等明細表
　⑤引当金明細表
　⑥事業費用明細表
2　前項各号の附属明細表の様式は，様式第七号から第十二号までに定めるところによる。

別表
1. 貸借対照表に係る科目（第39条関係）
（資産の部）

分類	科目	摘要
流動資産	現金及び預金	現金，他人振出当座小切手，送金小切手，郵便振替小切手，送金為替手形，預金手形（預金小切手），郵便為替証書，郵便振替貯金払出証書，期限到来公社債利札，官庁支払命令書等の現金と同じ性質をもつ貨幣代用物及び小口現金など 当座預金，普通預金，通知預金，定期預金，定期積立，郵便貯金，郵便振替貯金，外貨預金，金銭信託その他金融機関に対する各種掛金など（ただし，契約期間が1年内に到来しないものは「その他の資産」に含める。）
流動資産	事業未収金	事業収益に対する未収入金（手形債権を含む。）
流動資産	有価証券	短期間で換金可能な証券投資信託等の有価証券，貸借対照表日から1年以内に満期の到来する債券
流動資産	たな卸資産	医薬品，診療材料，給食材料，医療用消耗器具備品，その他の消耗品及び消耗器具備品等
流動資産	前渡金	諸材料，燃料の購入代金の前渡額，修繕代金の前渡額，その他これに類する前渡額
流動資産	前払費用	火災保険料，賃借料，支払利息など時の経過に依存する継続的な役務の享受取引に対する前払分のうち未経過分の金額（ただし，貸借対照表日から1年を超えて費用化されるものは除く。）
流動資産	繰延税金資産	税効果会計適用に伴う繰延税金資産のうち，流動資産又は流動負債に属する特定の資産又は負債に関連して計上されるもの及びそれ以外に計上されるものの中で貸借対照表日から1年以内に取り崩されると認められるもの
流動資産	その他の流動資産	上記以外の未収収益，短期貸付金，役職員等に対する短期債権又はその他の資産のうち，貸借対照表日から1年以内に回収又は費用となると認められるもので資産の総額の1%を超えるものがある場合には，適当な名称を付して別掲するものとする
有形固定資産	建物	建物及び電気，空調，冷暖房，昇降機，給排水など建物に附属する設備
有形固定資産	構築物	貯水池，門，塀，舗装道路，緑化施設など建物以外の工作物及び土木設備であって土地に定着したもの
有形固定資産	医療用器械備品	治療，検査，看護など医療用の器械，器具，備品など（ファイナンス・リース契約によるものを含む。）
有形固定資産	その他の器械備品	その他上記に属さない器械，器具，備品など（ファイナンス・リース契約によるものを含む。）
有形固定資産	車両及び船舶	救急車，検診車，巡回用自動車，乗用車，船舶など（ファイナンス・リース契約によるものを含む。）
有形固定資産	土地	事業活動のために使用している土地
有形固定資産	建設仮勘定	有形固定資産の建設，拡張，改造などの工事が完了し稼働するまでに発生する請負前渡金，建設用材料部品の買入代金など
有形固定資産	その他の有形固定資産	上記以外の有形固定資産で資産の総額の1%を超えるものがある場合には，適当な名称を付して別掲するものとする
無形固定資産	借地権	建物の所有を目的とする地上権及び賃借権などの借地法上の借地権で対価をもって取得したもの
無形固定資産	ソフトウエア	コンピュータソフトウエアに係る費用で，外部から購入した場合の取得に要した費用又は制作費用のうち研究開発費に該当しないもの
無形固定資産	その他の無形固定資産	上記以外の無形固定資産で資産の総額の1%を超えるものがある場合には，適当な名称を付して別掲するものとする

分類	科目	摘要
その他の資産	有価証券	満期保有目的の債券等，流動資産の区分に記載されない有価証券
	長期貸付金	金銭消費貸借契約等に基づき開設主体の外部に対する貸付取引のうち，貸借対照表日から1年を超えて受取期限の到来するもの
	役職員等長期貸付金	役員，評議員及び職員に対する貸付金のうち当初の契約において1年を超えて受取期限の到来するもの
	長期前払費用	時の経過に依存する継続的な役務の享受取引に対する前払分で，貸借対照表日から1年を超えて費用化されるもの
	繰延税金資産	税効果会計適用に伴う繰延税金資産のうち，固定資産又は固定負債に属する特定の資産又は負債に関連して計上されるもの及びそれ以外に計上されるものの中で貸借対照表日から1年を超えて取り崩されると認められるもの
	その他の固定資産	上記以外のその他の資産のうち，貸借対照表日から1年内に期限の到来しない預金又はその他の資産で資産の総額の1%を超えるものがある場合には，適当な名称を付して別掲するものとする

(負債の部)

分類	科目	摘要
流動負債	支払手形	手形上の債務で，支払期日が貸借対照表日後1年以内のもの（ただし，金融手形は「短期借入金」又は「長期借入金」に含める。建物取引等の購入取引によって生じた債務は「設備支払手形」として別掲する。）
	買掛金	医薬品，診療材料，給食用材料などたな卸資産に対する未払債務
	短期借入金	公庫，事業団，金融機関などの外部からの借入金で，返済期限が貸借対照表日後1年以内のもの（返済期限が1年以内となった長期借入金を含む。）
	未払金	器械，備品などの償却資産及び事業費用等に対する未払債務のうち，支払期限が貸借対照表日後1年以内のもの
	未払費用	賃金，支払利息，賃借料など時の経過に依存する継続的な役務給付取引において既に役務の給付を受けたが，貸借対照表日までに法的にその対価の支払債務が確定していないもの
	未払法人税等	法人税，住民税及び事業税の未払額
	未払消費税等	消費税及び地方消費税の未払額
	繰延税金負債	税効果会計適用に伴う繰延税金負債のうち，流動資産又は流動負債に属する特定の資産又は負債に関連して計上されるもの及びそれ以外に計上されるものの中で貸借対照表日から1年以内に取り崩されると認められるもの
	前受金	事業収益の前受額，その他これに類する前受額
	預り金	入院預り金など従業員以外の者からの一時的な預り金
	前受収益	受取利息，賃貸料など時の経過に依存する継続的な役務提供取引に対する前受分のうち未経過分の金額
	○○引当金	支給対象期間に基づき定期に支給する従業員賞与に係る引当金など（引当金の設定目的を示す名称を付して掲記するものとする。）
	その他の流動負債	上記以外の流動負債のうち，役職員等からの短期借入金等の短期債務又はその他の負債で貸借対照表日から1年以内に支払い又は収益となると認められるもので負債及び純資産の合計額の1%を超えるものがある場合には，適当な名称を付して別掲するものとする
固定負債	社会医療法人債	社会医療法人が医療法の規定により発行する債券のうち，償還期限が貸借対照表日後1年を超えるもの
	長期借入金	公庫，事業団，金融機関などの外部からの借入金で，返済期限が貸借対照表日後1年を超えるもの

分類	科目	摘要
固定負債	繰延税金負債	税効果会計適用に伴う繰延税金負債のうち，固定資産又は固定負債に属する特定の資産又は負債に関連して計上されるもの及びそれ以外に計上されるものの中で貸借対照表日から1年超に取り崩されると認められるもの
	○○引当金	退職給付に係る会計基準に基づき，従業員が提供した労働用益に対して将来支払われる退職給付に備えて設定される引当金など（引当金の設定目的を示す名称を付して掲記するものとする。）
	その他の固定負債	上記以外の固定負債のうち，役職員等からの長期借入金又はその他の負債で貸借対照表日から1年を超えて支払又は収益となると認められるもので負債及び純資産の合計額の1%を超えるものがある場合には，適当な名称を付して別掲するものとする

（純資産の部）

分類	科目	摘要
積立金	設立等積立金	医療法人の設立等に係る受贈益の金額及び持分の定めのある社団たる医療法人が持分の定めのない社団たる医療法人へ移行した場合に受贈益に準ずるものとして純資産の振替を行った金額
	代替基金	基金の返還に伴い計上された基金に相当する金額
	○○積立金	社員総会又は評議員会若しくは理事会の議決により積み立てた額（目的が明確になるよう具体的な名称を付す。）
	繰越利益積立金	損益計算の結果生じた純利益の累積額のうち，設立等積立金，代替基金及び○○積立金以外の金額
評価差額・換算等	その他有価証券評価差額金	その他有価証券の評価差額
	繰延ヘッジ損益	ヘッジ対象に係る損益が認識されるまで繰り延べられるヘッジ手段に係る損益又は時価評価差額

2. 損益計算書に係る科目（第四十八条関係）

分類		科目	摘要
事業損益	事業損益（本来業務）	事業収益	定款又は寄附行為に記載の本来業務の施設に係る事業収益（当該施設に特定される資金運用に係る収益以外の付随的な収益を含む。）
		事業費用―事業費	定款又は寄附行為に記載の本来業務の施設に係る事業費用（当該施設に特定される資金調達に係る費用以外の付随的な費用を含む。）
	事業損益（附帯業務）	事業収益	定款又は寄附行為に記載の附帯業務の施設又は事業に係る収益（附帯業務に特定される運営費補助金その他付随的な収益を含む。）
		事業費用	定款又は寄附行為に記載の附帯業務の施設又は事業に係る費用（附帯業務に特定される資金調達に係る費用以外の付随的な費用を含む。）
	事業損益（収益業務）	事業収益	定款又は寄附行為に記載の収益業務の事業に係る収益（資金運用に係る収益を除く。）
		事業費用	定款又は寄附行為に記載の収益業務の事業に係る費用（資金調達に係る費用を除く。）
事業外収益		受取利息	預貯金，公社債の利息
		その他の事業外収益	上記以外の事業外収益（事業外収益の総額の10%を超えるものがある場合には，適当な名称を付して別掲するものとする。）
事業外費用		支払利息	長期借入金，短期借入金，社会医療法人債，医療機関債の利息（保証料等を含む。）
		その他の事業外費用	上記以外の事業外費用（事業外費用の総額の10%を超えるものがある場合には，適当な名称を付して別掲するものとする。）

特別利益	固定資産売却益	固定資産の売却価額がその帳簿価額を超える差額
	その他の特別利益	上記以外の臨時的に発生した収益
特別損失	固定資産売却損	固定資産の売却価額がその帳簿価額に不足する差額
	固定資産除却損	固定資産を廃棄した場合の帳簿価額及び撤去費用
	その他の特別損失	上記以外の臨時的に発生した費用
法人税，住民税及び事業税		法人税，住民税及び事業税のうち，当該会計年度の法人の負担に属するものとして計算された金額
法人税等調整額		税効果会計の適用により計上される上記の法人税，住民税及び事業税の調整額

様式第一号

※医療法人整理番号 □□□

法人名 _____
所在地 _____

財 産 目 録

（平成　年　月　日現在）

1. 資　産　額　　　×××　千円
2. 負　債　額　　　×××　千円
3. 純 資 産 額　　　×××　千円

（内　訳）　　　　　　　　　　　　　　　　　　　　　　　　　（単位：千円）

区　分	金　額
A　流　動　資　産	×××
現金及び預金	×××
医　薬　品	×××
その他の流動資産	×××
B　固　定　資　産	×××
1　有形固定資産	×××
土　地　　　×××m²	×××
建　物	×××
医療用器械備品	×××
車両及び船舶	×××
その他の有形固定資産	×××
2　無形固定資産	×××
借　地　権	×××
ソフトウェア	×××
その他の無形固定資産	×××
3　その他の資産	×××
C　資　産　合　計　　　（A＋B）	×××
D　負　債　合　計	×××
E　純　資　産　　　（C－D）	×××

様式第二号

※医療法人整理番号 ☐☐☐☐

法人名　_____
所在地　_____

貸　借　対　照　表
(平成　　年　　月　　日現在)

（単位：千円）

資　産　の　部		負　債　の　部	
科　目	金　額	科　目	金　額
Ⅰ　流　動　資　産	×××	Ⅰ　流　動　負　債	×××
現　金　及　び　預　金	×××	支　払　手　形	×××
事　業　未　収　金	×××	買　　掛　　金	×××
有　価　証　券	×××	短　期　借　入　金	×××
た　な　卸　資　産	×××	未　　払　　金	×××
前　　渡　　金	×××	未　払　費　用	×××
前　払　費　用	×××	未　払　法　人　税　等	×××
繰　延　税　金　資　産	×××	未　払　消　費　税　等	×××
その他の流動資産	×××	繰　延　税　金　負　債	×××
Ⅱ　固　定　資　産	×××	前　　受　　金	×××
1　有形固定資産	×××	預　　り　　金	×××
建　　　　物	×××	前　受　収　益	×××
構　　築　　物	×××	○　○　引　当　金	×××
医　療　用　器　械　備　品	×××	その他の流動負債	×××
その他の器械備品	×××	Ⅱ　固　定　負　債	×××
車　両　及　び　船　舶	×××	社　会　医　療　法　人　債	×××
土　　　　地	×××	長　期　借　入　金	×××
建　設　仮　勘　定	×××	繰　延　税　金　負　債	×××
その他の有形固定資産	×××	○　○　引　当　金	×××
2　無形固定資産	×××	その他の固定負債	×××
借　　地　　権	×××	負　債　合　計	×××
ソ　フ　ト　ウ　ェ　ア	×××	純　資　産　の　部	
その他の無形固定資産	×××	科　目	金　額
3　その他の資産	×××	Ⅰ　積　立　金	×××
有　価　証　券	×××	設　立　等　積　立　金	×××
長　期　貸　付　金	×××	代　替　基　金	×××
役職員等長期貸付金	×××	○　○　積　立　金	×××
長　期　前　払　費　用	×××	繰　越　利　益　積　立　金	×××
繰　延　税　金　資　産	×××	Ⅱ　評価・換算差額等	×××
その他の固定資産	×××	その他有価証券評価差額金	×××
	×××	繰　延　ヘ　ッ　ジ　損　益	×××
	×××	純　資　産　合　計	×××
資　産　合　計	×××	負債・純資産合計	×××

(注) 表中の科目について，別に表示することが適当であると認められるものについては，当該資産，負債及び純資産を示す名称を付した科目をもつて別に掲記することを妨げない。

様式第三号

※医療法人整理番号 ☐☐☐

法人名 ＿＿＿＿＿＿＿＿＿＿＿＿＿＿＿＿＿＿＿＿＿＿
所在地 ＿＿＿＿＿＿＿＿＿＿＿＿＿＿＿＿＿＿＿＿＿＿

損 益 計 算 書
（自 平成　年　月　日　至 平成　年　月　日）

（単位：千円）

科　　　　目	金　　　額	
Ⅰ　事　業　損　益		
A　本来業務事業損益		
1　事　業　収　益		×××
2　事　業　費　用		
(1)　事　　業　　費	×××	
(2)　本　　部　　費	×××	×××
本来業務事業利益		×××
B　附帯業務事業損益		
1　事　業　収　益		×××
2　事　業　費　用		×××
附帯業務事業利益		×××
C　収益業務事業損益		
1　事　業　収　益		×××
2　事　業　費　用		×××
収益業務事業利益		×××
事　業　利　益		×××
Ⅱ　事　業　外　収　益		
受　取　利　息	×××	
その他の事業外収益	×××	×××
Ⅲ　事　業　外　費　用		
支　払　利　息	×××	
その他の事業外費用	×××	×××
経　常　利　益		×××
Ⅳ　特　別　利　益		
固定資産売却益	×××	
その他の特別利益	×××	×××
Ⅴ　特　別　損　失		
固定資産売却損	×××	
その他の特別損失	×××	×××
税引前当期純利益		×××
法人税・住民税及び事業税	×××	
法　人　税　等　調　整　額	×××	×××
当　　期　　純　　利　　益		×××

（注）1．利益がマイナスとなる場合には、「利益」を「損失」と表示する。
　　　2．「本部費」とは、当該法人が運営する複数の施設における共通的作業及び主たる事務所等管理部門における活動に関連する費用をいう。
　　　3．表中の科目について、別に表示することが適当であると認められるものについては、当該事業外収益、事業外費用、特別利益及び特別損失を示す名称を付した科目をもって別に掲記することを妨げない。

7 社会医療法人財務諸表規則

様式第四号

法人名 ＿＿＿＿＿＿＿＿＿＿
所在地 ＿＿＿＿＿＿＿＿＿＿

※医療法人整理番号 [　　]

純資産変動計算書
（自 平成　年　月　日　至 平成　年　月　日）

（単位：千円）

	積立金				評価・換算差額等			純資産合計
	設立等積立金	代替基金	○○積立金	繰越利益積立金	積立金合計	その他有価証券評価差額金	繰延ヘッジ損益	評価・換算差額等合計	
平成 年 月 日 残高	×××	×××	×××	×××	×××	×××		×××	×××
会計年度中の変動額									
当期純利益				×××	×××				
‥‥‥‥									
‥‥‥‥									
会計年度中の変動額合計（千円）	×××	×××	×××	×××	×××	×××		×××	×××
平成 年 月 日 残高（千円）	×××	×××	×××	×××	×××	×××		×××	×××

1. 純資産の変動事由及び金額の掲載は、概ね貸借対照表における記載の順序によること。
2. 評価・換算差額等は、科目ごとの記載に代えて評価・換算差額等の合計額を、会計年度中の変動額及び会計年度末残高、前会計年度末残高に区分して記載することができる。この場合には、科目ごとのそれぞれの金額を注記すること。
3. 積立金及び純資産の各合計欄の記載は省略することができる。

157

様式第五号

※医療法人整理番号 ☐☐☐☐

法人名 _____
所在地 _____

キャッシュ・フロー計算書

（自　平成　　年　　月　　日　至　平成　　年　　月　　日）

（単位：千円）

科　　　　　　　　目	金　　額
Ⅰ 事業活動によるキャッシュ・フロー	
本来業務事業収入	×××
本来業務事業費支出	△×××
附帯業務事業収入	×××
附帯業務事業費支出	△×××
収益業務事業収入	×××
収益業務事業費支出	△×××
・・・・・・・・・・	×××
小　　　　計	×××
利息及び配当金の受取額	×××
利息の支払額	△×××
法人税等の支払額	△×××
・・・・・・・・・・	×××
事業活動によるキャッシュ・フロー	×××
Ⅱ 投資活動によるキャッシュ・フロー	
有価証券の取得による支出	△×××
有価証券の売却による収入	×××
有形固定資産の取得による支出	△×××
有形固定資産の売却による収入	×××
施設設備補助金の受入れによる収入	×××
貸付けによる支出	△×××
貸付金の回収による収入	×××
・・・・・・・・・・	×××
投資活動によるキャッシュ・フロー	×××
Ⅲ 財務活動によるキャッシュ・フロー	
短期借入れによる収入	×××
短期借入金の返済による支出	△×××
長期借入れによる収入	×××
長期借入金の返済による支出	×××
・・・・・・・・・・	×××
財務活動によるキャッシュ・フロー	×××
Ⅳ 現金及び現金同等物の増加額（又は減少額）	×××
Ⅴ 現金及び現金同等物の期首残高	×××
Ⅵ 現金及び現金同等物の期末残高	×××

様式第六号

※医療法人整理番号 □□□□

法人名 _____
所在地 _____

キャッシュ・フロー計算書
（自 平成　年　月　日 至 平成　年　月　日）

（単位：千円）

科　　　　　　　目	金　　額
Ⅰ 事業活動によるキャッシュ・フロー	
税引前当期純利益	×××
減価償却費	×××
退職給付引当金の増加額	×××
貸倒引当金の増加額	×××
受取利息及び配当金	△×××
支払利息	×××
有価証券売却益	△×××
固定資産売却益	△×××
事業債権の増加額	△×××
たな卸資産の増加額	△×××
仕入債務の増加額	×××
・・・・・・・・・	×××
小　　　計	×××
利息及び配当金の受取額	×××
利息の支払額	△×××
法人税等の支払額	△×××
・・・・・・・・・	×××
事業活動によるキャッシュ・フロー	×××
Ⅱ 投資活動によるキャッシュ・フロー	
有価証券の取得による支出	△×××
有価証券の売却による収入	×××
有形固定資産の取得による支出	△×××
有形固定資産の売却による収入	×××
施設設備補助金の受入れによる収入	×××
貸付けによる支出	△×××
貸付金の回収による収入	×××
・・・・・・・・・	×××
財務活動によるキャッシュ・フロー	×××
Ⅲ 財務活動によるキャッシュ・フロー	
短期借入れによる収入	×××
短期借入金の返済による支出	△×××
長期借入れによる収入	×××
長期借入金の返済による支出	△×××
・・・・・・・・・	×××
財務活動によるキャッシュ・フロー	×××
Ⅳ 現金又は現金同等物の増加額（又は減少額）	×××
Ⅴ 現金又は現金同等物の期首残高	×××
Ⅵ 現金又は現金同等物の期末残高	×××

様式第七号

※医療法人整理番号 □□□

法人名 _____
所在地 _____

有 価 証 券 明 細 表

【債　券】

銘　　　　柄	券　面　総　額 （千円）	貸借対照表上計上額 （千円）
計		

【その他】

種　類　及　び　銘　柄	投　資　口　数　等	貸借対照表上計上額 （千円）
計		

1. 貸借対照表の流動資産及びその他の資産に計上されている有価証券について記載すること。
2. 流動資産に計上した有価証券とその他の資産に計上した有価証券を区分し，さらに満期保有目的の債券及びその他有価証券に区分して記載すること。
3. 銘柄別による有価証券の貸借対照表上額が財務諸表提出社会医療法人の純資産額の1％以下である場合には，当該有価証券に関する記載を省略することができる。
4. 記載を省略した債券については，公社債，国債，地方債等に大別して，銘柄の総数及び貸借対照表計上額を記載し，その他のものについては証券投資信託の受益証券，出資証券等に大別して銘柄の総数及び貸借対照表計上額を記載すること。
5. 公社債の銘柄は，「○○会社物上担保付社債」のように記載し，国債及び地方債の銘柄は，「○○分利付国債」又は「○○分利付○○債」のように記載すること。
6. 「その他」の欄には有価証券の種類（証券取引法第2条第1項各号に掲げる種類をいう。）に区分して記載すること。

様式第八号

※医療法人整理番号 ☐☐☐☐

法人名 _____
所在地 _____

有 形 固 定 資 産 等 明 細 表

資産の種類		前期末残高（千円）	当期増加額（千円）	当期減少額（千円）	当期末残高（千円）	当期末減価償却累計額又は償却累計額（千円）	当期償却額（千円）	差引当期末残高（千円）
有形固定資産								
	計							
無形固定資産								
	計							
その他の資産								
	計							

1. 有形固定資産，無形固定資産及びその他の資産について，貸借対照表に掲げられている科目の区分により記載すること。
2. 「前期末残高」，「当期増加額」，「当期減少額」及び「当期末残高」の欄は，当該資産の取得原価によって記載すること。ただし，減損損失累計額を取得原価から直接控除している場合には，当該会計年度の減損損失の金額は「当期減少額」の欄に内書（括弧書）として記載し，「当期末残高」の欄は，減損損失控除後の金額を記載すること。
3. 当期末残高から減価償却累計額又は償却累計額及び減損損失累計額(減損損失累計額を取得原価から直接控除している場合を除く。)を控除した残高を，「差引当期末残高」の欄に記載すること。
4. 合併，贈与，災害による廃棄，減失等の特殊な事由で増加若しくは減少があった場合又は同一の種類のものについて資産の総額の1％を超える額の増加若しくは減少があった場合（ただし，建設仮勘定の減少のうち各資産科目への振替によるものは除く。）は，その事由を欄外に記載すること。
5. 特別の法律の規定により資産の再評価が行われた場合その他特別の事由により取得原価の修正が行われた場合には，当該再評価差額等については，「当期増加額」又は「当期減少額」の欄に内書（括弧書）として記載し，その増減の事由を欄外に記載すること。
6. 有形固定資産又は無形固定資産の金額が資産の総額の1％以下である場合には，有形固定資産又は無形固定資産に係る記載中「前期末残高」，「当期増加額」及び「当期減少額」の欄の記載を省略することができる。なお，記載を省略した場合には，その旨注記すること。
7. 有形固定資産の当会計年度における増加額及び減少額がいずれも当該会計年度末における有形固定資産の総額の5％以下である場合には，有形固定資産に係る記載中「前期末残高」，「当期増加額」及び「当期減少額」の欄の記載を省略することができる。なお，記載を省略した場合には，その旨を注記すること。
8. 無形固定資産の当会計年度における増加額及び減少額がいずれも当該会計年度末における無形固定資産の総額の5％以下である場合には，無形固定資産に係る記載中「前期末残高」，「当期増加額」及び「当期減少額」の欄の記載を省略することができる。なお，記載を省略した場合には，その旨を注記すること。
9. 減価償却を行う有形固定資産に対する減損損失累計額を，当該各資産に対する控除科目として，減損損失累計額の科目をもって掲記している場合には，減損損失の金額は「当期償却額」の欄に内書（括弧書）として記載し，減損損失累計額は，「当期末減価償却累計額又は償却累計額」の欄と「当期償却額」の欄の間に「当期末減損損失累計額」の欄を設けて記載すること。
10. 減価償却を行う有形固定資産に対する減損損失累計額を，当該各資産科目に対する控除科目として，減価償却累計額に合算して掲記している場合には，減損損失の金額は「当期償却額」の欄に内書（括弧書）として記載し，「当期末減価償却累計額又は償却累計額」の欄に減損損失累計額を含めて記載する。この場合には，「当期末減価償却累計額又は償却累計額」の欄に，減損損失累計額が含まれている旨を注記すること。

様式第九号

　　　　　　　　　　　　　　　　　　　　　　　　　※医療法人整理番号　□□□

法人名　_____
所在地　_____

社 会 医 療 法 人 債 明 細 表

銘　柄	発行年月日	前期末残高 （千円）	当期末残高 （千円）	利率	担保	償還期限
合　計		―			―	―

1. 当該社会医療法人の発行している社会医療法人債（当該会計年度中に償還済みとなったものを含む。以下同じ。）について記載すること。
2. 「銘柄」の欄には，「第〇〇回物上担保付〇〇号社会医療法人債」のように記載すること。ただし，発行している社会医療法人債が多数ある場合には，その種類ごとにまとめて記載することができる。
3. 金額の重要性が乏しい社会医療法人債については，「その他の社会医療法人債」として一括して記載することができる。
4. 「担保」の欄には，担保付社会医療法人債及び無担保社会医療法人債の別を記載すること。
5. 減債基金付社会医療法人債については，その内容を欄外に記載すること。
6. 当期末残高のうち1年内に償還が予定されるものがある場合には，「当期末残高」の欄にその金額を内書（括弧書）として記載し，その旨を注記すること。
7. 貸借対照表日後5年内における1年ごとの償還予定額の総額を注記すること。

様式第十号

※医療法人整理番号 ☐☐☐☐

法人名 _____
所在地 _____

借 入 金 等 明 細 表

区　　　分	前期末残高 （千円）	当期末残高 （千円）	平均利率 （％）	返済期限
短期借入金				―
１年以内に返済予定の長期借入金				―
長期借入金（１年以内に返済予定のものを除く。）				
その他の有利子負債				
合　　計			―	―

1. 短期借入金，長期借入金（貸借対照表において流動負債として掲げられているものを含む。以下同じ。）及び金利の負担を伴うその他の負債（社会医療法人債を除く。以下「その他の有利子負債」という。）について記載すること。
2. 重要な借入金で無利息又は特別の条件による利率が約定されているものがある場合には，その内容を欄外に記載すること。
3. 「その他の有利子負債」の欄は，その種類ごとにその内容を示したうえで記載すること。
4. 「平均利率」の欄には，加重平均利率を記載すること。
5. 長期借入金及びその他の有利子負債（１年以内に返済予定のものを除く。）については，貸借対照表日後５年内における１年ごとの返済予定額の総額を注記すること。

様式第十一号

※医療法人整理番号 ☐☐☐☐

法人名 _____
所在地 _____

引 当 金 明 細 表

区　　分	前期末残高 (千円)	当期増加額 (千円)	当期減少額 (目的使用) (千円)	当期減少額 (その他) (千円)	当期末残高 (千円)

1. 前期末及び当期末貸借対照表に計上されている引当金（退職給付引当金を除く。）について，設定目的ごとの科目の区分により記載すること。
2. 「当期減少額」の欄のうち「目的使用」の欄には，各引当金の設定目的である支出又は事実の発生があったことによる取崩額を記載すること。
3. 「当期減少額」の欄のうち「その他」の欄には，目的使用以外の理由による減少額を記載し，減少の理由を注記すること。

様式第十二号

※医療法人整理番号 ☐☐☐☐

法人名 ＿＿＿＿＿＿＿＿＿＿＿＿＿＿＿＿＿＿＿＿＿
所在地 ＿＿＿＿＿＿＿＿＿＿＿＿＿＿＿＿＿＿＿＿＿

事 業 費 用 明 細 表

区　分	本来業務事業費用 事業費（千円）	本来業務事業費用 本部費（千円）	本来業務事業費用 計（千円）	附帯業務事業費用（千円）	収益業務事業費用（千円）	合　計（千円）
売上原価						
商品（又は製品）期首たな卸高						
当期商品仕入高（又は当期製品製造原価）						
商品（又は製品）期末たな卸高						
材料費						
給与費						
委託費						
経費						
その他の事業費用						
計						

1. 売上原価には，当該医療法人の開設する病院等の業務に附随して行われるもの（売店等）及び収益業務のうち商品の仕入れ又は製品の製造を伴う業務について記載すること。
2. 材料費，給与費，委託費，経費及びその他の事業費用に含まれる減価償却費及び引当金繰入額（これらの費目のうちその金額が少額であるものを除く。）並びにこれら以外の費目でその金額が事業費用の合計額の百分の五を超えるものについて，適当な名称を付して注記すること。

8 様式通知

医政支発 0420 第 2 号
平成 28 年 4 月 20 日

各都道府県医政主管部（局）長　殿

厚生労働省医政局医療経営支援課長
（　公　印　省　略　）

関係事業者との取引の状況に関する報告書の様式等について

　平成 27 年 9 月 28 日に公布された「医療法の一部を改正する法律」（平成 27 年法律第 74 号）により，医療法人は，関係事業者との取引の状況に関する報告書を作成し，都道府県知事に届け出ることとされたところであるが，今般，この報告書の様式等を定めるため，「医療法人における事業報告書等の様式について」（平成 19 年 3 月 30 日医政指発第 0330003 号）の一部を別添のとおり改正し，平成 29 年 4 月 2 日以後に開始する会計年度から適用することとしたので，御了知の上，適正な運用に努められたい。

　※主な改正点
1. （全法人対象）関係事業者との取引の状況に関する報告書の様式を策定
2. （医療法人会計基準の適用が義務付けられない法人対象）貸借対照表の純資産の部における資本剰余金と利益剰余金の科目を統合し，表記を積立金とする様式の変更
3. （医療法人会計基準の適用が義務付けられない法人対象）病院又は介護老人保健施設を開設する医療法人及び診療所のみを開設する医療法人における「持分なし法人」又は「持分あり法人」ごと，医療法人会計基準の対応の有無ごとに分けていた貸借対照表の様式を統一（経過措置医療法人は，純資産の部の基金の科目の代わりに出資金とするとともに，代替基金の科目を削除することを注記　等）

【改正後全文】
医政指発第 0330003 号
平成 19 年 3 月 30 日
最終改正　医政支発 0402 第 2 号
平成 28 年 4 月 20 日

各都道府県医政主管部（局）長　｝
　　　　　　　　　　　　　　　　殿
各地方厚生局健康福祉部長　　　｝

厚生労働省医政局指導課長

医療法人における事業報告書等の様式について

　昨年 6 月 21 日法律第 84 号をもって公布された良質な医療を提供する体制の確立を図るための医療法等の一部を改正する法律（以下「改正法」という。）の施行に伴い，改正後の医療法による医療法人の事業報告書等の様式については，下記のとおりであるので，留意いただくとともに，貴管内医療法人に対してご指導願いたい。

　なお，これに伴い，「決算の届出等について（平成 7 年 4 月 20 日付指第 26 号厚生省健康政策局指導課長通知）」及び「病院会計準則の改正に伴う医療法人における決算の届出の様式に係る留意点について（平成 16 年 8 月 19 日付医政指発第 0819002 号厚生労働省医政局指導課長通知）」は廃止する。

記

1　医療法（昭和 23 年法律第 205 号。以下「法」という。）第 51 条第 1 項の事業報告書，財産目録，貸借対照表，損益計算書及び関係事業者との取引の状況に関する報告書並びに第 46 条の 4 第 7 項第 3 号の監査報告書の様式を次のとおり定めたこと。

(1) 事業報告書　　　　　　　　　　　　　　　　　　　　　　　　　様式 1
(2) 財産目録　　　　　　　　　　　　　　　　　　　　　　　　　　様式 2
(3) 貸借対照表
　①病院又は介護老人保健施設を開設する医療法人　　　　　　　　　様式 3-1
　②診療所のみを開設する医療法人　　　　　　　　　　　　　　　　様式 3-2
(4) 損益計算書
　①病院又は介護老人保健施設を開設する医療法人　　　　　　　　　様式 4-1
　②診療所のみを開設する医療法人　　　　　　　　　　　　　　　　様式 4-2
(5) 関係事業者との取引の状況に関する報告書　　　　　　　　　　　様式 5

(6) 監事監査報告書　　　　　　　　　　　　　　　　　　　　　　　　　　　様式6

2　法第54条の2第1項の社会医療法人債を発行した医療法人（当該社会医療法人債の総額について償還済みであるものを除く。）の財産目録，貸借対照表及び損益計算書の様式については，1にかかわらず，社会医療法人債を発行する社会医療法人の財務諸表の用語，様式及び作成方法に関する規則（平成19年厚生労働省令第38号）の様式第一号，様式第二号及び様式第三号により取り扱われたいこと。

3　法第51条第2項の医療法人の財産目録，貸借対照表及び損益計算書の様式については，1にかかわらず，財産目録については，医療法人会計基準適用上の留意事項並びに財産目録，純資産変動計算書及び附属明細表の作成方法に関する運用指針（平成28年4月20日医政発0420第5号）の様式第三号，貸借対照表及び損益計算書については，医療法人会計基準（平成28年厚生労働省令第95号）の様式第一号及び第二号により取り扱われたいこと。

〔別　紙〕
様式 1

事　業　報　告　書

（自　平成〇〇年〇〇月〇〇日　至　平成〇〇年〇〇月〇〇日）

1　医療法人の概要
　(1)　名　　　称　　医療法人〇〇会
　　　　　　　　　　①　□財団　　□社団（□出資持分なし　□出資持分あり）
　　　　　　　　　　②　□社会医療法人　　□特定医療法人　　□出資額限度法人
　　　　　　　　　　　　□その他
　　　　　　　　　　③　□基金制度採用　　□基金制度不採用
　　　　　　　　　注）①から③のそれぞれの項目（③は社団のみ。）について，該当する欄の□を塗りつぶすこと。（会計年度内に変更があった場合は変更後。）
　(2)　事務所の所在地　〇〇県〇〇郡（市）〇〇町（村）〇〇番地
　　　　　　　　　注）複数の事務所を有する場合は，主たる事務所と従たる事務所を記載すること。
　(3)　設立認可年月日　平成〇〇年〇〇月〇〇日
　(4)　設立登記年月日　平成〇〇年〇〇月〇〇日
　(5)　役員及び評議員

	氏　　名	備　　考
理事長	〇〇　〇〇	
理　事	〇〇　〇〇	
同	〇〇　〇〇	
同	〇〇　〇〇	〇〇病院管理者
同	〇〇　〇〇	〇〇病院管理者
同	〇〇　〇〇	〇〇診療所管理者
同	〇〇　〇〇	介護老人保健施設〇〇園管理者
監　事	〇〇　〇〇	
同	〇〇　〇〇	
評議員	〇〇　〇〇	医師（〇〇医師会会長）
同	〇〇　〇〇	経営有識者（〇〇経営コンサルタント代表）
同	〇〇　〇〇	医療を受ける者（〇〇自治会長）

　　　注）1.「社会医療法人，特定医療法人及び医療法第42条の3第1項の認定を受けた医療法人」以外の医療法人は，記載しなくても差し支えないこと。
　　　　　2. 理事の備考欄に，当該医療法人の開設する病院，診療所又は介護老人保健施設（医療法第42条の指定管理者として管理する病院等を含む。）の管理者であることを記載すること。（医療法第47条第1項参照）
　　　　　3. 評議員の備考欄に，評議員の選任理由を記載すること。（医療法第49条の4参照）

2　事業の概要
　(1) 本来業務（開設する病院，診療所又は介護老人保健施設（医療法第42条の指定管理者として管理する病院等を含む。）の業務）

種　類	施設の名称	開　設　場　所	許可病床数
病院	○○病院	○○県○○郡（市）○○町（村）○○番地	一般病床　　○○○床 療養病床　　○○○床 ［医療保険　　○○床］ ［介護保険　　○○床］ 精神病床　　　○○床 感染症病床　　○○床 結核病床　　　○○床
診療所	○○診療所 【○○市（町，村）から指定管理者として指定を受けて管理】	○○県○○郡（市）○○町（村）○○番地	一般病床　　　○○床 療養病床　　　○○床 ［医療保険　　○○床］ ［介護保険　　○○床］
介護老人保健施設	○○園	○○県○○郡（市）○○町（村）○○番地	入所定員　　○○○名 通所定員　　　○○名

　　注）1．地方自治法第244条の2第3項に規定する指定管理者として管理する施設については，その旨を施設の名称の下に【　　】書で記載すること。
　　　　2．療養病床に介護保険適用病床がある場合は，医療保険適用病床と介護保険適用病床のそれぞれについて内訳を［　　］書で記載すること。
　　　　3．介護老人保健施設の許可病床数の欄は，入所定員及び通所定員を記載すること。

　(2) 附帯業務（医療法人が行う医療法第42条各号に掲げる業務）

種類又は事業名	実　施　場　所	備　　考
訪問看護ステーション○○	○○県○○郡（市）○○町（村）○○番地	
○○在宅介護支援センター 【○○市（町，村）から委託を受けて管理】	○○県○○郡（市）○○町（村）○○番地	

　　注）地方公共団体から委託を受けて管理する施設については，その旨を施設の名称の下に【　　】書で記載すること。

　(3) 収益業務（社会医療法人又は医療法第42条の3第1項の認定を受けた医療法人が行うことができる業務）

種　　　類	実　施　場　所	備　　考
駐車場業	○○県○○郡（市）○○町（村）○○番地	
料理品小売業	○○県○○郡（市）○○町（村）○○番地	

　(4) 当該会計年度内に社員総会又は評議員会で議決又は同意した事項
　　　　平成○○年○○月○○日　　平成○○年度決算の決定
　　　　平成○○年○○月○○日　　定款の変更
　　　　平成○○年○○月○○日　　社員の入社及び除名

　　　　平成○○年○○月○○日　　　理事，監事の選任，辞任の承認
　　　　平成○○年○○月○○日　　　平成○○年度の事業計画及び収支予算の決定
　　　　　　　〃　　　　　　　　　平成○○年度の借入金額の最高限度額の決定
　　　　　　　〃　　　　　　　　　医療機関債の発行（購入）の決定

　注）(5)，(6)については，医療機関債を発行又は購入する医療法人が記載し，(7)以下については，病院又は介護老人保健施設を開設する医療法人が記載し，診療所のみを開設する医療法人は記載しなくても差し支えないこと。

(5) 当該会計年度内に発行した医療機関債
　　注）医療機関債の発行総額，申込単位，申込期間，利率，払込期日，資金使途，償還の方法及び期限を記載すること。なお，発行要項の写しの添付に代えても差し支えない。
　　　医療機関債を医療法人が引き受けた場合には，当該医療法人名を全て明記すること。

(6) 当該会計年度内に購入した医療機関債
　　注）1．医療機関債を購入する医療法人は，医療機関債の発行により資産の取得が行われる医療機関と同一の二次医療圏内に自らの医療機関を有しており，これらの医療機関が地域における医療機能の分化・連携に資する医療連携を行っており，かつ，当該医療連携を継続することが自らの医療機関の機能を維持・向上するために必要である理由を記載すること。
　　　　2．購入した医療機関債名，発行元医療法人名，購入総額及び償還期間を記載すること。なお，契約書又は債権証書の写しの添付に代えても差し支えない。

(7) 当該会計年度内に開設（許可を含む）した主要な施設
　　　　平成○○年○○月○○日　　　○○病院開設許可（平成○○年開院予定）
　　　　平成○○年○○月○○日　　　○○診療所開設
　　　　平成○○年○○月○○日　　　訪問看護ステーション○○開設

(8) 当該会計年度内に他の法律，通知等において指定された内容
　　　　平成○○年○○月○○日　　　公害健康被害の補償等に関する法律の公害医療機関
　　　　平成○○年○○月○○日　　　小児救急医療拠点病院
　　　　平成○○年○○月○○日　　　エイズ治療拠点病院
　　注）全ての指定内容について記載しても差し支えない。

(9) その他
　　注）当該会計年度内に行われた工事，医療機器の購入又はリース契約，診療科の新設又は廃止等を記載する。（任意）

様式2

　　　　　　　　　　　　　　　　　　　　　　　　※医療法人整理番号 ☐☐☐☐

法人名 _____
所在地 _____

　　　　　　　　　　　　　財　産　目　録
　　　　　　　　　　　（平成　　年　　月　　日現在）

　　　　　1. 資　　産　　額　　　　　×××　千円
　　　　　2. 負　　債　　額　　　　　×××　千円
　　　　　3. 純　資　産　額　　　　　×××　千円

（内　訳）　　　　　　　　　　　　　　　　　　　　　　（単位：千円）

区　　　　　　　　分	金　　額
A　流　動　資　産	×××
B　固　定　資　産	×××
C　資　産　合　計　　　　（A＋B）	×××
D　負　債　合　計	×××
E　純　資　産　　　　　　（C－D）	×××

(注) 財産目録の価額は，貸借対照表の価額と一致すること。

土地及び建物について，該当する欄の☐を塗りつぶすこと。
　　　　　土　　地（☐ 法人所有　☐ 賃借　☐ 部分的に法人所有（部分的に賃借））
　　　　　建　　物（☐ 法人所有　☐ 賃借　☐ 部分的に法人所有（部分的に賃借））

様式 3-1

※医療法人整理番号 ☐☐☐☐

法人名 ＿＿＿＿＿＿＿＿＿＿＿＿＿＿＿＿＿＿＿＿
所在地 ＿＿＿＿＿＿＿＿＿＿＿＿＿＿＿＿＿＿＿＿

貸 借 対 照 表
（平成　年　月　日現在）

（単位：千円）

資 産 の 部		負 債 の 部	
科　　　　目	金　　額	科　　　　目	金　　額
Ⅰ 流 動 資 産	×××	Ⅰ 流 動 負 債	×××
現 金 及 び 預 金	×××	支 払 手 形	×××
事 業 未 収 金	×××	買 掛 金	×××
有 価 証 券	×××	短 期 借 入 金	×××
た な 卸 資 産	×××	未 払 金	×××
前 渡 金	×××	未 払 費 用	×××
前 払 費 用	×××	未 払 法 人 税 等	×××
繰 延 税 金 資 産	×××	未 払 消 費 税 等	×××
そ の 他 の 流 動 資 産	×××	繰 延 税 金 負 債	×××
Ⅱ 固 定 資 産	×××	前 受 金	×××
1 有 形 固 定 資 産	×××	預 り 金	×××
建 物	×××	前 受 収 益	×××
構 築 物	×××	〇 〇 引 当 金	×××
医 療 用 器 械 備 品	×××	そ の 他 の 流 動 負 債	×××
そ の 他 の 器 械 備 品	×××	Ⅱ 固 定 負 債	×××
車 両 及 び 船 舶	×××	医 療 機 関 債	×××
土 地	×××	長 期 借 入 金	×××
建 設 仮 勘 定	×××	繰 延 税 金 負 債	×××
そ の 他 の 有 形 固 定 資 産	×××	〇 〇 引 当 金	×××
2 無 形 固 定 資 産	×××	そ の 他 の 固 定 負 債	×××
借 地 権	×××	負 債 合 計	×××
ソ フ ト ウ ェ ア	×××	純 資 産 の 部	
そ の 他 の 無 形 固 定 資 産	×××	科　　　　目	金　　額
3 そ の 他 の 資 産	×××	Ⅰ 基 金	×××
有 価 証 券	×××	Ⅱ 積 立 金	×××
長 期 貸 付 金	×××	代 替 基 金	×××
保 有 医 療 機 関 債	×××	〇 〇 積 立 金	×××
そ の 他 長 期 貸 付 金	×××	繰 越 利 益 積 立 金	×××
役 職 員 等 長 期 貸 付 金	×××	Ⅲ 評 価 ・ 換 算 差 額 等	
長 期 前 払 費 用	×××	そ の 他 有 価 証 券 評 価 差 額 金	×××
繰 延 税 金 資 産	×××	繰 越 ヘ ッ ジ 損 益	×××
そ の 他 の 固 定 資 産	×××	純 資 産 合 計	×××
資 産 合 計	×××	負 債 ・ 純 資 産 合 計	×××

（注）1. 表中の科目について，不要な科目は削除しても差し支えないこと。また，別に表示することが適当であると認められるものについては，当該資産，負債及び純資産を示す名称を付した科目をもって，別に掲記することを妨げないこと。
　　　2. 社会医療法人及び特定医療法人については，純資産の部の基金の科目を削除すること。
　　　3. 経過措置医療法人は，純資産の部の基金の科目の代わりに出資金とするとともに，代替基金の科目を削除すること。

様式 3-2

※医療法人整理番号 □□□

法人名 ＿＿＿＿＿＿＿＿＿＿＿＿＿＿＿＿＿＿＿＿＿＿＿＿
所在地 ＿＿＿＿＿＿＿＿＿＿＿＿＿＿＿＿＿＿＿＿＿＿＿＿

貸 借 対 照 表
（平成　年　月　日現在）

（単位：千円）

資　産　の　部		負　債　の　部	
科　目	金　額	科　目	金　額
Ⅰ　流　動　資　産	×××	Ⅰ　流　動　負　債	×××
Ⅱ　固　定　資　産	×××	Ⅱ　固　定　負　債	×××
1　有　形　固　定　資　産	×××	（うち医療機関債）	×××
2　無　形　固　定　資　産	×××	負　債　合　計	×××
3　そ　の　他　の　資　産	×××	純資産の部	
（うち保有医療機関債）	×××	科　目	金　額
		Ⅰ　基　　　　　金	×××
		Ⅱ　積　立　金	×××
		（うち代替基金）	(×××)
		Ⅲ　評価・換算差額等	×××
		純　資　産　合　計	×××
資　産　合　計	×××	負債・純資産合計	×××

（注）経過措置医療法人は，純資産の部の基金の科目の代わりに出資金とするとともに，代替基金の科目を削除すること。

様式 4-1

　　　　　　　　　　　　　　　　　　　　　※医療法人整理番号 ☐☐☐☐

法人名 _____
所在地 _____

損　益　計　算　書

（自　平成　　年　　月　　日　至　平成　　年　　月　　日）

（単位：千円）

科　目	金　額	
Ⅰ　事　業　損　益		
A　本来業務事業損益		
1　事　業　収　益		×××
2　事　業　費　用		
(1) 事　業　費	×××	
(2) 本　部　費	×××	×××
本来業務事業利益		×××
B　附帯業務事業損益		
1　事　業　収　益		×××
2　事　業　費　用		×××
附帯業務事業利益		×××
C　収益業務事業損益		
1　事　業　収　益		×××
2　事　業　費　用		×××
収益業務事業利益		×××
事　業　利　益		×××
Ⅱ　事　業　外　収　益		
受　取　利　息	×××	
その他の事業外収益	×××	×××
Ⅲ　事　業　外　費　用		
支　払　利　息	×××	
その他の事業外費用	×××	×××
経　常　利　益		×××
Ⅳ　特　別　利　益		
固定資産売却益	×××	
その他の特別利益	×××	×××
Ⅴ　特　別　損　失		
固定資産売却損	×××	
その他の特別損失	×××	×××
税　引　前　当　期　純　利　益		×××
法人税・住民税及び事業税	×××	
法　人　税　等　調　整　額	×××	×××
当　期　純　利　益		×××

(注) 1. 利益がマイナスとなる場合には，「利益」を「損失」と表示すること。
　　 2. 表中の科目について，不要な科目は削除しても差し支えないこと。また，別に表示することが適当であると認められるものについては，当該事業損益，事業外収益，事業外費用，特別利益及び特別損失を示す名称を付した科目をもって，別に掲記することを妨げないこと。

様式 4-2

※医療法人整理番号 ☐☐☐☐

法人名 _____
所在地 _____

損 益 計 算 書
（自 平成　年　月　日 至 平成　年　月　日）

（単位：千円）

科　　目	金　　額
Ⅰ　事　業　損　益	
A　本来業務事業損益	
1　事　業　収　益	×××
2　事　業　費　用	×××
本来業務事業利益	×××
B　附帯業務事業損益	
1　事　業　収　益	×××
2　事　業　費　用	×××
附帯業務事業利益	×××
事　業　利　益	×××
Ⅱ　事　業　外　収　益	×××
Ⅲ　事　業　外　費　用	×××
経　常　利　益	×××
Ⅳ　特　別　利　益	×××
Ⅴ　特　別　損　失	×××
税 引 前 当 期 純 利 益	×××
法　　人　　税　　等	×××
当　期　純　利　益	×××

(注) 1. 利益がマイナスとなる場合には，「利益」を「損失」と表示すること。
　　 2. 表中の科目について，不要な科目は削除しても差し支えないこと。

様式5

※医療法人整理番号 ☐☐☐☐☐

法人名 _____
所在地 _____

関 係 事 業 者 と の 取 引 の 状 況 に 関 す る 報 告 書

(1) 法人である関係事業者

種類	名称	所在地	資産総額（千円）	事業の内容	関係事業者との関係	取引の内容	取引金額（千円）	科目	期末残高（千円）

(取引条件及び取引条件の決定方針等)

(2) 個人である関係事業者

種類	氏名	職業	関係事業者との関係	取引の内容	取引金額（千円）	科目	期末残高（千円）

(取引条件及び取引条件の決定方針等)

様式6

監 事 監 査 報 告 書

医療法人○○会
理事長　○○　○○　　殿

　私（注1）は，医療法人○○会の平成○○会計年度（平成○○年○○月○○日から平成○○年○○月○○日まで）の業務及び財産の状況等について監査を行いました。その結果につき，以下のとおり報告いたします。

監査の方法の概要
　　私たちは，理事会その他重要な会議に出席するほか，理事等からその職務の執行状況を聴取し，重要な決裁書類等を閲覧し，本部及び主要な施設において業務及び財産の状況を調査し，事業報告を求めました。また，事業報告書並びに会計帳簿等の調査を行い，計算書類，すなわち財産目録，貸借対照表及び損益計算書（注2）の監査を実施しました。

記

監査結果
(1) 事業報告書は，法令及び定款（寄附行為）に従い，法人の状況を正しく示しているものと認めます。
(2) 会計帳簿は，記載すべき事項を正しく記載し，上記の計算書類の記載と合致しているものと認めます。
(3) 計算書類は，法令及び定款（寄附行為）に従い，損益及び財産の状況を正しく示しているものと認めます。
(4) 理事の職務執行に関する不正の行為又は法令若しくは定款（寄附行為）に違反する重大な事実は認められません。

平成○○年○○月○○日
医療法人○○会
監事　○○　○○　印
監事　○○　○○　印

（注1）監査人が複数の場合には，「私たち」とする。
（注2）関係事業者との取引がある医療法人については，「財産目録，貸借対照表，損益計算書及び関係事業者との取引の内容に関する報告書」とし，社会医療法人債を発行する医療法人については，「財産目録，貸借対照表，損益計算書，純資産変動計算書，キャッシュ・フロー計算書及び附属明細表」とする。

9 附帯業務通知

医政発0527第28号
平成28年5月27日

各都道府県知事　殿

厚生労働省医政局長
（公印省略）

改正介護保険法の施行に伴う「医療法人の附帯業務について」の一部改正について

　「地域における医療及び介護の総合的な確保を推進するための関係法律の整備等に関する法律」（平成26年法律第83号）の施行に伴う介護保険法（平成9年法律第123号）の改正により，通所介護のうち小規模なものについては，地域密着型通所介護として地域密着型サービスに位置付けられる等，所要の見直しが実施されたところである。

　これに伴い，「医療法人の附帯業務について」（平成19年3月30日付医政発第0330053号）（以下「附帯業務通知」という。）の一部を別添のとおり改正することとしたので，御了知の上，適正な運用に努められたい。

　なお，本改正中「これに類するものを含む。」については，介護保険法等各種制度の改正に対応するものであり，附帯業務通知に掲げる業務に類するものでない事業については対象としていないことに留意した上で，引き続き，医療法人の適切な法人運営及び事業実施について，指導監督方お願いする。

【改正後全文】
医政発第 0330053 号
平成 19 年 3 月 30 日
最終改正　医政発 0527 第 28 号
平成 28 年 5 月 27 日

各都道府県知事　殿

厚生労働省医政局長

医療法人の附帯業務について

　昨年 6 月 21 日法律第 84 号をもって公布された良質な医療を提供する体制の確立を図るための医療法等の一部を改正する法律のうち，医療法人に関する規定については，本年 4 月 1 日から施行されることとなった。
　これに伴い，厚生労働大臣の定める医療法人が行うことができる社会福祉事業の一部を改正する件（平成 19 年厚生労働省告示第 93 号）が本年 3 月 30 日に告示され，同年 4 月 1 日から適用することとされたところである。
　本改正により，医療法（昭和 23 年法律第 205 号。以下「法」という。）第 42 条各号の医療法人が行うことができる附帯業務のうち，社会福祉事業の実施（第 7 号）及び有料老人ホームの設置（第 8 号）については，下記のとおり取り扱うこととしたので通知する。
　また，医療法人が行うことができる附帯業務を別表のとおり取りまとめたので，附帯業務の実施に関し関係主管部局及び各市町村等との連携を図り，適正な運用に努められたい。
　なお，医療法人の附帯業務に係る既往通知（別記）については，本通知で包括したため廃止する。

記

第 1　改正の趣旨
　医療サービスと福祉・住居サービスの融合により，地域における医療の重要な担い手である医療法人が必要なケアを切れ目なく提供できるよう，法第 42 条第 7 号に基づき医療法人が行うことができる社会福祉事業の範囲について必要な見直しを行うとともに，法第 42 条第 8 号に規定する老人福祉法（昭和 38 年法律第 133 号）に基づく有料老人ホームの設置を追加するものであること。

第 2　改正の内容及び留意事項
1　附帯業務の改正の内容
　医療法人の附帯業務として，次に掲げる業務を追加することとし，本年 4 月 1 日より実施するこ

とができるものとしたこと。

なお，従前「保健衛生に関する業務」（法第42条第6号）として行われてきたケアハウスに関しては，今後は法第42条第7号に基づき行われるものであること。

(1) 法第42条第7号関係

①社会福祉法（昭和26年法律第45号）第2条第2項中の以下各号に規定する第1種社会福祉事業のうち次に掲げるもの。

　　ただし，当該附帯業務（(ウ)を除く。）を行うことができるものは社会医療法人に限る。

(ア) 第1号
- 生計困難者を無料又は低額な料金で入所させて生活の扶助を行うことを目的とする施設（生活保護法（昭和25年法律第144号）に規定する保護施設である宿所提供施設を除く。）を経営する事業及び生計困難者に対して助葬を行う事業

(イ) 第2号（児童福祉法（昭和22年法律第164号）関係）
- 乳児院，母子生活支援施設，児童養護施設，知的障害児施設，知的障害児通園施設，盲ろうあ児施設，肢体不自由児施設，重症心身障害児施設，情緒障害児短期治療施設又は児童自立支援施設を経営する事業

(ウ) 第3号（老人福祉法（昭和38年法律第133号）関係）
- ケアハウス

(エ) 第3号の2（障害者の日常生活及び社会生活を総合的に支援するための法律（平成17年法律第123号）関係）
- 障害者支援施設を経営する事業

(オ) 第6号（売春防止法（昭和31年法律第118号）関係）
- 婦人保護施設を経営する事業

(カ) 第7号
- 授産施設（生活保護法に規定する保護施設である授産施設を除く。）を経営する事業及び生計困難者に対して無利子又は低利で資金を融通する事業

②社会福祉法第2条第3項各号に規定する第2種社会福祉事業のうち次に掲げるもの

(ア) 第1号
- 生計困難者に対して，その住居で衣食その他日常の生活必需品若しくはこれに要する金銭を与え，又は生活に関する相談に応ずる事業

(イ) 第2号（児童福祉法関係）
- 児童自立生活援助事業又は放課後児童健全育成事業
- 子育て短期支援事業
- 助産施設又は児童厚生施設を経営する事業
- 児童の福祉の増進について相談に応ずる事業

(ウ) 第3号（母子及び寡婦福祉法（昭和39年法律第129号）関係）
- 母子家庭等日常生活支援事業又は寡婦日常生活支援事業及び母子福祉施設を経営する事

　　　　業
　（エ）第 4 号（老人福祉法関係）
　　　・老人福祉センターを経営する事業
　（オ）第 5 号（身体障害者福祉法（昭和 24 年法律第 283 号）関係）
　　　・身体障害者生活訓練等事業，手話通訳事業又は介助犬訓練事業若しくは聴導犬訓練事業
　　　・身体障害者福祉センター，補装具製作施設，盲導犬訓練施設又は視聴覚障害者情報提供施設を経営する事業
　　　・身体障害者の更生相談に応ずる事業
　（カ）第 6 号（知的障害者福祉法（昭和 35 年法律第 37 号）関係）
　　　・知的障害者の更生相談に応ずる事業
　（キ）第 8 号
　　　・生計困難者のために，無料又は低額な料金で，簡易住宅を貸し付け，又は宿泊所その他の施設を利用させる事業
　（ク）第 11 号
　　　・隣保事業（隣保館等の施設を設け，無料又は低額な料金でこれを利用させることその他その近隣地域における住民の生活の改善及び向上を図るための各種の事業を行うものをいう。）
　（ケ）第 12 号
　　　・福祉サービス利用援助事業（精神上の理由により日常生活を営むのに支障がある者に対して，無料又は低額な料金で，福祉サービス（社会福祉法第 2 条第 2 項各号及び第 3 項第 1 号から第 11 号の事業において提供されるものに限る。以下この号において同じ。）の利用に関し相談に応じ，及び助言を行い，並びに福祉サービスの提供を受けるために必要な手続又は福祉サービスの利用に要する費用の支払に関する便宜を供与することその他の福祉サービスの適切な利用のための一連の援助を一体的に行う事業をいう。）
　（コ）第 13 号
　　　・社会福祉法第 2 条第 2 項各号及び第 3 項第 1 号から第 12 号までの事業に関する連絡又は助成を行う事業

(2) 法第 42 条第 8 号関係
老人福祉法第 29 条第 1 項に基づく有料老人ホームの設置

2　留意事項
　新たに 1 に掲げる事業を医療法人（(1) の①に掲げる事業（(ウ) を除く。) は社会医療法人に限る。）が行う場合にあっては，法第 50 条第 1 項の規定に基づき定款又は寄附行為（以下「定款等」という。）の変更が必要であること。
　なお，定款等の変更に当たっては，老人福祉法又は社会福祉法その他個別法で定められた所定の手続については，定款等の変更の認可後に行うこと。ただし，これらの手続を並行して行う場合は，

各手続の進捗状況に伴い定款等の変更の認可日が後れることはやむを得ないこと。
　また，組合等登記令（昭和39年政令第29号）第6条第1項の規定により，変更の登記が行われた際は，医療法施行令（昭和23年政令第326号）第5条の12の規定により変更の登記の届出が適切に行われるものであること。

（別　記）
○老人訪問看護事業を行う医療法人について
　（平成4年3月31日指第29号）
○医療法人の付帯業務に係る軽費老人ホーム（ケアハウス）の設置及び運営について
　（平成6年2月7日指第9号）
○訪問看護事業を行う医療法人について
　（平成6年9月9日指第62号）
○介護保険法の施行に係る医療法人の附帯業務の取扱い等について
　（平成11年6月23日指第46号）
○介護保険法の施行に係る医療法人の附帯業務の取扱い等について
　（平成11年7月15日事務連絡）
○医療法人の附帯業務の拡大について
　（平成16年3月31日医政発第0331007号）
○医療法人の附帯業務の拡大について
　（平成17年3月30日医政発第0330002号）
○医療法人の附帯業務の見直しについて
　（平成18年3月31医政発第0331001号）
○医療法人の附帯業務の見直しについて
　（平成18年9月29日医政発第0929008号）

(別　表)

医療法人の附帯業務について

　医療法人は，その開設する病院，診療所又は介護老人保健施設の業務に支障のない限り，定款又は寄附行為の定めるところにより，次に掲げる業務（これに類するものを含む。）の全部又は一部を行うことができる。（医療法第42条各号）

　なお，附帯業務を委託すること，又は本来業務を行わず，附帯業務のみを行うことは医療法人の運営として不適当であること。

医療法第42条

第1号　医療関係者の養成又は再教育
- 看護師，理学療法士，作業療法士，柔道整復師，あん摩マッサージ指圧師，はり師，きゆう師その他医療関係者の養成所の経営。
- 後継者等に学費を援助し大学（医学部）等で学ばせることは医療関係者の養成とはならないこと。
- 医師，看護師等の再研修を行うこと。

第2号　医学又は歯学に関する研究所の設置
- 研究所の設置の目的が定款等に規定する医療法人の目的の範囲を逸脱するものではないこと。

第3号　医療法第39条第1項に規定する診療所以外の診療所の開設
- 巡回診療所，医師又は歯科医師が常時勤務していない診療所（例えば，へき地診療所）等を経営すること。

第4号　疾病予防のために有酸素運動（継続的に酸素を摂取して全身持久力に関する生理機能の維持又は回復のために行う身体の運動をいう。）を行わせる施設であって，診療所が附置され，かつ，その職員，設備及び運営方法が厚生労働大臣の定める基準に適合するものの設置（疾病予防運動施設）
- 附置される診療所については，
  ①診療所について，医療法第12条の規定による管理免除又は2か所管理の許可は原則として与えないこと。
  ②診療所と疾病予防運動施設の名称は，紛らわしくないよう，別のものを用いること。
  ③既設の病院又は診療所と同一の敷地内又は隣接した敷地に疾病予防運動施設を設ける場合にあっては，当該病院又は診療所が疾病予防運動施設の利用者に対する適切な医学的管理を行うことにより，新たに診療所を設けなくともよいこと。
  ※「厚生労働大臣の定める基準」については，平成4年7月1日厚生省告示第186号を参照すること。

第5号　疾病予防のために温泉を利用させる施設であって，有酸素運動を行う場所を有し，かつ，その職員，設備及び運営方法が厚生労働大臣の定める基準に適合するものの設置（疾病予

防温泉利用施設）
- 温泉とは温泉法（昭和23年法律125号）第2条第1項に規定するものであること。
- 疾病予防のために温泉を利用させる施設と提携する医療機関は，施設の利用者の健康状態の把握，救急時等の医学的処置等を行うことのできる体制になければならないこと。

※「厚生労働大臣の定める基準」については，平成4年7月1日厚生省告示第186号を参照すること。

|第6号| 保健衛生に関する業務

- 保健衛生上の観点から行政庁が行う規制の対象となる業務の全てをいうのではなく，次のⅠ，Ⅱに記載される業務であること。

Ⅰ．直接国民の保健衛生の向上を主たる目的として行われる以下の業務であること。
① 薬局
② 施術所（あん摩マッサージ指圧師，はり師，きゅう師等に関する法律，柔道整復師法に規定するもの。）
③ 衛生検査所（臨床検査技師，衛生検査技師等に関する法律に規定するもの。）
④ 介護福祉士養成施設（社会福祉士及び介護福祉士法に規定するもの。）
⑤ 介護職員養成研修事業（地方公共団体の指定を受けて実施するもの。）
⑥ 難病患者等居宅生活支援事業（地方公共団体の委託を受けて実施するもの。）
⑦ 介護保険法に規定する訪問介護，通所介護，通所リハビリテーション，短期入所生活介護，短期入所療養介護，地域密着型通所介護，認知症対応型通所介護，小規模多機能型居宅介護，介護予防訪問介護，介護予防通所介護，介護予防通所リハビリテーション，介護予防短期入所生活介護，介護予防短期入所療養介護，介護予防認知症対応型通所介護，介護予防小規模多機能型居宅介護，複合型サービス（小規模多機能型居宅介護及び訪問看護の組合せに限る。），第1号訪問事業若しくは第1号通所事業又は障害者の日常生活及び社会生活を総合的に支援するための法律にいう障害福祉サービス事業，一般相談支援事業，特定相談支援事業，移動支援事業，地域活動支援センター若しくは福祉ホームにおける事業と連続して，又は一体としてなされる有償移送行為であって次に掲げるもの。

　ア　道路運送法（昭和26年法律第183号）第4条第1項の規定による一般旅客自動車運送事業
　イ　道路運送法第43条第1項の規定による特定旅客自動車運送事業
　ウ　道路運送法第78条第3号又は第79条の規定による自家用有償旅客運送等
　　※介護保険サービス，障害福祉サービスとの関連性が求められ，保険給付の対象とはならず実費徴収の対象となる業務であること。例えば，「乗降介助」の際の移送事業部分の実費徴収，通所サービス等における遠隔地からの送迎費の実費徴収などについて，道路運送法の規定により許可を得て行う業務であること。
　　※道路運送法の許可を得ずに介護保険サービス又は障害福祉サービスの対象となる移送事業を行うことはできないこと。

※いわゆる「介護タクシー」のように旅行や買い物といった介護保険サービス，障害福祉サービスとの関連性を有しない業務は当該有償移送行為に該当せず，医療法人の附帯業務ではないこと。

⑧介護保険法にいう居宅サービス事業，居宅介護支援事業，介護予防サービス事業，介護予防支援事業，地域密着型サービス事業，地域支援事業，保健福祉事業，指定市町村事務受託法人の受託事務及び指定都道府県事務受託法人の受託事務のうち，別添において「保健衛生に関する業務」とするもの。

⑨助産所（改正法第2条に規定するもの。）

⑩歯科技工所（歯科技工士法に規定するもの。）

⑪福祉用具専門相談員指定講習（介護保険法施行令に規定するもの。）

⑫高齢者の居住の安定確保に関する法律（平成23年法律第32号）第5条に規定するサービス付き高齢者向け住宅の設置。ただし，都道府県知事の登録を受けたものに限る。

※1　高齢者の居住の安定確保に関する法律等の一部を改正する法律（平成23年法律第74号。以下「改正法」という。）の施行の際現に改正法による改正前の高齢者の居住の安定確保に関する法律（平成13年法律第26号）第4条に規定する高齢者円滑入居賃貸住宅の登録を受けている高齢者専用賃貸住宅であって，医療法人が設置しているものについては，改正法の施行後も，その要件を継続して満たし，その居住者に対し，次に掲げるいずれかのサービスの提供を継続的に行うことを約しているものに限り，当面の間，医療法人が設置することができるものとすること。

(1) 居住者に対する生活指導や相談に応じるサービス

(2) 居住者の安否を定期的に確認するサービス

(3) 居住者の容体急変時における応急措置，医療機関への通報等の緊急時対応サービス

※2　高齢者の居住の安定確保に関する法律の一部を改正する法律（平成21年法律第38号。以下「平成21年改正法」という。）附則第1条第1号に掲げる規定の施行の際現に平成21年改正法による改正前の高齢者の居住の安定確保に関する法律第4条に規定する高齢者円滑入居賃貸住宅の登録を受けている高齢者専用賃貸住宅であって，医療法人が設置しているものについては，平成21年改正法附則第4条第1項の規定により登録の効力が失われた場合であっても，その要件を継続して満たし，上記(1)から(3)までに掲げるいずれかのサービスの提供を継続的に行うことを約しているものに限り，当面の間，医療法人が設置することができるものとすること。

※3　※1及び※2については，賃貸住宅の戸数を増やしてはならない。

⑬労働者派遣事業の適正な運営の確保及び派遣労働者の保護等に関する法律（昭和60年法律第88号。以下「労働者派遣法」という。）第4条第1項第3号及び労働者派遣事業の適正な運営の確保及び派遣労働者の保護等に関する法律施行令（昭和61年政令第95号。以下「労働者派遣法施行令」という。）第2条第1項の規定により派遣労働者に従

事させることが適当でないと認められる業務から除外されている労働者派遣で次に掲げるもの。
(1) 労働者派遣法施行令第2条第1項各号に掲げる業務
　ア　労働者派遣法第2条第4号に掲げる紹介予定派遣をする場合
　イ　労働者派遣法第40条の2第1項第4号又は第5号に該当する場合
　ウ　労働者派遣法施行令第2条第1項各号に規定する施設又は居宅以外の場所で行う場合
(2) 労働者派遣法施行令第2条第1項第1号に掲げる業務
　エ　派遣労働者の就業の場所が労働者派遣法施行令第2条第2項に規定するへき地にある場合
　オ　派遣労働者の就業の場所が地域における医療の確保のためには労働者派遣法施行令第2条第1項第1号に掲げる業務に業として行う労働者派遣により派遣労働者を従事させる必要があると認められるものとして労働者派遣事業の適正な運営の確保及び派遣労働者の保護等に関する法律施行規則（昭和61年労働省令第20号）第1条第1項各号に掲げる場所（へき地にあるものを除く。）である場合（ただし，医療法施行規則（昭和23年厚生省令第50号）第30条の33の12第2項により，業として労働者派遣を行うことができる医療法人は，病院又は診療所を開設する医療法人に限る。）

⑭障害者の日常生活及び社会生活を総合的に支援するための法律第77条に規定する地域生活支援事業として実施する日中一時支援事業（地方公共団体の委託又は補助を受けて実施するもの。）

⑮障害者の雇用の促進等に関する法律（昭和35年法律第123号）第34条に規定する障害者就業・生活支援センター

⑯健康保険法（大正11年法律第70号）第88条第1項に規定する訪問看護事業

⑰学校教育法（昭和23年法律第26号）第1条に規定する学校，同法第124条に規定する専修学校及び同法第134条第1項に規定する各種学校並びに児童福祉法（昭和22年法律第164号）第39条第1項に規定する保育所及び同法第59条第1項に規定する施設のうち，同法第39条第1項に規定する業務を目的とするもの（以下，「認可外保育施設」という。）において，障害のある幼児児童生徒に対し，看護師等が行う療養上の世話又は必要な診療の補助を行う事業
　※病院又は診療所によるものは，医療法人の本来業務に該当すること。

⑱認可外保育施設であって，地方公共団体がその職員，設備等に関する基準を定め，当該基準に適合することを条件としてその運営を委託し，又はその運営に要する費用を補助するもの。

⑲医療法人の開設する病院又は診療所の医師が栄養・食事の管理が必要と認める患者であって，
　・当該医療法人が開設する病院若しくは診療所に入院していた者若しくは通院している

　　　　　　者,
　　　・又は当該医療法人が開設する病院,診療所若しくは訪問看護ステーションから訪問診療
　　　　若しくは訪問看護を受けている者に対して,当該医療法人が配食を行うもの。
　　　　※なお,例えば3年前に入院して現在は受診していないような者は対象外となること。
　⑳児童福祉法（昭和22年法律第164号）第6条の3第9項に規定する家庭的保育事業,
　　同条第11項に規定する居宅訪問型保育事業及び同条第12項に規定する事業所内保育事
　　業。
　　　※事業所内保育事業に限っては委託する場合も認めること。
　Ⅱ．国際協力等の観点から,海外における医療の普及又は質の向上に資する以下の業務で
　　あること。
　㉑海外における医療施設の運営に関する業務
　　　※当該業務を実施するに当たり必要な現地法人への出資も可能とすること。その際,出
　　　　資の価額は,繰越利益積立金の額の範囲内とする。
　　　※具体的な運用に当たっては,「医療法人の国際展開に関する業務について」（平成26
　　　　年医政発0319第5号厚生労働省医政局長通知）を参照すること。

|第7号|　社会福祉法第2条第2項及び第3項に掲げる事業のうち厚生労働大臣が定めるものの実施
　　　　※平成10年2月9日厚生省告示第15号及び本通知の別添を参照すること。
　　　　※就学前の子どもに関する教育,保育等の総合的な提供の推進に関する法律（平成18
　　　　　年法律第77号）第3条第2項第2号の認定こども園（ただし,保育所型のみ。）の運
　　　　　営は,上記告示の第1項第2号ハに包括されること。

|第8号|　有料老人ホームの設置（老人福祉法に規定するもの。）

留意事項

1．役職員への金銭等の貸付は,附帯業務ではなく福利厚生として行うこと。この場合,全役職員を対象とした貸付に関する内部規定を設けること。
2．医療従事者の養成施設に通う学生への奨学金の貸付は,医療法人が開設する医療施設の医療従事者確保の目的の範囲内において,奨学金の貸付に関する内部規定を設けるなど適切に行われる限り,差し支えないこと。
3．第7号については,社会医療法人のみに認められるものがあること。
4．定款等の変更認可申請とは別に,個別法で定められた所定の手続（許認可,届出等）を要する場合があること。この場合,個別法の手続の前に定款等の変更認可申請をする必要があるが,手続を並行して行う場合は,各手続の進捗状況に伴い,定款等の変更認可日が後れることは,やむを得ないこと。

(別添)

○社会福祉法に基づく社会福祉事業の位置付け

- 「医療法人」欄の説明…「○」は全医療法人が対象，「●」は社会医療法人のみが対象
- 「区分」欄の説明…「本来」とは本来業務，「告示」とは平成10年厚生省告示第15号，「保健」とは保健衛生に関する業務，「空欄」は医療法人が行えないことを示す。

社会福祉法	各 法	事業名，施設名等	介護保険法制度におけるサービス・事業等		医療法人	区分	備 考
第一種社会福祉事業	生活保護法	救護施設					
		更生施設					
		生計困難者を無料又は低額な料金で入所させて生活の扶助を行うことを目的とする施設			●	告示	生活保護法上の保護施設である宿所提供施設を除く。
		生計困難者に対する助葬			●	告示	
	児童福祉法	乳児院			●	告示	
		母子生活支援施設			●	告示	
		児童養護施設			●	告示	
		障害児入所施設			●	告示	※1. 児童福祉法上の指定を受けること。 ※2. 定款等の変更手続は，原則として都道府県の指定を受ける前に行うことが必要であるが，指定手続と定款等の変更手続を並行して行う場合は，手続の進捗状況に伴い，定款等の変更可日が後れることはやむを得ないこと。
		情緒障害児短期治療施設			●	告示	
		児童自立支援施設			●	告示	
	老人福祉法	養護老人ホーム					
		特別養護老人ホーム	施設サービス	介護福祉施設サービス			
		軽費老人ホーム（注）		○		告示	（注）ケアハウスのみ可
	障害者の日常生活及び社会生活を総合的に支援するための法律	障害者支援施設			●	告示	
	売春防止法	婦人保護施設			●	告示	
		授産施設			●	告示	生活保護法上の保護施設である授産施設を除く。
		生計困難者に対して無利子又は低利で資金を融通する事業			●	告示	都道府県社会福祉協議会が行っている生活福祉資金貸付事業等であって，社会福祉法による手続を経た事業
第二種社会福祉事業		生計困難者に対する金銭等供与			○	告示	
		生計困難者に対する生活相談			○	告示	
	生活困窮者自立支援法	認定生活困窮者就労訓練事業			○	告示	
	児童福祉法	障害児通所支援事業			○	告示	
		障害児相談支援事業			○	告示	
		児童自立生活援助事業			○	告示	
		放課後児童健全育成事業			○	告示	
		子育て短期支援事業			○	告示	
		乳児家庭全戸訪問事業			○	告示	
		養育支援訪問事業			○	告示	
		地域子育て支援拠点事業			○	告示	
		一時預かり事業			○	告示	
		小規模住居型児童養育事業			○	告示	
		小規模保育事業			○	告示	

	児童福祉法	病児保育事業			○	告示	
		子育て援助活動支援事業			○	告示	
		助産施設			○	告示	
		保育所			○	告示	
		児童厚生施設			○	告示	
		児童家庭支援センター			○	告示	
		児童の福祉増進相談事業			○	告示	
	就学前の子どもに関する教育,保育等の総合的な提供の推進に関する法律	幼保連携型認定こども園を経営する事業			○	告示	
	母子及び父子並びに寡婦福祉法	母子家庭日常生活支援事業			○	告示	
		父子家庭日常生活支援事業			○	告示	
		寡婦日常生活支援事業			○	告示	母子及び父子並びに寡婦福祉法の母子家庭日常生活支援事業又は父子家庭生活支援事業を附帯業務として行っている場合に限る。
		母子・父子福祉施設			○	告示	
第二種社会福祉事業	老人福祉法	老人居宅介護等事業	居宅サービス事業	訪問介護	○	告示	※3. それぞれ各サービスを行う事業所ごとに介護保険法上の事業者としての指定,介護予防・日常生活支援総合事業に係る委託,又は,老人福祉法上の市町村からの委託が必要。 ※4. 事業者としての指定を受け,既に附帯業務として定款に記載された事業所で,新たに同じ事業を実施する場合は定款等の変更は不要であること。 例　指定居宅サービス事業の指定を受けた事業所で新たに居宅サービス事業を行う場合（別の事業所の場合は,当該事業所における指定を受け,定款等の変更が必要。） ※5. 定款等の変更認可申請手続は,原則として都道府県における事業者の指定,又は市町村の委託を受ける前に行うことが必要であるが,指定（委託）手続と定款等の変更手続を並行して行う場合は,手続の進捗状況に伴い,定款等の変更認可日が後れることはやむを得ないこと。
			地域密着型サービス事業	定期巡回・随時対応型訪問介護看護			
				夜間対応型訪問介護			
			介護予防サービス事業	介護予防訪問介護			
		介護予防・日常生活支援総合事業	第1号訪問事業（老人福祉法施行規則第1条の2に規定するものに限る。）				
		老人デイサービス事業	居宅サービス事業	通所介護	○	告示	
			地域密着型サービス事業	認知症対応型通所介護			
			介護予防サービス事業	介護予防通所介護			
			地域密着型介護予防サービス事業	介護予防認知症対応型通所介護			
		介護予防・日常生活支援総合事業	第1号通所事業（老人福祉法施行規則第1条の3の2に規定するものに限る。）				
		老人短期入所事業	居宅サービス事業	短期入所生活介護	○	告示	
			介護予防サービス事業	介護予防短期入所生活介護			

第二種社会福祉事業	老人福祉法	小規模多機能型居宅介護事業	地域密着型サービス事業	小規模多機能型居宅介護	○	告示
			地域密着型介護予防サービス事業	介護予防小規模多機能型居宅介護	○	告示
		認知症対応型老人共同生活援助事業	地域密着型サービス事業	認知症対応型共同生活介護	○	告示
			地域密着型介護予防サービス事業	介護予防認知症対応型共同生活介護	○	告示
		複合型サービス福祉事業	地域密着型サービス事業	複合型サービス（小規模多機能型居宅介護及び訪問看護の組合せに限る。）	○	告示
		老人デイサービスセンター			○	告示
		老人短期入所施設			○	告示
		老人福祉センター			○	告示
		老人介護支援センター			○	告示
	障害者の日常生活及び社会生活を総合的に支援するための法律	障害福祉サービス事業			○	告示 ※6. 障害福祉サービスの種類及び事業を行う事業所ごとに事業者としての指定が必要。定款等の変更手続は※2参照
		一般相談支援事業			○	告示 ※7. 事業を行う事業所ごとに指定が必要。定款等の変更手続は※2参照
		特定相談支援事業			○	告示
		移動支援事業			○	告示
		地域活動支援センター			○	告示
		福祉ホーム			○	告示
	身体障害者福祉法	身体障害者生活訓練等事業			○	告示
		手話通訳事業			○	告示
		介助犬訓練事業			○	告示
		聴導犬訓練事業			○	告示
		身体障害者福祉センター			○	告示
		補装具製作施設			○	告示
		盲導犬訓練施設			○	告示
		視聴覚障害者情報提供施設			○	告示
		身体障害者の更生相談事業			○	告示
	知的障害者福祉法	知的障害者の更生相談事業			○	告示
		生計困難者のための無料・低額簡易住宅貸付			○	告示
		生計困難者のための無料・低額宿泊所等			○	告示
		生計困難者のための無料・低額診療			○	本来
		生計困難者のための無料・低額介護老人保健施設			○	本来 介護保険法上の介護老人保健施設
		隣保事業			○	告示
		福祉サービス利用援助事業			○	告示
		前項各号及び前各号の事業に関する連絡又は助成			○	告示

○介護保険法に基づく各事業の位置付け

※「区分」欄の説明…「本来」とは本来業務,「保健」とは保健衛生に関する業務,「空欄」は医療法人が行えないことを示す。

社会福祉法	各法	事業名,施設名等	介護保険法		区分	備　考
社会福祉事業以外		居宅サービス事業	訪問入浴介護		保健	
			訪問看護（訪問看護ステーションに限る。）		保健	
			訪問看護（訪問看護ステーションを除く。）		本来	
			訪問リハビリテーション		本来	
			居宅療養管理指導（訪問看護ステーションに限る。）		保健	
			居宅療養管理指導（訪問看護ステーションを除く。）		本来	
			通所リハビリテーション		本来	
			短期入所療養介護		本来	
			特定施設入居者生活介護（注）		保健	（注）介護保険法上の該当施設の内,医療法上附帯業務として認められる施設に限る。
			福祉用具貸与		保健	
			特定福祉用具販売		保健	
		居宅介護支援事業			保健	
		介護予防サービス事業	介護予防訪問入浴介護		保健	
			介護予防訪問看護（訪問看護ステーションに限る。）		保健	
			介護予防訪問看護（訪問看護ステーションを除く。）		本来	
			介護予防訪問リハビリテーション		本来	
			介護予防居宅療養管理指導（訪問看護ステーションに限る。）		保健	
			介護予防居宅療養管理指導（訪問看護ステーションを除く。）		本来	
			介護予防通所リハビリテーション		本来	
			介護予防短期入所療養介護		本来	
			介護予防特定施設入居者生活介護（注）		保健	（注）介護保険法上の該当施設の内,医療法上附帯業務として認められる施設に限る。
			介護予防福祉用具貸与		保健	
			特定介護予防福祉用具販売		保健	
		介護予防支援事業			保健	
		地域密着型サービス事業	地域密着型特定施設入居者生活介護（注）		保健	（注）介護保険法上の該当施設の内,医療法上附帯業務として認められる施設に限る。
			地域密着型介護老人福祉施設入所者生活介護			

社会福祉事業以外			地域支援事業（注）	介護予防・日常生活支援総合事業	第1号訪問事業	保健	※8. 市町村から指定又は委託を受けて行う場合のみ可（委託事業の実施に当たり，医療法人の非営利性に留意するとともに，条例及び委託契約書の内容に違反，抵触することがないこと。） 　また，指定又は委託を受ける市町村名及び具体的な事業名称を定款等に記載する必要があること（例：○○市の委託を受けて行う○○事業（介護保険法にいう包括的支援事業）） ※9. 定款等の変更手続は，原則として市町村の指定又は委託を受ける前に行うことが必要であるが，指定又は委託の手続と定款等の変更手続を並行して行う場合は，手続の進捗状況に伴い，定款等の変更認可日が遅れることはやむを得ないこと。
					第1号通所事業		
					第1号生活支援事業		
					第1号介護予防支援事業		
					一般介護予防事業		
				包括的支援事業	総合相談支援事業		
					権利擁護事業		
					包括的・継続的ケアマネジメント事業		
					在宅医療介護連携推進事業		
					生活支援等体制整備等事業		
					認知症総合支援事業		
				任意事業			
			保健福祉事業（注）			保健	※8，※9と同じ扱い
			施設サービス	介護保健施設サービス		本来	
				介護療養施設サービス			
			指定市町村事務受託法人の受託事務			保健	※10. 委託を受ける都道府県又は市町村名及び具体的な事務名称を定款等に記載する必要があること（例：○○県（市）の委託を受けて行う○○事務） ※11. 定款等の変更認可申請手続は，原則として都道府県における法人の指定を受ける前に行うことが必要であるが，指定手続と定款等の変更手続を並行して行う場合は，手続の進捗状況に伴い，定款等の変更認可日が後れることはやむを得ないこと。なお，介護保険法で別に規定する指定居宅介護支援事業者等が市町村の委託を受けて行う，要介護及び要支援認定の更新並びに，要介護及び要支援状態区分の変更の認定に係る調査は，その指定居宅介護支援事業者等の業務に付随するものとする。
			指定都道府県事務受託法人の受託事務				

10 計算関係通知

医政発 0420 第 7 号
平成 28 年 4 月 20 日

各都道府県知事　殿

厚生労働省医政局長
（公　印　省　略）

医療法人の計算に関する事項について

　平成27年9月28日に公布された「医療法の一部を改正する法律」（平成27年法律第74号。以下「改正法」という。）及び本日公布された「医療法施行規則及び厚生労働省の所管する法令の規則に基づく民間事業者等が行う書面の保存等における情報通信の技術の利用に関する省令の一部を改正する省令」（平成28年厚生労働省令第96号。以下「改正規則」という。）により，医療法（昭和23年法律第205号。以下「法」という。）及び医療法施行規則（昭和23年厚生省令第50号。以下「規則」という。）が改正され，医療法人の計算に関する規定が整備され，いずれも平成29年4月2日から施行されるところである。

　また，「医療法人会計基準」（平成28年厚生労働省令第95号。以下「会計基準」という。）についても本日公布され，同じく平成29年4月2日から施行されるところとなり，同日以後に開始する会計年度に係る会計について適用される。

　これらの施行にあたって，医療法人の計算に関する事項の留意事項について下記のとおり整理し，地方自治法（昭和22年法律第67号）第245条の4第1項の規定に基づく技術的助言として通知するので，御了知のうえ，適正な運用に努めるとともに，所管の医療法人に対して周知されるようお願いしたい。

記

第1　会計基準，外部監査及び公告について
1　会計基準の適用及び外部監査の実施が義務付けられる医療法人の基準について（法第51条第2項及び第5項関係）
　(1) 法第51条第2項の「厚生労働省令で定める基準」とは規則第33条の2であり，具体的には次のとおりであること。
　　①医療法人（社会医療法人を除く。）について

貸借対照表の負債の部に計上した額の合計額が50億円以上又は損益計算書の事業収益の部に計上した額の合計額が70億円以上であること。
　②社会医療法人について
　　イ　貸借対照表の負債の部に計上した額の合計額が20億円以上又は損益計算書の事業収益の部に計上した額の合計額が10億円以上であること
　　ロ　社会医療法人債を発行していること。

(2)　(1)の①及び②ともに，最終会計年度（当該会計年度に係る法第51条第1項に規定する事業報告書等につき同条第6項の承認を受けた場合における直近の会計年度のうち最も遅いもの）に係る合計額をいうこと。

(3)　会計基準を適用する医療法人が作成する書類は，別紙「作成及び公告が必要な書類について」により確認すること。

2　監査について（法第51条第5項及び第6項，規則第33条の2の3及び第33条の2の5関係）
(1)　監事の監査報告書について
　①監事の監査報告書の内容について
　　イ　監事の監査の方法及びその内容
　　ロ　財産目録，貸借対照表及び損益計算書が法令に準拠して作成されているかどうかについての意見
　　ハ　監査のために必要な調査ができなかったときは，その旨及びその理由
　　ニ　監事の監査報告書を作成した日
　②監査報告書の通知期限
　　　監事は次に掲げる日のいずれか遅い日までに理事に対し，監事の監査報告書の内容を通知しなければならないこと。
　　イ　事業報告書等を受領した日から4週間を経過した日
　　ロ　理事及び監事が合意により定めた日があるときは，その日

(2)　公認会計士等の監査報告書について
　①公認会計士等の監査報告書の内容について
　　イ　公認会計士等の監査の方法及びその内容
　　ロ　事業報告書等が法令に準拠して作成されているかどうかについての意見
　　ハ　ロの意見がないときは，その旨及びその理由
　　ニ　追記情報
　　　追記情報とは，次の事項その他の事項のうち，公認会計士等の判断に関して説明を付す必要がある事項又は財産目録，貸借対照表及び損益計算書の内容のうち強調する必要がある事項

　　　　・正当な理由による会計方針の変更
　　　　・重要な偶発事象
　　　　・重要な後発事象
　　ホ　公認会計士等の監査報告書を作成した日
　②公認会計士等の監査報告書の通知期限
　　　公認会計士等は，次に掲げる日のいずれか遅い日までに，理事及び監事に対し，監査報告書の内容を通知しなければならないこと。
　　イ　財産目録，貸借対照表及び損益計算書を受領した日から4週間を経過した日
　　ロ　理事，監事及び公認会計士等が合意により定めた日があるときは，その日
　　　財産目録，貸借対照表及び損益計算書については，理事及び監事が公認会計士等の監査報告書の内容の通知を受けた日に，公認会計士等の監査を受けたものとすること。
　　　また，公認会計士等が通知をすべき日までに監査報告書の内容の通知をしない場合には，当該通知をすべき日に，財産目録，貸借対照表及び損益計算書については，公認会計士等の監査を受けたものとみなすこと。

　(3) 監査を受けた事業報告書等は理事会の承認を受けなければならないこと。また，理事会の承認を受けた事業報告書等は社員総会又は評議員会に提出し，その承認を受けなければならないこと。

3　事業報告書等の公告について（法第51条の3関係）
　(1) 法第51条の3の規定に基づく事業報告書等（貸借対照表及び損益計算書に限る。）を公告しなければならない医療法人とは，1の(1)の①の医療法人及び全ての社会医療法人であること。

　(2) 公告を義務付けられる事業報告書等とは，施行日以降に開始する会計年度に係る貸借対照表及び損益計算書（会計基準を適用している場合は注記も含む。）に限ること。

　(3) 公告の方法は，次のいずれかの方法によること。
　　①官報に掲載する方法
　　②日刊新聞紙に掲載する方法
　　③電子公告（ホームページ）

　(4) ③の方法により公告をする場合には，貸借対照表及び損益計算書を承認した社員総会又は評議員会の終結の日後3年を経過する日までの間，継続して公告する必要があること。

第2　関係事業者に関する事項について
1　関係事業者について（法第51条第1項関係）
　　法第51条第1項に定める関係事業者とは，当該医療法人と(2)に掲げる取引を行う場合における(1)に掲げる者をいうこと。

(1) (2)に掲げる取引を行う者
　①当該医療法人の役員又はその近親者（配偶者又は二親等内の親族）
　②当該医療法人の役員又はその近親者が代表者である法人
　③当該医療法人の役員又はその近親者が株主総会，社員総会，評議員会，取締役会，理事会の議決権の過半数を占めている法人
　④他の法人の役員が当該医療法人の社員総会，評議員会，理事会の議決権の過半数を占めている場合の他の法人
　⑤③の法人の役員が他の法人（当該医療法人を除く。）の株主総会，社員総会，評議員会，取締役会，理事会の議決権の過半数を占めている場合の他の法人

(2) 当該医療法人と行う取引
　①事業収益又は事業費用の額が，1千万円以上であり，かつ当該医療法人の当該会計年度における事業収益の総額（本来業務事業収益，附帯業務事業収益及び収益業務事業収益の総額）又は事業費用の総額（本来業務事業費用，附帯業務事業費用及び収益業務事業費用の総額）の10パーセント以上を占める取引
　②事業外収益又は事業外費用の額が，1千万円以上であり，かつ当該医療法人の当該会計年度における事業外収益又は事業外費用の総額の10パーセント以上を占める取引
　③特別利益又は特別損失の額が，1千万円以上である取引
　④資産又は負債の総額が，当該医療法人の当該会計年度の末日における総資産の1パーセント以上を占め，かつ1千万円を超える残高になる取引
　⑤資金貸借，有形固定資産及び有価証券の売買その他の取引の総額が，1千万円以上であり，かつ当該医療法人の当該会計年度の末日における総資産の1パーセント以上を占める取引
　⑥事業の譲受又は譲渡の場合，資産又は負債の総額のいずれか大きい額が，1千万円以上であり，かつ当該医療法人の当該会計年度の末日における総資産の1パーセント以上を占める取引

2　関係事業者との取引に関する報告について
　(1) 報告内容について
　　関係事業者との取引に関する報告については，次に掲げる事項を関係事業者ごとに記載しなければならない。
　　①当該関係事業者が法人の場合には，その名称，所在地，直近の会計期末における総資産額及び事業の内容
　　②当該関係事業者が個人の場合には，その氏名及び職業
　　③当該医療法人と関係事業者との関係
　　④取引の内容
　　⑤取引の種類別の取引金額
　　⑥取引条件及び取引条件の決定方針
　　⑦取引により発生した債権債務に係る主な科目別の期末残高

⑧取引条件の変更があった場合には，その旨，変更の内容及び当該変更が計算書類に与えている影響の内容

ただし，関係事業者との間の取引のうち，次に定める取引については，報告を要しない。

　　イ　一般競争入札による取引並びに預金利息及び配当金の受取りその他取引の性格からみて取引条件が一般の取引と同様であることが明白な取引
　　ロ　役員に対する報酬，賞与及び退職慰労金の支払い

「医療法人における事業報告書等の様式について」（平成19年3月30日医政指発第0330003号）において示されている様式に沿って報告すること。なお，会計基準を適用している場合については，「医療法人会計基準適用上の留意事項並びに財産目録，純資産変動計算書及び附属明細表の作成方法に関する運用指針」（平成28年4月20日医政発0420第5号）の関係事業者に関する注記例と同一の様式であることを申し添える。

(2) 報告期限について

　　関係事業者との取引の状況に関する報告書は法第51条で定める事業報告書等に含まれることから，会計年度終了後3月以内に所管の都道府県知事に届け出ること。

第3　関連する既往通知の改正について

○「病院又は老人保健施設等を開設する医療法人の運営管理指導要綱の制定について」（平成2年3月1日健政発第110号）　　　　　　　　　　　　　　　　　　　　　　　　　　別添1
○「「医療機関債」発行等のガイドラインについて」（平成16年10月25日医政発第1025003号）
　　　　　　　　　　　　　　　　　　　　　　　　　　　　　　　　　　　　　別添2
○「医療法人の国際展開に関する業務について」（平成26年3月19日医政発0319第5号）　別添3

(別紙)

作成及び公告が必要な書類について

	法第51条第2項に該当する医療法人・社会医療法人	左記以外の社会医療法人	左記以外の医療法人
貸借対照表	作成及び公告義務 (注1)	作成及び公告義務 (注3)	作成義務 (注3) ※法改正前と同じ
損益計算書	作成及び公告義務 (注1)	作成及び公告義務 (注3)	作成義務 (注3) ※法改正前と同じ
財産目録	作成義務 (注2)	作成義務 (注3)	作成義務 (注3) ※法改正前と同じ
附属明細表	作成義務 (注2)	任意	任意
純資産変動計算書	作成義務 (注2)	任意	任意
関係事業者との取引に関する報告書	規則に定める基準に該当する場合は作成 (注3)	規則に定める基準に該当する場合は作成 (注3)	規則に定める基準に該当する場合は作成 (注3)

(注1) 医療法人会計基準(平成28年厚生労働省令第95号)で定める貸借対照表及び損益計算書の作成及び公告には注記も含むこと。
(注2) 医療法人会計基準適用上の留意事項並びに財産目録,純資産変動計算書及び附属明細表の作成方法に関する運用指針(平成28年4月20日医政発0420第5号)で定める様式を使用すること。
(注3) 医療法人における事業報告書等の様式について(平成19年3月30日医政指発第0330003号)で定める様式を使用すること。
(注4) (注1)(注2)に関わらず,社会医療法人債発行法人については,社会医療法人債を発行する社会医療法人の財務諸表の用語,様式及び作成方法に関する規則(平成19年厚生労働省令第38号)で定める様式を使用すること。

(別添1)

○「病院又は老人保健施設等を開設する医療法人の運営管理指導要綱の制定について」(平成2年3月1日健政発第110号)の一部改正

(下線の部分は改正部分)

改 正 後			改 正 前		
項 目	運営管理指導要綱	備 考	項 目	運営管理指導要綱	備 考
I 組織運営 1 (略) 2 役員 (1)〜(5) (略) (6) 監事 3〜5 (略) II〜IV (略)	1〜3 (略) 4 法人の適正な会計管理等を行う観点からも内部監査機構の確立を図ることが重要である。 また、病院又は介護老人保健施設等を開設する医療法人の監査については外部監査が行われることが望ましい。 5 (略)	・医療法第51条第2項の医療法人については、公認会計士又は監査法人による監査を受けること。	I 組織運営 1 (略) 2 役員 (1)〜(5) (略) (6) 監事 3〜5 (略) II〜IV (略)	1〜3 (略) 4 法人の適正な会計管理等を行う観点からも内部監査機構の確立を図ることが重要である。 また、病院又は介護老人保健施設等を開設する医療法人の監査については外部監査が行われることが望ましい。 5 (略)	・特に負債100億円以上の医療法人については、公認会計士又は監査法人による監査あるいは指導を受けることが望ましいこと。

200

(別添2)

「「医療機関債」発行等のガイドラインについて（平成16年医政発第1025003号）」の一部改正

（下線の部分は改正部分）

改 正 後	改 正 前
（別添） 「医療機関債」発行等のガイドライン 第1（略） 第2　医療機関債を発行するに当たって遵守すべき事項等 1　医療機関債を発行できる医療法人 　①（略） 　②医療法人運営管理指導要綱（平成2年3月1日付健政発第110号「病院又は老人保健施設等を開設する医療法人の運営管理指導要綱の制定について」の別添。以下「運営管理指導要綱」という。）の「Ⅰ組織運営　2役員（6）監事」においては、<u>医療法第51条第2項の医療法人については、公認会計士又は監査法人による監査を受けることと</u>されており、医療機関債を発行する医療法人は、医療機関債の発行により負債総額が100億円以上となる場合を含め負債総額が100億円以上である場合又は一会計年度における発行総額が1億円以上（ただし、銀行がその全額を引き受ける場合は除く。）若しくは一会計年度における購入人数が50人以上である場合には、公認会計士又は監査法人による監査を受けるものとすること。なお、これらの場合のほかも、医療法人が医療機関債を発行するときは、公認会計士又は監査法人による監査を受けることが望ましいものであることに留意すること。 2～7（略） 第3（略） （参考）関連諸規定（略）	（別添） 「医療機関債」発行等のガイドライン 第1（略） 第2　医療機関債を発行するに当たって遵守すべき事項等 1　医療機関債を発行できる医療法人 　③（略） 　④医療法人運営管理指導要綱（平成2年3月1日付健政発第110号「病院又は老人保健施設等を開設する医療法人の運営管理指導要綱の制定について」の別添。以下「運営管理指導要綱」という。）の「Ⅰ組織運営　2役員（6）監事」においては、<u>負債100億円以上の医療法人については、公認会計士又は監査法人による監査あるいは指導を受けることが望ましいこと</u>とされており、医療機関債を発行する医療法人は、医療機関債の発行により負債総額が100億円以上となる場合を含め負債総額が100億円以上である場合又は一会計年度における発行総額が1億円以上（ただし、銀行がその全額を引き受ける場合は除く。）若しくは一会計年度における購入人数が50人以上である場合には、公認会計士又は監査法人による監査を受けるものとすること。なお、これらの場合のほかも、医療法人が医療機関債を発行するときは、公認会計士又は監査法人による監査を受けることが望ましいものであることに留意すること。 2～7（略） 第3（略） （参考）関連諸規定（略）

(別添3)

「医療法人の国際展開に関する業務について」（平成26年3月19日医政発0319第5号）の一部改正

(下線の部分は改正部分)

改　正　後	改　正　前
第1　（略） 第2　出資の価額 　本業務を実施するに当たり必要な現地法人への出資の価額及びその総額は，直近の会計年度において作成された貸借対照表の繰越利益積立金の範囲内とすること。その際，<u>「医療法人会計基準」（平成28年厚生労働省令第95号）</u>を適用した会計処理がされること。 　<u>ただし，「医療法人会計基準」の公布以前に開始した会計年度について「医療法人会計基準について」（平成26年3月19日医政発0319第7号）により周知した会計基準を適用している場合は，この限りではないこと。</u> 　また，医療法人が出資を行う前に，監督庁に対して，別添1の様式に従い，出資する法人の名称，出資の価額等について届け出ること。 第3　（略） 第4　（略）	第1　（略） 第2　出資の価額 　本業務を実施するに当たり必要な現地法人への出資の価額及びその総額は，直近の会計年度において作成された貸借対照表の繰越利益積立金の範囲内とすること。その際，<u>「医療法人会計基準について」（平成26年3月19日医政発0319第7号）</u>により周知した医療法人会計基準を適用した会計処理がされること。 　また，医療法人が出資を行う前に，監督庁に対して，別添1の様式に従い，出資する法人の名称，出資の価額等について届け出ること。 第3　（略） 第4　（略）

11 国際展開通知

【改正後全文】
医政発 0319 第 5 号
平成 26 年 3 月 19 日
最終改正　医政発 0420 第 7 号
平成 28 年 4 月 20 日

各都道府県知事　殿

厚生労働省医政局長

医療法人の国際展開に関する業務について

「医療法人の附帯業務の拡大について」（平成 26 年 3 月 19 日医政発 0319 第 4 号）により，医療法人の附帯業務に，「国際協力等の観点から，海外における医療の普及又は質の向上に資する業務」として「海外における医療施設の運営に関する業務」を追加することに伴い，今般，医療法人が国際展開に関する業務を行うに当たって遵守すべき事項について，下記のとおり定めたので通知する。
　貴職におかれては，下記について，御了知の上，貴管内の医療法人等に対する周知方お願いする。

記

第 1　附帯業務として実施すること
　　本業務を実施するに当たっては，本来業務である病院，診療所又は介護老人保健施設の業務に支障のない範囲内で行われること。

第 2　出資の価額
　　本業務を実施するに当たり必要な現地法人への出資の価額及びその総額は，直近の会計年度において作成された貸借対照表の繰越利益積立金の範囲内とすること。その際,「医療法人会計基準」（平成 28 年厚生労働省令第 95 号）を適用した会計処理がされること。
　　ただし,「医療法人会計基準」の公布以前に開始した会計年度について「医療法人会計基準について」（平成 26 年 3 月 19 日医政発 0319 第 7 号）により周知した会計基準を適用している場合は，この限りではないこと。

また，医療法人が出資を行う前に，監督庁に対して，別添1の様式に従い，出資する法人の名称，出資の価額等について届け出ること。

第3　事業報告
　　海外で行う医療の適正性を担保する観点から，国際展開に関する業務を行う医療法人は，毎会計年度終了後3か月以内に，別添2の様式による事業報告書を厚生労働省に提出すること。また，厚生労働省の求めに応じて，適宜，必要な報告を行うこと。

第4　その他
　　社会医療法人が国際展開に関する業務を行う場合には，これ以降，収益業務ではなく附帯業務として扱い，出資の価額など本通知などで定める事項を遵守すること。

(別添1)

国際展開に関する業務における出資に関する届出

医療法人の名称	
医療法人の住所	
事業を行う国の名称	
事業の具体的内容	
確認事項	下記の確認事項について，当てはまる回答にチェックをしてください。 問1　国際協力等の観点から，海外における医療の普及又は質の向上に資する事業といえますか。 　　□　はい　　　　　□　いいえ 問2　日本や現地の法令等に従って，医療を提供しますか。 　　□　はい　　　　　□　いいえ 問3　日本や現地の医療倫理に沿って，医療を提供しますか。 　　□　はい　　　　　□　いいえ 問4　医療法人の本来業務に支障を与える可能性のある，無制限の責任を負う契約や現地法人に対する債務保証などは行いませんか。 　　□　はい　　　　　□　いいえ 問5　その他，医療法人の本来業務に支障を与える可能性のあることは行いませんか。 　　□　はい　　　　　□　いいえ
今回の出資の価額	
他の現地法人に対するものを含め，これまで出資した価額の総額	
繰越利益積立金の額	

※適宜，財務諸表や事業内容がわかる資料などを添付してください。

(別添2)

国際展開に関する業務に係る事業報告書

医療法人の名称	
医療法人の住所	
事業を行っている国の名称	
事業の具体的内容	
確認事項	下記の確認事項について，当てはまる回答にチェックをしてください。 問1 日本や現地の法令等に従って，医療を提供していますか。 　□ はい 　□ いいえ（現地の行政などから指導をされた場合を含む） 問2 日本や現地の医療倫理に沿って，医療を提供していますか。 　□ はい 　□ いいえ（現地の行政などから指導をされた場合を含む） 問3 今事業年度における事業の運営状況はどうですか。 　□ 黒字である　　　　　□ わずかに黒字である 　□ わずかに赤字である　□ 赤字である 問4 医療法人の本来業務の運営に支障を与える可能性のある，無制限の責任を負う契約や現地法人に対する債務保証などは行っていませんか。 　□ はい　　　　　　　　□ いいえ 問5 今後の事業の方向性はどのような予定ですか。 　□ 拡大する予定　　　　□ 現状維持する予定 　□ 縮小する予定　　　　□ 撤退する予定
平成〇年度における事業の概況について（現地法人の財務状況についても記載すること）	
今後の事業の計画について	

※適宜，事業報告書，現地法人の財務状況がわかる資料などを添付してください。

12 奨励通知

医政発 0319 第 7 号
平成 26 年 3 月 19 日

各都道府県知事　　　｝殿
各地方厚生（支）局長

厚生労働省医政局長

医療法人会計基準について

　医療法人の会計処理については，これまで「病院会計準則の改正について」（平成 16 年 8 月 19 日医政発 0819001 号厚生労働省医政局長通知），「介護老人保健施設会計・経理準則の制定について」（平成 12 年 3 月 31 日老発第 378 号厚生省老人保健福祉局長通知）や企業会計の基準等を参考に計算書類の作成が行われてきたが，このたび，四病院団体協議会において「医療法人会計基準に関する検討報告書」が別添のとおり取りまとめられたところである。
　当該報告書に基づく医療法人会計基準は，医療法（昭和 23 年法律第 205 号）第 50 条の 2 に規定する一般に公正妥当と認められる会計の慣行の一つとして認められることから，御了知の上，特に貴管内の病院又は介護老人保健施設を開設する医療法人に対して積極的な活用が図られるよう，特段の御配慮をお願いしたい。

13 医療法人会計基準に関する検討報告書

平成 26 年 2 月 26 日
四病院団体協議会会計基準策定小委員会

目　次

1　はじめに
　(1) 医療法人会計の現状 …………………………………………………………………… 210
　(2) 検討の経緯と基準制定の考え方 …………………………………………………… 211
2　医療法人会計基準
　(1) 前文 ……………………………………………………………………………………… 212
　(2) 医療法人会計基準 …………………………………………………………………… 212
　(3) 医療法人会計基準注解 ……………………………………………………………… 218
3　個別論点と実務上の対応
　(1) 純資産に係る会計処理方法 ………………………………………………………… 226
　(2) 収益費用の分類 ……………………………………………………………………… 231
　(3) 圧縮記帳 ………………………………………………………………………………… 232
　(4) 税効果会計 ……………………………………………………………………………… 232
　(5) 金融商品会計 …………………………………………………………………………… 233
　(6) 退職給付会計 …………………………………………………………………………… 235
　(7) リース会計 ……………………………………………………………………………… 235
　(8) 減損会計と資産除去債務 …………………………………………………………… 236
　(9) 関連当事者に関する注記 …………………………………………………………… 237
4　現行の省令，通知への影響
　○医療法施行規則 ………………………………………………………………………… 238
　○社会医療法人債を発行する社会医療法人の財務諸表の用語，様式及び作成
　　方法に関する規則 …………………………………………………………………… 238
　○医療法人における事業報告書等の様式について …………………………… 239
5　病院会計準則適用ガイドラインについて ……………………………………… 240
6　本報告を前提とした計算書類のイメージ ……………………………………… 242
　○病院開設持分あり医療法人 ………………………………………………………… 243
　○診療所のみ開設持分あり医療法人 ………………………………………………… 243
小委員会委員名簿，開催実績 ……………………………………………………………… 243

1 はじめに

(1) 医療法人会計の現状

　医療法人制度は，平成18年6月の第5次医療法改正により，大きな改革が行われ，平成19年4月から施行されるものとして，会計関連については以下のような整備が行われた。

- 医療法第50条の2に「医療法人の会計は，一般に公正妥当と認められる会計の慣行に従うものとする。」という会計慣行斟酌規定が制定されたこと
- 医療法第51条第1項に「医療法人は，毎会計年度終了後二月以内に，事業報告書，財産目録，貸借対照表，損益計算書その他厚生労働省令で定める書類（以下「事業報告書等」という。）を作成しなければならない。」とされ，作成義務のある決算に関する書類が明確にされたこと
- 医療法第52条により，上記決算に関する書類は，都道府県への届出を経て，原則として一般の閲覧に供されることとなったこと
- 決算届出に関する書類の様式が，上記のとおり公開情報となる点を考慮して，従来よりも簡素なものに改められたこと

　また，社会医療法人債の制度が法定され，社会医療法人債発行法人については，特別の取り扱いとして，決算書類が追加（医療法施行規則第33条により，純資産変動計算書，キャッシュ・フロー計算書及び附属明細表）され，あわせて詳細な表示基準である，「社会医療法人債を発行する社会医療法人の財務諸表の用語，様式及び作成方法に関する規則（平成19年厚生労働省令第38号，以下本報告において「社財規」という。）」が定められた。その他の法人については，「医療法人における事業報告書等の様式について（医政指発第0330003号厚生労働省医政局指導課長通知，以下本報告において「様式通知」という。）」によることとされ，従来，施設別のものと法人全体の合算のものから構成されていたものが，新たに法人全体数値を前提としたものに改められた。

　この結果，第5次医療法改正前の施設基準の援用（病院又は介護老人保健施設を開設する医療法人にあっては，それぞれ原則として「病院会計準則」又は「介護老人保健施設会計・経理準則」に基づき作成された貸借対照表及び損益計算書を提出するものとする。）により財務諸表を作成し，これを概括化した施設別の様式を基礎として届出を行う，すなわち，医療法人全体の財務情報という観点ではないものとなってしまうという制度上の離齬は無くなった。一方，施設基準の援用をやめた結果，明確な会計処理基準が存在しないこととなり，医療法第50条の2を根拠として公正なる会計慣行を忖度して会計処理をすることとなった。この公正なる会計慣行としては法人税課税上普通法人であることと相まって企業会計の基準を取り入れざるを得ず，表示基準たる様式通知にも企業会計を前提としたものが取り入れられている。近年企業会計は，投資情報重視型に改定されており，医療法人会計基準が存在しないことにより，医療法人に本来適合しないものまで，企業会計の準用として取り入れられかねないという懸念が高まっている状況にある。他方，医療法人制度上の問題として，「会計基準もない法人」という批判が今後の医療法人制度の論議に悪影響を及ぼす恐れも懸念されるところとなった。

(2) 検討の経緯と基準制定の考え方

　このような現状のもと，平成18年8月30日に一応の完成を見た「四病院団体協議会医療法人会計基準検討委員会会計基準策定小委員会報告書（当該報告書は非公表ではあったが，その趣旨内容は，「社財規」及び「様式通知」に反映されている。）」を基本としつつ，その後の状況の変化を踏まえて医療法人の拠るべき会計基準の検討を行った。

　会計基準の制定や改正の論議においては，情報開示の詳細化の問題と会計基準そのものの問題が渾然一体となって行われることがある。しかし，現状の医療法人において緊急の課題は，会計基準の無いことによる，すでに公開されている財務情報の信頼性に疑問を呈されていることを払しょくすることにある。そこで，本報告は，会計基準の制定と情報開示の充実は別の問題であるとの認識のもと，まずは，法令及び通知により示されている現行の情報開示の水準を前提とした上で，処理基準がない問題の解決を図るために，会計基準を如何なる内容にするべきかを検討し，なるべく早期に，一定の結論を得ることを重要視した。あわせて，決算資料として整備すべき情報を検討し，一組の計算書類としてまとめるべき内容についても検討した。また，現在医療法人そのものの制度改革に関連して，合併又は結合等に係る問題が会計基準に影響を及ぼすことが予想される。しかし，これらの問題は，一部個別論点で触れる程度に止め，会計基準案そのものの内容は，あくまで現行の制度を前提とした。

　この結果，以下のような工夫をして成案とした。

- 現行の閲覧対象となっている様式を定めた「社財規」と「様式通知」は，会計基準制定後も引き続き実質的に同じ内容で存続することを前提として整理したこと（本基準の制定により科目区分の名称等を変える必要があるものを別途掲記するが，様式の枠組みについてはそのままとし，会計基準の中には含めない。）
- 医療法の規定が，その要旨ではなく事業報告書等そのものを閲覧対象としていることとの整合性を図るため，一般閲覧対象とすることを前提とはしないが決算において整備すべき情報内容は，「注記表」として整理したこと

　なお，各法人が具体的な会計処理を行うための仕組みを構築するには，細かな勘定科目要綱や，施設別事業別の会計情報の作成指針が必要だが，これらは，内部管理目的の会計であり会計基準外の問題として本報告には含めていない。施設基準たる病院会計準則等を踏まえて本基準との整合を図りながら各々の法人がその開設している事業の種類や数等を勘案して，会計処理方法の選択を含めて創意工夫して具体的な構築をすべきものである。このため，医療法人会計基準が制定された場合にあっては，その適用までには充分な準備期間が必要である。また，医療法人会計基準制定時はもとより，その後の改定においても，民間非営利法人である医療法人が株式会社等の企業とは種類の異なる法人であることを充分に認識し，企業の投資情報を重視した国際会計基準の動向から影響を受けないことを前提とする必要がある。なお，生業的規模の一人医師医療法人についてまで適用することを前提として本報告を取り纏めたわけではないため，この点についても留意が必要である。

2　医療法人会計基準

(1) 前文

　本会計基準は，医療法（昭和23年法律第205号）第39条の規定に基づき設立された医療法人が，同法第51条第1項の規定により作成する財産目録，貸借対照表及び損益計算書の作成のための会計処理の方法及び財務会計情報としてあわせて整備すべき内容を規定したものである。

　医療法第51条第1項の規定は，「医療法人は，毎会計年度の終了後二月以内に，事業報告書，財産目録，貸借対照表，損益計算書その他厚生労働省令で定める書類（以下「事業報告書等」という。）を作成しなければならない。」となっている。このうち，事業報告書は，その中心は非会計情報であるため，本基準の直接の対象とはしていない。また，その他厚生労働省令で定める書類は，「社会医療法人債を発行する社会医療法人」に限定して作成が求められている，キャッシュ・フロー計算書，純資産変動計算書及び附属明細表であり，これらについては，整備すべき財務会計情報において考慮しているものの，別に作成方法が「社会医療法人債を発行する社会医療法人の財務諸表の用語，様式及び作成方法に関する規則（平成19年厚生労働省令第38号）」に定められているため，直接の対象とはしていない。なお，本会計基準において，決算に関する財務情報を示す書類の名称として「財務諸表」という用語ではなく，「計算書類」という用語を使用することとしたが，これは上記省令の中で財務諸表を「財産目録，貸借対照表，損益計算書，純資産変動計算書，キャッシュ・フロー計算書及び附属明細表」と定義しているため，混乱を避けるためである。

　医療法人は，定款又は寄附行為の規定により，様々な施設の設置又は事業を行うこととなり，当該施設又は事業によっては，会計に係る基準又は規制が存在することがある。本基準は，医療法人で必要とされる会計制度のうち，法人全体の計算書類に係る部分のみを規定したものであり，本会計基準をもって医療法人のすべての会計制度について網羅的に規定したものとはならない。このため，医療法人の会計を適正に行なうためには，本会計基準のみならず，施設又は事業の基準も考慮しなければならない。各々の医療法人が遵守すべき会計の基準としては，これらの会計基準（明文化されていない部分については，一般に公正妥当と認められる会計の基準を含む。）の総合的な解釈の結果として，具体的な処理方法を決定した経理規程を作成することが必要である。

(2) 医療法人会計基準

第1　総則

1　目的

　この会計基準は，医療法（昭和23年法律第205号）第39条の規定に基づき設立された医療法人（以下「医療法人」という。）の計算書類（貸借対照表，損益計算書及び注記表並びに財産目録をいう。以下同じ。）の作成の基準を定め，医療法人の健全なる運営に資することを目的とする。

2　一般原則

医療法人は，次に掲げる原則に従って計算書類を作成しなければならない。
一 計算書類は，財政状態及び損益の状況に関する真実な内容を明瞭に表示するものでなければならない。
二 計算書類は，正規の簿記の原則に従って正しく記帳された会計帳簿に基づいて作成しなければならない。
三 会計処理の原則及び手続並びに計算書類の表示方法は，毎会計年度これを継続して適用し，みだりに変更してはならない。
四 重要性の乏しいものについては，会計処理の原則及び手続並びに計算書類の表示方法の適用に際して，本来の厳密な方法によらず，他の簡便な方法によることができる。〈注1〉

3 会計年度
　医療法人の会計年度は，定款又は寄附行為で定められた期間によるものとする。

第2 貸借対照表

1 貸借対照表の内容
　貸借対照表は，当該会計年度末現在におけるすべての資産，負債及び純資産の状態を明瞭に表示するものでなければならない。〈注2〉

2 貸借対照表の区分
　貸借対照表は，資産の部，負債の部及び純資産の部に分かち，更に資産の部を流動資産及び固定資産に，負債の部を流動負債及び固定負債に区分するものとする。〈注3〉

3 純資産の区分
　貸借対照表の純資産は，出資金，基金，積立金及び評価・換算差額等に区分するものとする。〈注4〉
　出資金には，当該医療法人が持分の定めのある医療法人である場合において社員等が出資した金額を計上する。〈注5〉
　基金には，当該医療法人に対する拠出金のうち返還可能性を有する金額を計上する。〈注6〉
　積立金には，当期以前の損益を源泉とした純資産額を，その性格に応じた名称を付して計上する。〈注7〉
　その他有価証券評価差額金や繰延ヘッジ損益のように，資産又は負債は時価をもって貸借対照表価額としているが当該資産又は負債に係る評価差額を当期の損益としていない場合の当該評価差額は，評価・換算差額等に計上する。

4 資産の貸借対照表価額
　資産の貸借対照表価額は，原則として，当該資産の取得価額を基礎として計上しなければならない。受贈等によって取得した資産の取得価額は，その取得時における公正な評価額とする。〈注8〉〈注

9）
　未収金，貸付金等の債権については，取得価額から貸倒引当金を控除した額をもって貸借対照表価額とする。〈注10〉

　満期日まで所有する意思をもって保有する社債その他の債券以外の有価証券のうち市場価格のあるものについては，時価をもって貸借対照表価額とする。

　棚卸資産については，取得価額をもって貸借対照表価額とする。ただし，時価が取得価額よりも下落した場合には，時価をもって貸借対照表価額とする。〈注11〉

　有形固定資産及び無形固定資産については，その取得価額から減価償却累計額を控除した価額をもって貸借対照表価額とする。

　資産の時価が著しく下落したときは，回復の見込みがあると認められる場合を除き，時価をもって貸借対照表価額としなければならない。ただし，有形固定資産及び無形固定資産について使用価値が時価を超える場合，取得価額から減価償却累計額を控除した価額を超えない限りにおいて使用価値をもって貸借対照表価額とすることができる。

第3　損益計算書

1　損益計算書の内容
　損益計算書は，当該会計年度に属するすべての収益及び費用の内容を明らかにするものでなければならない。〈注2〉

2　損益計算書の区分
　損益計算書は，事業損益計算，経常損益計算及び純損益計算に区分するものとする。〈注12〉

3　損益計算の構成
　事業損益計算は，本来業務事業損益，附帯業務事業損益，収益業務事業損益に分かち，それぞれの事業活動から生ずる収益及び費用を記載して各事業損益を示し，併せて全事業損益を示すものとする。〈注8〉〈注12〉〈注13〉〈注14〉〈注15〉

　経常損益計算は，事業損益計算の結果を受けて，事業活動以外の原因から生ずる収益及び費用であって経常的に発生するものを記載して経常損益を示すものとする。

　純損益計算は，経常損益計算の結果を受けて，臨時的に発生する収益及び費用を記載して税引前当期純損益を示し，ここから法人税等の負担額を控除して当期純損益を示すものとする。

第4　注記表

1　注記表の内容
　注記表は，貸借対照表及び損益計算書の作成の前提となる事項及び補足する事項を記載することにより，財務状況を明らかにするものでなければならない。

2　注記表の区分

　　注記表は，次に掲げる項目に区分するものとする。
　一　継続事業の前提に関する注記
　二　重要な会計方針に係る事項の注記
　三　会計方針の変更に関する注記
　四　貸借対照表に関する注記
　五　損益計算書に関する注記
　六　純資産の増減に関する注記
　七　キャッシュ・フローの状況に関する注記
　八　関連当事者に関する注記
　九　重要な後発事象に関する注記
　十　その他の注記

3　注記表の省略

　　次に掲げる場合には，当該項目を注記表として掲載することを要しない。
　一　財務諸表に関する注記として別途掲載する場合〈注16〉
　二　当該項目を別途単独の財務諸表として取り扱う場合〈注17〉
　三　当該項目を別途附属明細表として取り扱う場合〈注18〉

　　次の項目は，社会医療法人を除き，注記表として記載することを省略することができる。
　一　キャッシュ・フローの状況に関する注記
　二　関連当事者に関する注記

4　継続事業の前提に関する注記

　　継続事業の前提に関する注記は，当該医療法人の事業年度の末日において，財務指標の悪化の傾向，重要な債務の不履行等財政破綻の可能性その他将来にわたって事業を継続することの前提に重要な疑義を抱かせる事象又は状況が存在する場合におけるその内容を記載する。

5　重要な会計方針に係る事項の注記

　　重要な会計方針に係る事項に関する注記は，計算書類の作成のために採用している会計処理の原則及び手続並びに表示方法その他計算書類作成のための基本となる事項であって，次に掲げる事項とする。
　一　資産の評価基準及び評価方法〈注11〉
　二　固定資産の減価償却方法
　三　引当金の計上基準〈注10〉〈注19〉
　四　消費税等の会計処理方法
　五　その他計算書類作成のための基本となる重要な事項〈注21〉

6　会計方針の変更に関する注記

　　重要な会計方針を変更した場合には，その旨，変更の理由及当該変更による影響額を記載する。

7　貸借対照表に関する注記

　　貸借対照表に関する注記は，次に掲げる事項とする。
　一　基本財産の増減及びその残高〈注3〉
　二　固定資産の増減及びその残高〈注23〉
　三　引当金の増減及びその残高〈注24〉
　四　借入金（社会医療法人債，医療機関債を含む。）の増減〈注25〉
　五　有価証券の内訳〈注26〉
　六　資産及び負債のうち，収益業務に係るもの〈注14〉
　七　担保に供している資産
　八　債権について貸倒引当金を直接控除した残額のみを記載した場合には，当該債権の債権金額，貸倒引当金及び当該債権の当期末残高
　九　賃貸借処理をしたファイナンス・リース取引がある場合には，貸借対照表科目に準じた資産の種類ごとのリース料総額及び未経過リース料の当期末残高〈注22〉
　十　保証債務，重要な係争事件に係る損害賠償義務等の偶発債務
　十一　その他必要な事項〈注21〉

8　損益計算書に関する注記

　　損益計算書に関する注記は，次に掲げる事項とする。
　一　事業費用の内訳〈注15〉
　二　収益業務からの繰入金の状況〈注14〉
　三　その他必要な事項〈注21〉

9　純資産の増減に関する注記

　　純資産の増減に関する注記は，純資産の部の増減及びその残高について科目別に記載する。〈注27〉

10　キャッシュ・フローの状況に関する注記

　　キャッシュ・フローの状況に関する注記は，当該会計年度のキャッシュ・フローの金額（事業活動によるキャッシュ・フロー，投資活動によるキャッシュ・フロー，財務活動によるキャッシュ・フローに区分する。）及び資金残高を記載する。〈注28〉

11　関連当事者に関する注記

　　関連当事者との取引について，次に掲げる事項を原則として関連当事者ごとに注記しなければならない。〈注20〉

①当該関連当事者が法人の場合には，その名称，所在地，直近の会計期末における資産総額及び事業の内容。なお，当該関連当事者が会社の場合には，当該関連当事者の議決権に対する当該医療法人の所有割合。
②当該関連当事者が個人の場合には，その氏名及び職業
③当該医療法人と関連当事者との関係
④取引の内容
⑤取引の種類別の取引金額
⑥取引条件及び取引条件の決定方針
⑦取引により発生した債権債務に係る主な科目別の期末残高
⑧取引条件の変更があった場合には，その旨，変更の内容及び当該変更が計算書類に与えている影響の内容

ただし，関連当事者との間の取引のうち，次に定める取引については，上記の注記を要しない。
①一般競争入札による取引並びに預金利息及び配当金の受取りその他取引の性格からみて取引条件が一般の取引と同様であることが明白な取引
②役員に対する報酬，賞与及び退職慰労金の支払い

12　重要な後発事象に関する注記

重要な後発事象に関する注記は，当該医療法人の会計年度の末日後，当該医療法人の翌会計年度以降の財政状態又は損益の状況に重要な影響を及ぼす事象が発生した場合にその内容を記載する。

13　その他の注記

その他医療法人の財政状態又は損益の状況を明らかにするために必要な事項がある場合には，その内容を記載する。〈注21〉

第5　財産目録

1　財産目録の内容

財産目録は，当該会計年度末現在におけるすべての資産及び負債につき，価額及び必要な情報を表示するものとする。

2　財産目録の区分

財産目録は，貸借対照表の区分に準じ，資産の部と負債の部に分かち，更に資産の部を流動資産及び固定資産に区分して，純資産の額を表示するものとする。

3　財産目録の価額

財産目録の価額は，貸借対照表記載の価額と同一とする。

(3) 医療法人会計基準注解

〈注1〉 重要性の原則の適用について

重要性の原則の適用例としては，次のようなものがある。

①棚卸資産のうち，重要性の乏しいものについては，その買入時又は払出時に費用として処理する方法を採用することができる。

②前払費用，未収収益，未払費用及び前受収益のうち，重要性の乏しいものについては，経過勘定項目として処理しないことができる。

③引当金のうち，重要性の乏しいものについては，これを計上しないことができる。

④取得価額と債券金額との差額について重要性が乏しい満期保有目的の債券については，償却原価法を採用しないことができる。

⑤税効果会計の適用に当たり，一時差異等の金額に重要性がない場合には，繰延税金資産又は繰延税金負債を計上しないことができる。

⑥租税特別措置法による特別償却額のうち一時償却は，重要性が乏しい場合には，正規の減価償却とすることができる。

〈注2〉 総額主義について

貸借対照表における資産，負債及び純資産は，総額をもって記載することを原則とし，資産の項目と負債又は純資産の項目とを相殺することによって，その全部又は一部を貸借対照表から除去してはならない。総額主義の原則は，損益計算書においても適用する。

〈注3〉 基本財産について

定款又は寄附行為において基本財産の規定を置いている場合であっても，貸借対照表及び財産目録には，基本財産としての表示区分は設ける必要はないが，当該基本財産の前会計年度末残高，当該会計年度の増加額，当該会計年度の減少額及び当該会計年度末残高について，貸借対照表の科目別に注記するものとする。

〈注4〉 法人類型の違いと純資産の区分について

出資金の概念は，第五次医療法改正法（平成18年法律第84号）附則第10条第2項の適用を受ける医療法人（持分の定めのある社団医療法人）に限定されている。また，基金の概念は，医療法施行規則第30条の37の規定により基金制度を定款規定した持分のない社団医療法人に限定されている。よって，実際の適用における純資産の区分は，法人類型により以下のとおりとなる。

①持分の定めのある社団医療法人

　出資金・積立金・評価換算差額等

②持分の定めのない社団医療法人で基金制度を有するもの

　基金・積立金・評価換算差額等

③上記以外の医療法人

積立金・評価換算差額等

〈注5〉　出資金について
　　出資金には，社員等が実際に払い込みをした金額を貸借対照表の純資産の部に直接計上し，退社による払戻が行われた場合には，当該社員の払い込み金額を直接減額することとする。

〈注6〉　基金について
　　基金は，貸借対照表の純資産の部に直接計上するものであり，医療法施行規則第30条の37規定を根拠として，定款に記載されている社団医療法人の基金が該当することとなる。当該基金が，純資産の部に計上される理由は，定時社員総会の議決により一定の純資産額が存する場合にのみ返還可能であること，返還額と同額を将来取り崩すことができない代替基金としなければならないことが法令上明確になっていることにある。よって，当該基金に類するものであっても，当該法令上の基金でないものは，基金に計上することはできない。

〈注7〉　積立金について
　　積立金は，各会計年度の当期純利益又は当期純損失の累計額から当該累計額の直接減少額を差し引いたものとなるが，その性格により以下のとおり区分する。
　　①医療法人の設立等に係る資産の受贈益の金額及び持分の定めのある社団医療法人が持分の定めのない社団医療法人へ移行した場合の移行時の出資金の金額と繰越利益積立金等の金額の合計額を計上した設立等積立金
　　②基金の拠出者への返還に伴い，返還額と同額を計上した代替基金
　　③固定資産圧縮積立金，特別償却準備金のように法人税法等の規定による積立金経理により計上するもの
　　④将来の特定目的の支出に備えるため，理事会の議決に基づき計上するもの（以下「特定目的積立金」という）
　　なお，特定目的積立金を計上する場合には，当該積立金とする金額について，当該特定目的を付した特定資産として通常の資産とは明確に区別しなければならない。
　　⑤上記各積立金以外の繰越利益積立金
　　なお，持分の払戻により減少した純資産額と当該時点の対応する出資金と繰越利益積立金との合計額との差額は，持分払戻差額積立金とする。この場合，マイナスの積立金となる場合には，控除項目と同様の表記をする。

〈注8〉　補助金等について
　　医療法人が国又は地方公共団体等から補助金等を受け入れた場合の会計処理は以下のとおりとする。
　　①固定資産の取得に係る補助金等については，直接減額方式又は積立金経理により圧縮記帳する。
　　②運営費補助金のように補助対象となる支出が事業費に計上されるものについては，当該補助対

象の費用と対応させるため，事業収益に計上する。

〈注9〉 外貨建の資産及び負債の決算時における換算について
　外国通貨，外貨建金銭債権債務（外貨預金を含む。）及び外貨建有価証券等については，原則として決算時の為替相場による円換算額を付すものとする。決算時における換算によって生じた換算差額は，原則として，当期の為替差損益として処理する。

〈注10〉 貸倒引当金について
　未収金，貸付金等の金銭債権のうち回収不能と認められる額がある場合には，その金額を合理的に見積もって，貸倒引当金を計上するものとする。ただし，社会医療法人以外の前々会計年度末の負債総額が200億円未満の医療法人においては，法人税法における貸倒引当金の繰入限度相当額が取立不能見込額を明らかに下回っている場合を除き，その繰入限度額相当額を貸倒引当金に計上することができる。

〈注11〉 棚卸資産の評価方法について
　棚卸資産の評価方法は，先入先出法，移動平均法，総平均法の中から選択適用することを原則とするが，最終仕入原価法も期間損益の計算上著しい弊害がない場合には，用いることができる。

〈注12〉 事業損益と事業外損益の区別について
　本基準の損益計算書において，事業損益は，本来業務，附帯業務，収益業務に区別され，事業外損益は，一括して表示される。事業損益を区別する意義は，法令で求められている附帯業務及び収益業務の運営が本来業務の支障となっていないかどうかの判断の一助とすることにある。したがって，施設等の会計基準では事業外損益とされている帰属が明確な付随的な収益又は費用についても，本基準の損益計算書上は，事業収益又は事業費用に計上するものとする。ただし，資金調達及び資金運用に係る費用収益は，事業損益に含めないこととする。

〈注13〉 事業損益の区分について
　事業損益は，病院，診療所又は介護老人保健施設に係る本来業務事業損益，医療法第42条に基づいて定款又は寄附行為の規定により実施している附帯業務に係る附帯業務事業損益，医療法第42条の2に基づいて定款又は寄附行為の規定により実施している収益業務に係る収益業務事業損益に区分して損益計算書の記載をすることとなるが，附帯業務又は収益業務を実施していない場合には，損益計算書の当該区分は省略することとなる。なお，法人本部を独立した会計としている場合の本部の費用（資金調達に係る費用等事業外費用に属するものは除く。）は，本来業務事業損益の区分に計上するものとする。

〈注14〉 収益業務に係る特別の会計の取扱いについて
　医療法第42条の2第3項において，「収益業務に係る会計は，本来業務及び附帯業務に関する会

計から区分し，特別の会計として経理しなければならない」とされている。したがって，本基準の貸借対照表及び損益計算書は，収益業務に係る部分を包含しているが内部管理上の区分においては，収益業務に固有の部分について別個の貸借対照表及び損益計算書を作成することが必要である。なお，当該収益業務会計の貸借対照表及び損益計算書で把握した金額に基づいて，収益業務会計から一般会計への繰入金の状況（一般会計への繰入金と一般会計からの元入金の累計額である繰入純額の前期末残高，当期末残高，当期繰入額又は元入額）並びに資産及び負債のうち収益業務に係るものの注記をするものとする。

〈注15〉 事業費用の内訳の記載方法について

　　損益計算書における事業費用は，本来業務，附帯業務，収益業務に区分して記載するのであるが，事業費用の内訳の注記においては，形態別分類を主として適宜分類した費目又は中区分科目について，以下のいずれかの方法により表記する。

　①中区分科目別に本来業務事業費用（本部を独立した会計としている場合には，事業費と本部費に細分する。），附帯業務事業費用，収益業務事業費用の金額を表記する。この場合に，中区分科目の細区分として各費目を合わせて記載することができる。

　②費目別に法人全体の金額を表記する。この場合に，各費目を中区分科目に括って合わせて記載することができる。

　なお，中区分科目は，売上原価（当該医療法人の開設する病院等の業務に付随して行われる売店等及び収益業務のうち商品の仕入れ又は製品の製造を伴う業務にかかるもの），材料費，給与費，委託費，経費及びその他の費用とする。

〈注16〉 財務諸表に関する注記として別途掲載する場合について

　　社会医療法人債を発行する社会医療法人の財務諸表の用語，様式及び作成方法に関する規則等，別に定めた計算書類に関する表示基準において，財務諸表に関する注記として掲載することとなっている場合には，注記表の内容は，この財務諸表に関する注記として掲載されることとなる。よって，この場合には，別に注記表を作成することとはならない。

〈注17〉 当該項目を別途単独の財務諸表として取り扱う場合について

　　法令の定めにより作成することとされている財務諸表が，注記表の項目の内容に該当する場合には，当該財務諸表の内容をもって必要な情報が掲載されることとなる。よって，以下の場合には，別に注記表の項目とはならない。

　①純資産変動計算書を作成する場合の純資産の増減に関する注記
　②キャッシュ・フロー計算書を作成する場合のキャッシュ・フローの状況に関する注記

　なお，法令により作成することが定められていない医療法人であっても同様の取り扱いによることができる。

〈注18〉 当該項目を別途附属明細表として取り扱う場合について

　法令の定めにより附属明細表として作成することとされているもののうち，注記表の項目の内容に該当するものは，当該附属明細表の内容をもって必要な情報が掲載されることとなる。よって，以下の場合には，別途注記表の項目とはならない。
　①有価証券明細表を作成する場合の有価証券の内訳
　②有形固定資産等明細表を作成する場合の固定資産の増減及びその残高
　③社会医療法人債明細表及び借入金等明細表を作成する場合の借入金（社会医療法人債，医療機関債を含む。）の増減
　④引当金明細表を作成する場合の引当金の増減及びその残高
　⑤事業費用明細表を作成する場合の事業費用の内訳
　なお，法令により作成することが定められていない医療法人であっても同様の取り扱いによることができる。

〈注19〉 退職給付引当金について

　退職給付引当金は，退職給付に係る見積債務額から年金資産額等を控除したものを計上するものとする。当該計算は，「退職給付に係る会計基準（平成10年6月16日企業会計審議会）」に基づいて行うものであり，下記事項を除き，企業会計における実務上の取扱いと同様とする。
　①本会計基準適用に伴う新たな会計処理の採用により生じる影響額（適用時差異）は，通常の会計処理とは区分して，本会計基準適用後15年以内の一定の年数又は従業員の平均残存勤務年数のいずれか短い年数にわたり定額法により費用処理することができる。
　②社会医療法人以外の前々会計年度末日の負債総額が200億円未満の医療法人においては，上記企業会計の取扱いにおける簡便法適用要件を満たさない場合であっても，簡便法を適用することができる。

〈注20〉 関連当事者との取引の記載範囲について

　①関連当事者の範囲について
　　関連当事者とは，次に掲げる者をいう。
　　イ　関係法人（当該医療法人の役員職員等が他の法人の意思決定機関の過半数を構成する場合の他の法人，他の法人の役員職員等が当該医療法人の意思決定機関の過半数を構成する場合の他の法人，当該医療法人と他の法人のいずれか一方が他方の資金調達額の過半の融資（債務保証を含む。）を行っている場合の他の法人又は当該医療法人と他の法人のいずれか一方が他方の意思決定に関する重要な契約を有する場合の他の法人を言う。以下同じ。）
　　ロ　当該医療法人と同一の関係法人をもつ法人
　　ハ　当該医療法人の役員及びその近親者（配偶者及び二親等内の親族を言う。以下同じ。）
　　ニ　当該医療法人の役員及びその近親者が支配している法人
　②注記する取引の範囲について
　　関連当事者が法人の場合には，以下のとおりとする。

イ　事業収益に係る取引は，本来業務事業収益，附帯業務事業収益及び収益業務　事業収益の合計額の10％超の取引
　　ロ　事業費用に係る取引は，本来業務事業費用，附帯業務事業費用及び収益業務　事業費用の合計額の10％超の取引
　　ハ　事業外収益又は事業外費用に係る取引は，それぞれの合計額の10％超の取引
　　ニ　特別利益又は特別損失に係る取引は，1,000万円超の取引
　　ホ　資産又は負債については，総資産の1％超の残高
　　ヘ　資金貸借取引，有形固定資産や有価証券の購入・売却取引等については，取引発生総額が総資産の1％超の取引
　　ト　事業の譲受又は譲渡の場合には，資産又は負債の総額のいずれか大きい額が　総資産の1％超の取引
　関連当事者が個人の場合には，損益計算書項目及び貸借対照表項目のいずれに係る取引についても，年間1,000万円超の取引とする。

〈注21〉　その他注記項目となる事項について
　その他注記項目となる事項の例は，以下のようなものがある。
　(1)　その他計算書類作成のための基本となる重要な事項となるもの
　　①補助金等の会計処理方法
　(2)　貸借対照表に関する注記のその他必要な事項となるもの
　　①資産及び負債の科目内訳を表記していない場合の科目別内訳
　　②繰延税金資産及び繰延税金負債に重要性がある場合の主な発生原因別内訳
　　③満期保有目的の債券に重要性がある場合の内訳並びに帳簿価額，時価及び評価損益
　(3)　損益計算書に関する注記のその他必要な事項となるもの
　　①事業外収益又は事業外費用の内訳を表記していない場合の主要な費目の内容及び金額
　　②特別利益又は特別損失の内訳を表記していない場合の主要な費目の内容及び金額
　　③控除対象外消費税等の金額
　(4)　その他の注記となるもの
　　①補助金等に重要性がある場合の内訳並びに交付者，貸借対照表及び損益計算書への影響額
　　②固定資産の償却年数又は残存価額の変更に重要性がある場合の影響額
　　③原則法を適用した場合の，退職給付引当金の計算の前提とした退職給付債務等の内容

〈注22〉　リース取引の会計処理について
　ファイナンス・リース取引については，通常の売買取引に係る方法に準じて会計処理を行うことを原則とするが，以下の場合には，賃貸借処理を行うことができる。
　　①リース取引開始日が，本会計基準の適用前の会計年度である所有権移転外ファイナンス・リース取引
　　②リース取引開始日が，前々事業年度末日の負債総額が200億円未満でかつ社会医療法人でない

会計年度である所有権移転外ファイナンス・リース取引
　　③一契約におけるリース料総額が，300万円未満の所有権移転外ファイナンス・リース取引

〈注23〉　固定資産の増減及びその残高の記載項目について
　　固定資産の増減及びその残高について必要な記載内容は，以下のとおりである。
　　①すべての固定資産について科目別に記載する内容
　　　前期末残高・当期増加額・当期減少額・当期末残高
　　②減価償却資産について，当期末残高につき科目別に記載する内容
　　　取得価額・減価償却累計額及び当期償却額・差引貸借対照表価額

〈注24〉　引当金の増減及びその残高の記載項目について
　　引当金の増減及びその残高について必要な記載内容は，科目別に以下のとおりである。
　　前期末残高・当期増加額・当期減少額（目的使用）・当期減少額（その他）・当期末残高
　　なお，当期減少額（その他）がある場合には，その理由を付記する。

〈注25〉　借入金（社会医療法人債，医療機関債を含む。）の増減の記載項目について
　　借入金（社会医療法人債，医療機関債を含む。）の増減及びその残高について必要な記載内容は，以下のとおりである。
　　①社会医療法人債，医療機関債について銘柄別に記載する内容
　　　発行年月日・前期末残高・当期末残高・利率・担保・償還期限
　　②借入金（社会医療法人債，医療機関債を除く。）について科目別に記載する内容
　　　前期末残高・当期末残高・平均利率・返済期限

〈注26〉　有価証券の内訳の記載項目について
　　有価証券の内訳について必要な記載内容は，以下のとおりである。
　　①債券について銘柄別に記載する内容
　　　券面総額・貸借対照表計上額
　　②その他について種類及び銘柄別に記載する内容
　　　投資口数等・貸借対照表計上額

〈注27〉　純資産の増減の記載方法について
　　純資産の増減は，科目別に前期末残高，当期変動額及び当期末残高を記載し，当期変動額は，当期純利益，拠出額，返還又は払戻額，振替額等原因別に表記する。

〈注28〉　キャッシュ・フローの状況の記載方法について
　　キャッシュ・フローの状況は，現金及び現金同等物（手元現金及び要求払預金並びに容易に換金可能であり，かつ，価値の変動について僅少なリスクしか負わない短期投資）の以下の項目及び金

額を表記する。
①事業活動によるキャッシュ・フロー
　投資活動及び財務活動以外の取引に係るキャッシュ・フロー以外の要因により，現金及び現金同等物の当期中の純増額として計算された金額
②投資活動によるキャッシュ・フロー
　現金同等物を除く有価証券の取得による支出及び売却による収入，有形固定資産の取得による支出及び売却による収入，貸付けによる支出及び貸付金の回収による収入その他投資活動に係るキャッシュ・フローの要因により，現金及び現金同等物の当期中の純増額として計算された金額
③財務活動によるキャッシュ・フロー
　短期借入れによる収入，短期借入金の返済による支出，長期借入れによる収入，長期借入金の返済による支出，社会医療法人債又は医療機関債の発行による収入，社会医療法人債又は医療機関債の償還による支出その他財務活動に係るキャッシュ・フローの要因により，現金及び現金同等物の当期中の純増額として計算された金額
④資金（現金及び現金同等物）の前期末及び当期末残高
　現金及び現金同等物につき，貸借対照表の科目別に表記する。なお，貸借対照表の金額と一致していない科目がある場合には，その理由を付記する。

3 個別論点と実務上の対応

（1）純資産に係る会計処理方法

　純資産の会計処理は，当該医療法人の特質が如実に表れる部分である。医療法人は，純資産の会計処理に影響を与える異なる類型が存在するので，他の法人の会計基準の内容を準用することは困難で，明確な会計慣行も確立しておらず，様々な会計処理方法を行っているのが現状である。本基準により，類型別に処理方法と表示科目を明確にすることを意図している。法人類型別の純資産の区分は，注解4のとおりであり，注解5，注解6，注解7に掲記されている内容を踏まえて，取引種類別に会計処理を示すと以下のとおりとなる。

イ）出資又は拠出に係る会計処理

　医療法人の基盤とするための資金の拠出には，基金制度を有する社団医療法人の場合は基金の拠出により行われるが，それ以外の医療法人の場合には，寄附金とならざるを得ない。また，持分の定めのある社団医療法人は，新たに設立することはできないが，既存の持分の定めのある社団医療法人が追加出資を求めることは可能であり，これを含めると以下の三類型が存在することになる。

- 基金の拠出があった場合
  （借方）現金預金他　×××　　（貸方）基金　×××
  　基金として受け入れた金額は，損益計算に影響しないため，純資産の部の「基金」に直接計上する。
- 持分の定めのない医療法人を寄附により設立した場合
  （借方）現金預金他　×××　　（貸方）特別利益；受取寄附金　×××
  （借方）損益　　　　×××　　（貸方）設立等積立金　×××
  　持分の定めのない医療法人の設立時の寄附は，資本取引に準ずるものとして損益計算書を経由させずに直接純資産の積立金に計上するということも考えられるが，資本取引ではない以上，一旦収益計上して当期純利益に反映させた上で，剰余金処分の形態により，寄附金額と同額を「設立等積立金」とする。

- 持分の定めのある社団医療法人が追加出資を受けた場合
  （借方）現金預金他　×××　　（貸方）出資金　×××
  　出資額全額を「出資金」に計上する。なお，当該追加出資時点の貸借対照表の純資産額の状況から既存の出資金と持分の金額が異なることが通常であるため，出資金の総額に占める各出資者の出資金額が，持分割合を表すことにはならない点に留意が必要である。

ロ）持分の払戻又は基金の返還に係る会計処理

　持分の定めのある社団医療法人の社員の退社に伴う出資金の払戻と基金の返還に関する会計

はその状況により以下のとおりとなる。

● 会計基準適用後の持分の払戻（払戻額が繰越利益積立金と退社社員の出資金の合計額を上回る場合）
　（借方）出資金　　　　　　×××
　（借方）繰越利益積立金　　×××
　（借方）持分払戻差額積立金　×××
　　　　　　　　　　　　　　（貸方）現金預金　　　×××
　払戻が行われる場合には，出資額より多い場合には，繰越利益積立金を減少させるが，これを全部使用しても足りない金額は，マイナスの持分払戻差額積立金とする。翌期以降の繰越利益を振り替えることにより，マイナスを解消する。

● 会計基準適用後の持分の払戻（払戻額が退社社員の出資金を上回るが，超過額が繰越利益積立金の金額を下回る場合）
　（借方）出資金　　　　　×××
　（借方）繰越利益積立金　×××
　　　　　　　　　　　　　（貸方）現金預金　　　×××
　払戻が行われる場合には，当該退社社員の過去の出資額をまず出資金から減少させ，残余は，持分割合とは無関係に繰越利益積立金を減少させることを原則とする。

● 会計基準適用後の持分の払戻（払戻額が退社社員の出資金額を下回る場合）
　（借方）出資金　　　　　×××
　　　　　　　　　　　　　（貸方）現金預金　　　×××
　　　　　　　　　　　　　（貸方）持分払戻差額積立金　×××
　払戻が行われる場合に，当該退社社員の過去の出資額より，払戻額が少ない場合には，払戻額を超える当該退社社員の過去の出資額は，持分払戻差額積立金に振り替える。

● 会計基準適用後の出資額限度法人の出資の払戻
　（借方）出資金×××　（貸方）現金預金×××
　出資額限度法人の場合には，原則として出資した金額が払戻されることとなる。当該退社社員の過去の出資額は出資金として処理されているので，当該金額と払戻額は同じ金額となる。ただし，当該退社社員の過去の出資額より，払戻額が少ない場合には，上記（払戻額が退社社員の出資金額を下回る場合）に該当することとなる。

● 会計基準適用後の基金の返還
　（借方）基金×××　　　　（貸方）現金預金　×××……拠出金の返還
　（借方）繰越利益積立金×××　（貸方）代替基金　×××……代替基金の積立

前期末の繰越利益積立金の残高が確定後，当該金額の範囲内で返還をする。同額を繰越利益積立金から代替基金へ振り替える。

ハ）剰余金の処分に係る会計処理

　医療法人は，定款又は寄附行為で剰余金の処分項目が定められていることが多いが，配当が禁止されているため法人外流出が発生することはない。また，予算の作成も必須であり，このための社員総会又は理事会が新年度開始前に開催されることとなっている。このため，剰余金の処分は当該年度終了前にその内容を決定し，当該年度の決算数値に織り込むことが望ましいと判断し，本基準では，貸借対照表項目における未処分利益剰余金を存在させることとしていない。また，損益計算書のボトムラインは「当期純利益」としており，貸借対照表との連関がそのままでは明確にならないので，注記表にて，純資産の増減を項目として掲げることにより明らかにすることとしている。

●発生した損益の積立

　（借方）損益　×××　（貸方）繰越利益積立金　×××
　　予算に係る総会等で，「決算において確定した当期純利益は，すべて繰越利益積立金をする」という決議をし，決算処理にて確定額を振り替える。当期純損失となる場合は，上記振替仕訳が貸借逆になる。

●目的積立金等の積立

　（借方）繰越利益積立金　×××　（貸方）○○積立金　×××
　　予算に係る総会等で「決算において確定した当期純利益と現在の繰越利益積立金を原資として○○目的の積立金を積み立てることとする。なお，積立後の残余は，繰越利益積立金とする」という決議をし，決算処理にて確定額を振り替える。なお，遅くとも翌期において実際に特定預金を設定する必要がある。また，税法上の積立金・準備金を設定する場合にも，同じような決議をし，決算処理にて確定額を振り替える。

●目的積立金等の取崩しを行う場合

　（借方）○○積立金　×××　（貸方）繰越利益積立金　×××
　　予算に係る総会等で「○○積立金の目的となる事業が実施され特定預金が×××使用されたので，同額の積立金を取崩し，繰越利益積立金に振り替える」という決議をし，決算処理にて振り替える。また，税務上の積立金・準備金を規定により取り崩す場合にもこれに準じた決議をし，決算処理にて確定額を振り替える。

ニ）持分の定めのない社団医療法人への移行に係る会計処理

　持分の定めのある社団医療法人から持分の定めのない社団医療法人への移行により，原則として移行時の純資産はすべて設立等積立金として処理されることとなる。ただし，純資産の部には，資産の部の評価と対になっている評価・換算差額や，法令の規定により取り崩すことができない代替

基金，税法上の取り扱いで取崩しが規定されているものが存在するため，これらのものはそのまま引き継ぐこととなる。

● 特定目的積立金が存在しない場合
　（借方）出資金　　　　　×××
　（借方）繰越利益積立金　×××
　　　　　　　　　　　　　　　（貸方）未払金　　　×××……贈与税課税分
　　　　　　　　　　　　　　　（貸方）設立等積立金　×××

　出資金と繰越利益積立金を設立等積立金に振り替えることとなる。なお，移行に伴い払戻をしないこととなった金額に対する法人税等は課税されないが，法人に贈与税が課税される場合がある。この場合の贈与税額は，損益計算書に計上せずに設立時積立金から直接減額する。出資金の金額と繰越利益積立金の金額の合計額よりも贈与税の金額が多い場合には，マイナスの設立等積立金となる。

● 特定目的積立金が存在する場合
　（借方）出資金　　　　　×××
　（借方）○○積立金　　　×××
　（借方）繰越利益積立金　×××
　　　　　　　　　　　　　　　（貸方）未払金　　　×××……贈与税課税分
　　　　　　　　　　　　　　　（貸方）設立等積立金　×××

　特定目的積立金は，移行に伴って一旦取崩し，設立時積立金の振替対象とする。この場合に対応する特定預金は，取り崩すことも，継続することも，どちらでも可能である。なお，税法上の積立金・準備金は，移行により取崩しが生じる場合以外は，変更せずに引き継ぐ。

ホ）合併に係る会計処理

　合併における会計処理は，受け入れる資産及び負債の評価をどのように行うべきか，複数の方法が考えられる場合には，どのような基準で会計処理の相違を判断すべきかという課題と，純資産の部の会計処理をどのように行うべきかという課題が存在する。前者については，今後の検討課題となるが，後者については，以下のとおりである。

● 被合併法人，合併法人のいずれもが持分の定めのある社団医療法人の場合
　（借方）諸資産　　　×××
　　　　　　　　　　　　　（貸方）諸負債　　×××
　　　　　　　　　　　　　（貸方）出資金　　×××

　合併後も引き続き持分の定めのある社団医療法人となる場合は，受け入れる資産と負債の差額は，その受入価額をどのように決定するかに関わらず出資として捉えるべき性格のものである。本基準における出資の会計処理が，実際の出資額をもって出資金とすることから，貸借対

照表の「出資金」の金額の，出資者毎の内訳比率が持分比率を示すものとはならない。このため，すべて「出資金」として処理すれば足りることとなる。なお，持分プーリング法を採用する場合には，純資産の部のすべてをそのまま引き継ぐこととなる。

● 上記以外の場合
（借方）諸資産　　　×××
　　　　　　　　　　　（貸方）諸負債　　×××
　　　　　　　　　　　（貸方）設立等積立金　×××

合併後の法人が財団医療法人又は持分の定めのない社団医療法人の場合は，受け入れる資産と負債の差額は，その受入価額の評価をどのように行うべきかに関わらず寄附として捉える性格のものである。しかし，事業体としての活動ではなく，事業体そのものの結合であるため，当期純利益に算入するのは適当ではなく，「設立時積立金」に直接計上する。なお，資産，負債のすべてについて簿価をそのまま引き継ぐ方法を採用する場合には，純資産の部のすべてをそのまま引き継ぐこととなる。

へ）会計基準適用に伴う振替処理

法人の純資産が増加する場合，これを損益計算書の収益と捉えるか否かは，損益計算上の要諦であり，企業会計においては，一般原則に「資本取引・損益取引区分の原則」が置かれている。本基準においては，持分の定めのない法人類型には，資本概念がないため，この原則は置かれていない。また，現行の表示基準である様式通知及び社財規では，剰余金を資本剰余金と利益剰余金に区別しているが，本基準では，この概念を使用しておらず，すべて「積立金」という概念で括ることとしたものである。これは，持分のない法人類型の資本剰余金概念が理論的に疑問のある中で，この概念を採用する根拠としていた財団医療法人の設立時の寄附金の法人税非課税の位置づけが平成20年度税制改正により，資本等の金額から，通常の収益を前提としつつ特段の定めによる益金不算入に変更されたためである。ただし，持分の定めのある社団医療法人の場合には，資本概念が存在しており，これを処理する項目として「出資金」を使用することとしている。また，基金制度を有する社団医療法人の劣後債務としての基金を処理する項目として「基金」を設け，公益法人会計と同様，純資産の部で処理することとした。なお，金融商品会計により損益計算を通さない時価評価処理を反映するための純資産項目として表出している「評価・換算差額等」については，本基準でもそのまま取り入れている。

本基準の適用に伴う法人類型別の振替処理は以下のとおりである。

● 持分の定めのない医療法人
（借方）資本剰余金　　×××　（貸方）設立等積立金　×××
（借方）繰越利益剰余金　×××　（貸方）繰越利益積立金　×××

改正前法令により設立された法人の会計基準適用前の貸借対照表で，「資本剰余金（資本準備金，資本積立金等）」となっているものは「設立時積立金」とする。利益剰余金となってい

るものは，○○積立金はそのまま変更せず，「繰越利益剰余金」は，「繰越利益積立金」とする。なお，基金拠出型法人の基金はそのまま「基金」とする。

●持分の定めのある社団法人（出資額限度法人を含む）
（借方）資本金　　　　×××　　（貸方）出資金　　　　×××
（借方）繰越利益剰余金　×××　　（貸方）繰越利益積立金　×××

　改正前法令により設立された法人の会計基準適用前の貸借対照表で，「資本金」となっているものは「出資金」とする。利益剰余金となっているものは，○○積立金はそのまま変更せず，「繰越利益剰余金」は，「繰越利益積立金」とする。なお，本基準適用前の持分の払戻に係る会計処理の結果として特別の勘定科目が存在する場合は，繰越利益積立金と相殺し，残余がある場合には，「持分払戻差額積立金」とする。

(2) 収益費用の分類

　現状の表示基準である「様式通知」では，収益費用を以下のように分類表示することとなっている。

　収益は，事業収益，事業外収益，特別利益に3分類し，費用は，事業費用，事業外費用，特別損失，法人税等に4分類する。また，事業収益及び事業費用については，本来業務，附帯業務，収益業務に細分する。

　この分類の具体的方法について，従来，統一的な明確な基準が示されているわけではないが，本基準においては，上記分類区分を踏襲した上で，注解12において，事業損益と事業外損益の区別については「施設等の会計基準では事業外損益とされている帰属が明確な付随的な収益又は費用についても，本基準の損益計算書上は，事業収益又は事業費用に計上するものとする。ただし，資金調達及び資金運用に係る費用収益は，事業損益に含めないこととする。」と明確にしたものである。この考え方は，現在の「社財規」の科目の説明にも以下のように示されている。

（本来業務事業損益）	事業収益	定款又は寄附行為に記載の本来業務の施設に係る事業収益（当該施設に特定される資金運用に係る収益以外の付随的な収益を含む）
	事業費用—事業費	定款又は寄附行為に記載の本来業務の施設に係る事業費用（当該施設に特定される資金調達に係る費用以外の付随的な費用を含む）
（附帯業務事業損益）	事業収益	定款又は寄附行為に記載の附帯業務の施設又は事業に係る収益（附帯業務に特定される運営費補助金その他付随的な収益を含む）
	事業費用	定款又は寄附行為に記載の附帯業務の施設又は事業に係る費用（附帯業務に特定される資金調達に係る費用以外の付随的な費用を含む）

　「はじめに」にあるとおり，本基準では，この区分を細分した勘定科目について，何も示しておらず，施設等の会計の基準を考慮して設定すべきこととされている。このため，病院会計準則を用

いて中科目小科目を設定することが考えられる。注解15において，「中区分科目は，売上原価（当該医療法人の開設する病院等の業務に付随して行われる売店等及び収益業務のうち商品の仕入れ又は製品の製造を伴う業務にかかるもの），材料費，給与費，委託費，経費及びその他の費用とする。」としているのは，病院会計準則が，医業費用の中区分として「材料費，給与費，委託費，設備関係費，研究研修費，経費，控除対象外消費税等」となっている点に対応し，設備関係費と控除対象外消費税等負担額（消費税等を税抜処理している場合のみ発生）は，通常「経費」に分類すれば足りるが，研究研修費は，上記分類上の経費のみではなく複合費となっていることが想定されることで，その他の費用の項目を別途設けている。

また，病院会計準則では，医業収益，医業費用という名称を使用し，たとえば，運営費補助金は，医業外収益にすべきこととしている。このように，病院単位の財務情報と医療法人全体の計算書類では，括りが異なる事態となってしまうため，決算組替に係る配慮が必要となる。

なお，社会医療法人の認定基準に，収益・費用の金額が関係するものがあるが，上記の計算書類における分類は，あくまで法人全体の損益の状況を示すためのものであるので，そのまま使用せずに，本来の趣旨に合致したものを別途検討することが望まれる。

(3) 圧縮記帳

固定資産の取得に関連して，交換や収用等による既存の資産の譲渡等や補助金・負担金等の特定の収入に係る一定の収益が発生した場合に，当該収益と相殺されて法人税課税が直ちになされないための技法として，圧縮記帳が存在する。医療法人は，原則として法人税の課税法人なので，圧縮記帳についての配慮は当然に必要になる。圧縮記帳に関連して，本基準の本文では特段の規定はないが，注解8「補助金等について」の中に「固定資産の取得に係る補助金等については，直接減額方式又は積立金経理により圧縮記帳する」とされ，注解7「積立金について」の中に「固定資産圧縮積立金，特別償却準備金のように法人税法等の規定による積立金経理により計上するもの」という説明がある。また，注解21「その他の注記となるもの」の例示として「補助金等に重要性がある場合の内訳並びに交付者，貸借対照表及び損益計算書への影響額」が掲げられている。

圧縮記帳の会計処理は，直接減額方式と積立金経理の二つが，医療法人の会計上認められるものであるが，圧縮記帳ができるすべての取引につき任意に選択できるわけではない。上記注解で明記されている補助金等の会計処理以外については，企業会計の取扱と同様に取引類型と会計処理が選択されることになる。

(4) 税効果会計

税効果会計は，損益計算書の税引前当期純損益から控除する法人税等の負担額について，法人税・住民税及び事業税の当該事業年度に係る申告額（過年度分の更正決定等による追徴税額がある場合には，これに含まれるが，重要性がある場合には，区分する）と一時差異等に係る税金の額を適切な事業年度に配分した結果としての法人税等調整額に区分して記載し，貸借対照表に計上されてい

る資産及び負債の金額と課税所得計算上の資産及び負債の金額との差額に係る税金の額は，将来の事業年度において回収又は支払が見込まれない税金の額を除き，繰延税金資産又は繰延税金負債として計上する方法である。

　本基準本文では，特に掲記していないが，注解1「重要性の原則」の適用例に「税効果会計の適用に当たり，一時差異等の金額に重要性がない場合には，繰延税金資産又は繰延税金負債を計上しないことができる。」とあること，注解21の「貸借対照表に関する注記のその他必要な事項となるもの」の例示として「繰延税金資産及び繰延税金負債に重要性がある場合の主な発生原因別内訳」が掲げられていることにより，企業会計と同様に税効果会計を考慮することが前提となっている。ただし，公益法人会計基準に準じて重要性のない場合の適用除外を掲記している。このため，中小規模の医療法人については，通常重要性はないものと想定され，実際の会計処理を行うことは少ないと考えられる。

　なお，具体的な会計処理に当たっては，企業会計における税効果会計（税効果会計に係る会計基準（平成10年10月30日企業会計審議会）及び日本公認会計士協会から公表されている税効果会計に関する実務指針等）に準ずることになるが，医療法人における社会保険診療報酬等の事業税の非課税及び社会医療法人が法人税上の収益事業のみに課税されることに関しての取扱いは独自の課題として存在する。

(5) 金融商品会計

　金融商品会計基準（平成11年1月22日企業会計審議会）により，企業会計で実施されている金融商品会計に関連して，本基準に掲記されている規定は以下のとおりである。

〈基準　第2　貸借対照表　　4　資産の貸借対照表価額〉
　満期日まで所有する意思をもって保有する社債その他の債券以外の有価証券のうち市場価格のあるものについては，時価をもって貸借対照表価額とする。
〈基準　第2　貸借対照表　　3　純資産の区分〉
　その他有価証券評価差額金や繰延ヘッジ損益のように，資産又は負債は時価をもって貸借対照表価額としているが当該資産又は負債に係る評価差額を当期の損益としていない場合の当該評価差額は，評価・換算差額等に計上する。
〈注解1　重要性の原則の適用について〉
　取得価額と債券金額との差額について重要性が乏しい満期保有目的の債券については，償却原価法を採用しないことができる。
〈注解9　外貨建の資産及び負債の決算時における換算について
　外国通貨，外貨建金銭債権債務（外貨預金を含む。）及び外貨建有価証券等については，原則として決算時の為替相場による円換算額を付すものとする。決算時における換算によって生じた換算差額は，原則として，当期の為替差損益として処理する。
〈注解10　貸倒引当金について〉
　未収金，貸付金等の金銭債権のうち回収不能と認められる額がある場合には，その金額を合理的に見積もって，貸倒引当金を計上するものとする。ただし，社会医療法人以外の前々会計年度の負債総額が200億円未満の医療法人においては，法人税法における貸倒引当金の繰入限度相当額が取立不能見込額を明らかに下回っている場合を除き，その繰入限度額相当

額を貸倒引当金に計上することができる。

　金融商品会計における金融商品とは，金融資産（現金預金，金銭債権，株式その他の有価証券，デリバティブ取引に係る契約によって生じる正味債権等）と金融負債（金銭債務，デリバティブ取引に係る契約によって生じる正味債務）である。これらの資産のうち,一定の範囲のものについて，取得原価ではなく，時価をもって貸借対照表に計上することとしているとともに，評価損益も損益計算書に計上する場合と，計上せずに貸借対照表の純資産の部に直接計上するものとに区別している。医療法人においては，現行の法的又は行政的な規制により具現することが在り得ないものや，また，現実の業務運営において生じていない事象もあるが，本基準においては，規定の文言上現行では想定されないデリバティブ取引に係る契約に関わる繰延ヘッジ損益についても企業会計の取扱いと差異がないことを明確にするために表記されている。ただし，子会社株式及び関連会社株式は，企業会計の取り扱いでは，株式公開により時価が存する場合であっても，時価評価の対象からは除かれるため，同様であることを明記するためには，「満期日まで所有する意思をもって保有する社債その他の債券並びに子会社株式及び関連会社株式以外の有価証券のうち市場価格のあるものについては，時価をもって貸借対照表価額とする。」とすべきであるが，医療法人が株式会社の株式を保有して子会社及び関連会社とすることを認められていると誤解を生ずる恐れがあるため，あえて記載していない。同様に外貨建の注記においても「外国通貨，外貨建金銭債権債務（外貨預金を含む。）及び外貨建有価証券等については，子会社株式及び関連会社株式を除き，決算時の為替相場による円換算額を付すものとする。」となるのが本来であるが，あえて「子会社株式及び関連会社株式」を使用せず，「原則として」という文言を挿入して他の基準と異なる取り扱いを想定しているものではないこととしている。よって，実務的には，金融商品会計の会計処理については，医療法人に馴染まない特異なものを除いて基本的に企業会計と同様に取り扱うこととなり，具体的な範囲や会計処理については，日本公認会計士協会から「金融商品会計に関する実務指針」が公表されていることから，個別の会計処理はこれに従うこととなる。なお，重要性がない場合の例外事項として，満期保有目的債券の会計処理について，償却原価法を採用しないことができる旨の規定を公益法人会計基準に準じて掲記しているため，実際に償却原価法の会計処理を行うことはほとんどないものと想定される。

　また，貸倒引当金の計上額は，金融商品会計基準に従い，債務者の財政状態及び経営成績に応じて一般債権，貸倒懸念債権，破産更正債権等に分類しそれぞれ検討して算定することとなる。なお，社会医療法人以外の前々会計年度の負債総額が200億円未満の医療法人の特例は，中小企業の会計に関する指針と同様の取り扱いをしているものであり，原則として法人税上の金額をそのまま会計上の金額とすることができることとなっている。

(6) 退職給付会計

　医療法人において，退職一時金又は退職年金を制度として導入している場合には，従事者の労働提供に対する対価がすでに発生しており，その費用や債務の認識において企業その他の組織と異な

る点は存在しないこととなる。他の会計基準においても例外なく，退職給付に関する会計は導入されており，退職給付に関する会計をまったく導入しないことは，世間一般の評価に耐えられる基準とはなり得ないものと思われる。したがって，注解19にあるとおり原則として退職給付会計を導入し，具体的には「退職給付に係る会計（平成10年6月16日企業会計審議会）及び日本公認会計士協会から公表されている退職給付会計に関する実務指針等」によることとなる。ただし，注解19で以下の二つの例外的な取扱いを規定している。

> ①本基準適用に伴う新たな会計処理の採用により生じる影響額（適用時差異）は，通常の会計処理とは区分して，本会計基準適用後15年以内の一定の年数又は従業員の平均残存勤務年数のいずれか短い年数にわたり定額法により費用処理することができる。
> ②社会医療法人以外の前々会計年度の負債総額が200億円未満の医療法人においては，上記企業会計の取扱いにおける簡便法適用要件を満たさない場合であっても，簡便法を適用することができる。

①は，企業会計で当初退職給付会計が導入された際の取り扱いである。②は中小企業の会計に関する指針を念頭においたものであり，年金数理計算が必要で事務的に煩雑な原則法による計算は，社会医療法人と大規模医療法人（会社法に合わせて負債総額が200億円以上の法人とした。）に適用する条件を満たすか否かの判定を要求することとし，それ以外の法人は，判定することなく，簡便法により計算することを容認することされている。また，原則法，簡便法に関わらず，退職給付会計を新たに導入した年度の退職給付引当金の期首残高と前年度末の貸借対照表の退職給与引当金の残高との差額は，当該年度の一括費用処理のほか，一定年数での分割費用処理が認められている。

なお，中小企業会計要領では，「自己都合によって退職した場合に必要となる退職金の総額を基礎として，例えば，その一定割合を退職給付引当金として計上する方法が考えられます。」と記載されているが，本基準においては，この方法は許容しておらず，一定割合ではなく100％計上する方法となる。

（7）リース会計

企業会計では，リース取引に関する会計基準（企業会計基準第13号）が適用されている。当該基準の概要は，リース取引はファイナンス・リース取引とオペレーティング・リース取引に区分し，ファイナンス・リース取引については，通常の売買取引に係る方法に準じて会計処理を行うことを原則とするものである。本基準では，本文に特段の記載はないが，注解22において，所有権移転外ファイナンス・リース取引については，以下の契約については，賃貸借処理を行うことができることとしている。

> リース取引開始日が，本会計基準の適用前の会計年度である所有権移転外ファイナンス・リース取引

リースの会計処理は，リースの開始を初期として，リース期間の複数の会計年度で継続的に必要となるものである。リース取引開始日が，本基準適用前のもので，従来，賃貸借処理をしていたものを，その途中において売買取引に準じた方法に変更するのは，事務的に煩雑であるため，過年度修正を施してまでの変更は必要のないこととしたものである。ただし，所有権移転のものについては，法的にも固定資産の所有権を有することとなるため，賃貸借処理をすることはできず，会計処理の変更が必要となる。なお，当該処理は，社会福祉法人会計基準の導入に対しても同様の取り扱いが許容されている。

> リース取引開始日が，前々事業年度末日の負債総額が200億円未満でかつ社会医療法人でない会計年度である所有権移転外ファイナンス・リース取引

　社会医療法人と大規模医療法人を除く，その他の医療法人については，社会的な影響の相違から，ここまでの厳格な会計処理を求める必要はないという判断から，所有権移転外であるものについては，金額に関わらず賃貸借処理を許容するものである。この取り扱いは，中小企業の会計に関する指針に準じている。なお，大規模の基準は，会社法に合わせて負債総額200億円以上としている。また，社会医療法人は認定により移行するものであり，規模についても，変動することが想定される。このため，判断の基準日は，リース取引開始日により，途中で会計処理を変更することは要しないという取り扱いになっている。

> 一契約におけるリース料総額が，300万円未満の所有権移転外ファイナンス・リース取引

　少額の契約については，重要性の原則の適用により，簡便的な方法を認めることとし，企業会計と同様の金額基準を明示したものである。

　なお，上記3種の取り扱いにより，賃貸借処理をしたものは，貸借対照表上，リース債務に負債として計上されないので，比較的事務負担の少ない情報としてリース料総額と未経過リース料の残高を貸借対照表に関する注記の一項目として記載することとされている。

(8) 減損会計と資産除去債務

　固定資産は，原則として取得原価で計上され，減価償却を要する資産は，減価償却後の金額が帳簿価額となり，貸借対照表に計上されていることになる。減損会計は，企業会計に導入されているもので，事業用の固定資産の収益性が当初の予定よりも低下する事象が発生した場合，その価値の下落を減価償却とは別立てで帳簿価額に反映させる会計処理である。具体的には，減損損失は，特別損失として損益計算書の利益金額に影響を与え，減損損失累計額は，減価償却累計額と別途控除項目として貸借対照表に反映されることとなる。

　減損会計基準では，減損の兆候，認識測定に関し，将来キャッシュ・フロー予測を取り入れるなど技術的に高度なものを要求している。この点に関し，中小企業の会計に関する指針でも「減損損失の認識及びその額の算定に当たって，減損会計基準の適用による技術的困難性等を勘案し，本指

針では，資産の使用状況に大幅な変更があった場合に，減損の可能性について検討することとする。具体的には，固定資産としての機能を有していても将来使用の見込みが客観的にないこと又は固定資産の用途を転用したが採算が見込めないことのいずれかに該当し，かつ，時価が著しく下落している場合には減損損失を認識するものとする。なお，資産が相当期間遊休状態にあれば，通常，将来使用の見込みがないことと判断される。」としている。また，減損会計は，収益性をその拠り所としており，収益を上げることが第一義的な目的ではない非営利組織体にとって，そのまま適用することは理論的ではない。

本基準では，本文の資産の貸借対照表価額の中に「資産の時価が著しく下落したときは，回復の見込みがあると認められる場合を除き，時価をもって貸借対照表価額としなければならない。ただし，有形固定資産及び無形固定資産について使用価値が時価を超える場合，取得価額から減価償却累計額を控除した価額を超えない限りにおいて使用価値をもって貸借対照表価額とすることができる。」と規定しており，減損会計を意識したものである。当該文言は，同じ民間非営利法人である「公益法人会計基準」とまったく同じであり，減損会計をそのまま導入していない公益法人に足並みを揃えることを意図したものである。

また，企業会計では，資産除去債務を負債に計上するとともに，これに対応する除去費用を有形固定資産の取得原価に算入し，当該有形固定資産を除去するための費用を，減価償却を通じて費用配分される会計処理が導入されている。この会計処理は，技術的に難しい見積もられる将来の支出額を有形固定資産に計上することから，減損会計と一体となって適用されるべきものであること，中小企業の会計に関する指針でも言及されておらず公益法人・社会福祉法人・学校法人でも何ら言及されていない状況で適用されていないことから本基準では，何ら言及しないことで原則として適用しないこととしている。

(9) 関連当事者に関する注記

法人の運営に当たり，当該法人と密接に関係する者との取引は，他の者との取引と異なる取引条件等により，財務諸表の数値に影響を与えて財務諸表の利用者の判断を誤らせるおそれがある。このため，補足情報として，当該者の範囲を明確にするとともに，取引内容について注記することが適当とされている。この関連当事者との取引の注記については，他の民間非営利法人である学校法人会計，公益法人会計，社会福祉法人会計でも導入されており，医療法人においても重要な情報であることと考えられる。ただし，他の会計情報と異なり，日常的な会計処理の集積によって得られるものではなく，関連当事者となるか否かの確認と取引情報の集積には特段の事務手数が生じるものであり，事務作業の困難性を考慮してより公益性の高い類型である社会医療法人に限定して注記表の一項目としたものである。なお，実質的に一体であるため，グループ全体の総合した財務諸表（企業会計における連結財務諸表）が必要であるという議論もあるが，連結会計は，支配力基準を導入したとは言え，資本所有関係を基礎としており，医療法人においては，資本所有関係による他法人との関係は現行において考えられないため，関連当事者取引の注記のみとしたものである。現在検討されている医療法人制度改革の行方によっては，このような法人グループとしての会計情報

が必要となることも考えられる。

　関連当事者の範囲は，注解20①に示されており，「関係法人」と「役員及びその近親者」が判定における重要な要素となる。「関係法人」は，まず，意思決定機関（各々の法人の法形態により，社員総会，理事会，株主総会，取締役会等が該当する）の構成員における密接な関係である。医療法人と判定する他の法人のそれぞれの意思決定機関の構成員についての判定である。ただし，この判定で該当しなくとも，資金関係や契約関係で関連当事者となるものもあることとなっている。「役員及びその近親者」は，当該医療法人の役員及びその配偶者・二親等内の親族（血族又は姻族）であり，直接取引と，当該「役員及びその近親者」が支配（意思決定機関の構成員の過半数を占めている）している法人との取引が含まれることとなっている。

　また，関連当事者となる場合であっても実際に注記表に掲載されるのは，重要性がある場合のみであり，この基準は，法人の場合は，損益計算書又は貸借対照表の項目毎にその割合又は絶対額で，個人の場合は全体として絶対額（1千万円超）が，注解20②に示されており，企業会計，社会福祉法人会計を比較検討して策定したものである。

　注記すべき内容については，そもそも対象としない取引とあわせて基準第4「1」に示されており，公益法人会計基準に準じたものである。

4　現行の省令，通知への影響

　医療法人会計基準が制定されていない状況化で，企業会計に準じた概念及び用語を使用している現行の以下の省令，通知については，本基準に合わせて改正していただくことを前提として本基準が作成されている。それぞれの該当する項目を整理すると以下のとおりである。

○医療法施行規則

　資本剰余金の概念を使用しないこととしたことにより，第30条の38（基金の返還）の規定のうち，返還限度額を計算する要素として「資本剰余金の価額」の掲記が不要となる。この結果，同様に資本概念のない一般社団法人の同趣旨の規定（一般社団法人又は一般財団法人に関する法律第141条）と同じになる。

○社会医療法人債を発行する社会医療法人の財務諸表の用語，様式及び作成方法に関する規則

　第三章第四節及び第五章純資産変動計算書の純資産の各規定について，企業会計に合わせて資本剰余金，利益剰余金という構成になっているが，この両概念を使用せず積立金とすることにより，再構成が必要になる。なお，理論的には，積立金はすべて利益剰余金となるため，この改正が，金融商品取引法上の開示との不整合となることはない。

　第35条の「資本剰余金，利益剰余金及び…」を「積立金及び…」とする。

　第36条を削除し，第37条を「積立金の区分表示」とし，注解7に準じて，たとえば以下のように内容を整理する。

　積立金は，次に掲げる項目の区分に従い，当該積立金を示す名称を付した科目をもって掲記しなければならない。
　　一　設立等積立金（医療法人の設立等に係る受贈益の金額及び持分の定めのある社団医療法人が持分の定めのない社団医療法人へ移行した場合に受贈益に準ずるものとして純資産の振替を行った金額）
　　二　代替基金（基金（医療法施行規則第三十条の三十七に規定する基金をいう。）の返還に伴い，代替基金として計上された基金に相当する額をいう。）
　　三　特定目的積立金（理事会又は社員総会の決議に基づき設定した積立金で，当該設定目的を示す科目をもって掲記しなければならない。）
　　四　繰越利益積立金

　あわせて，様式第二号の純資産の科目表示及び様式第四号の純資産の内訳を表示する列の記載を整合させる。

　別表1貸借対照表に係る科目の説明の「役職員等長期貸付金」の摘要の中で「…当初の契約において1年を超えて受取期限の到来…」となっているが，流動資産・固定資産を区分する1年基準の適用から「…貸借対照表日から1年を超えて受取期限の到来…」とする。

○**医療法人における事業報告書等の様式について**
　資本金，資本剰余金，利益剰余金の概念を使用せず，内訳表示は1段階のみに整理したため，様式3-1，様式3-2，様式3-3，様式3-4の純資産の部の構成が以下のとおり改定される。
　「資本金」を「出資金」とする。
　「資本剰余金」を削除する。
　「利益剰余金」を「積立金」とする。
　また，項目の掲載順序を変更する。
　「基金」の掲載箇所を「出資金」と「積立金」の間とする。
　利益剰余金の内訳が，2段階表示となっていたものを，積立金の1段階並列とし，以下のとおりとする。
　「代替基金」「設立等積立金」「○○積立金」「繰越利益積立金」

5　病院会計準則適用ガイドラインについて

　病院会計準則は，平成16年の改正により，その位置づけを病院単位の財務情報に係るものであることに純化したため，開設主体の会計基準の存在を意識した実務上の取扱が必要となった。このため，病院会計準則適用ガイドライン（平成16年9月10日医政発第0910002号厚生労働省医政局長通知）が発せられ，開設主体の会計基準において，病院会計準則と異なる会計処理等については，下記のいずれかにより取り扱うこととされている。

- 病院会計準則に準拠した財務諸表を別途作成する。
- 精算表を利用して組みかえる。
- 開設主体の会計基準に従った財務諸表に，病院会計準則との違いを明らかにした情報を「比較のための情報」として注記する。

　上記，通知の源である「開設主体別病院会計準則適用に関する調査・研究平成15年度総括研究報告書（厚生労働科学研究費補助金政策科学推進研究事業；主任研究者会田一雄慶応義塾大学総合政策学部教授）」では，具体的な適用に関する開設主体別の説明が記述されており，医療法人について，以下のとおりとなっている。

> 　医療法人の会計は，医療法における届出義務において，財務諸表の種類が定められているにすぎず，具体的な会計基準は存在しない。別途研究事業において，医療法人会計基準の制定に関する研究が進んでおり，近い将来制定が予想される。
> 　医療法人会計基準は，医療法人全体の会計に関する基準である。医療法人会計基準においては，病院会計準則との整合性を考慮した上で制定されることが予定されているため，病院部分の会計について病院会計準則の適用をそのまま行うことで，全体の会計にも整合することとなる。よって，適用ガイドラインは，医療法人については特段必要となる項目はない。

　本基準は，上記記述における「医療法人会計基準」としての位置づけにより，検討されたものである。しかしながら，上記研究報告のうち医療法人に関する説明において言及している医療法人会計基準の制定に関する研究結果は，次の事項を必要条件として上記のように結論付けられている。

- 病院会計準則の改正に整合させるべく，介護老人保健施設会計・経理準則をはじめとした医療法人に関係する施設等に係る会計の基準の改正を行うこと
- 財務諸表の範囲を見直し，医療法を改正すること

　しかし，現状では，これらの必要条件が満たされていないことに加え，財務諸表の閲覧制度の導入や業務範囲の拡大・多様化といった医療法人制度の抜本改革が行われている。この結果，医療法人会計基準は，病院会計準則との整合性を完全に有するものとはなり得ないこととなった。このため，他の開設主体と同様，すでに制定されている病院会計準則適用ガイドラインが活かされることとなる。適用における具体的項目は以下のとおりである。

①損益計算書の区分（ガイドライン4-3）

　本基準においては，病院会計準則では，医業外損益とされている付随的な収益費用を事業損益としている。このため，病院を開設する医療法人につき，病院単位の財務諸表では，医業外としていたものを医療法人全体の財務諸表作成に当たっては，事業収益又は事業費用に組替えるか，当初から事業（医業）収益又は事業（医業）費用として処理し，病院単位の財務諸表では，その旨と金額を注記して，病院会計準則に従った損益も判るようにすることとなる。

②消費税の会計処理（ガイドライン4-4）

　本基準においては，消費税の会計処理方法について特に定めはなく，税抜方式・税込方式の選択適用が認められている。病院会計準則では，税抜方式に統一しているため，税込方式を採用する場合には，病院単位の財務諸表において，その影響額を算出して注記することで対応する。

③補助金の会計処理（ガイドライン3-5）

　本基準では，施設設備に係る補助金につき圧縮記帳をすることとしている。これに対して病院会計準則では，負債に計上した上で，減価償却に応じて医業外収益に計上することとされている。この結果，病院単位の財務諸表でも圧縮記帳した損益計算書と貸借対照表を作成した場合には，各段階利益と貸借対照表の各区分に病院会計準則との相違が生ずるのでこの影響について注記することで対応する。

④退職給付債務等の会計処理（ガイドライン3-9）

　本基準では，適用時差異についても初年度一括費用処理ではなく，一定年数での分割費用計上を認めている。この結果，病院単位の財務諸表で，このような処理を行う場合には，各段階利益と貸借対照表の各区分に病院会計準則との相違が生ずるのでこの影響について注記することで対応する。

⑤リース資産の会計処理（ガイドライン3-10）

　本基準では，ファイナンス・リースについても賃貸借処理をすることが認められているものがある。この結果，病院単位の財務諸表で，このような処理を行う場合には，各段階利益と貸借対照表の各区分に病院会計準則との相違が生ずるのでこの影響について注記することで対応する。

⑥特別償却と税効果会計

　本基準では，一時差異に重要性が無い場合には，税効果会計を適用しないことができることとされている。また，特別償却についても，その金額に重要性がない場合には，正規の減価償却に含めて計上することができる。病院会計準則では，このような重要性に係る具体的な規定はないが，重要性についてはあくまでも例示であることから病院単位の財務諸表でこのような処理をした場合であっても特段の注記は必要ないと考えられる。

6 本報告を前提とした計算書類のイメージ

本報告を前提とした財務諸表（計算書類）の体系は，以下のとおりとなる。

〈社会医療法人債発行法人〉

一般閲覧対象	一般閲覧対象外
財産目録 貸借対照表 損益計算書 純資産変動計算書 キャッシュ・フロー計算書 重要な会計方針に関する記載その他財務諸表に関する注記＊1＊2＊3（注2） 附属明細表（注1）	

〈社会医療法人（社会医療法人債発行法人を除く）〉
注記表情報を単独の財務諸表（計算書類）として取り扱う場合

一般閲覧対象	一般閲覧対象外
財産目録 貸借対照表 損益計算書	純資産変動計算書 キャッシュ・フロー計算書 附属明細表（注1） 注記表＊1＊2（注2）

上記以外

一般閲覧対象	一般閲覧対象外
財産目録 貸借対照表 損益計算書	注記表＊1＊2＊4＊5＊6（注2）

〈病院又は介護老人保健施設を開設する社会医療法人以外の医療法人〉
注記表情報を単独の財務諸表（計算書類）として取り扱う場合

一般閲覧対象	一般閲覧対象外
財産目録 貸借対照表 損益計算書	純資産変動計算書 附属明細表（注1） 注記表＊1（注2）

上記以外

一般閲覧対象	一般閲覧対象外
財産目録 貸借対照表 損益計算書	注記表＊1＊5＊6（注2）

〈診療所のみ開設する医療法人〉

一般閲覧対象	一般閲覧対象外
財産目録 貸借対照表（簡易版） 損益計算書（簡易版）	注記表＊1＊5＊6＊7（注2）

(注1) 附属明細表の構成

　　　　有価証券明細表，有形固定資産等明細表，

　　　　社会医療法人債明細表，借入金等明細表，

　　　　引当金明細表，事業費用明細表

(注2) 注記表の構成

　　　　＊1 すべての法人を対象とした情報

　　　　＊2 社会医療法人限定（関連当事者，収益業務）情報

　　　　＊3 社会医療法人債発行法人のみが注記事項となっている項目

　　　　＊4 キャッシュ・フロー情報

　　　　＊5 純資産変動情報

　　　　＊6 附属明細表対象情報

　　　　＊7 中小法人の貸借対照表，損益計算書が簡易版となっているための補足情報

　なお，貸借対照表は，持分の定めのある社団医療法人と持分の定めのない医療法人は別様式であるが，その違いは，純資産の部の項目が異なる点のみである。

　本報告の基準は，作成基準であり，様式等を包含していない。また，現行の省令，通知の様式を前提として全体の財務情報を組み立てることとしているため，一覧性のある計算書類イメージを抱きにくいことが推察される。そこで，以下のとおり，上記のうち，二つの類型について参考までに全体のイメージを示すこととした。

○**病院を開設する持分の定めのある社団医療法人**

　　財産目録

　　損益計算書

　　貸借対照表

　　注記表

　　　〈参考〉として，社会医療法人以外は任意となっているものもあわせて記載

○**診療所のみ開設する持分の定めのある社団医療法人**

　　財産目録

　　損益計算書

　　貸借対照表

　　注記表

(注)「はじめに」に記載したとおり，本報告は一人医師医療法人についてまで適用することを前提として取り纏めたものではないが，任意に適用する場合の便宜のため本類型のイメージを掲載するものである。

〔病院開設持分あり医療法人の計算類イメージ〕

様式2

※医療法人整理番号 □□□□□

法人名　　医療法人社団○○会
所在地　　××県△△市□□1丁目2番地

財　産　目　録
（平成XX年　3月31日現在）

1. 資　　産　　額　　　　17,433,541　千円
2. 負　　債　　額　　　　15,971,522　千円
3. 純　資　産　額　　　　 1,462,019　千円

（内　訳）　　　　　　　　　　　　　　　　　　　　　　（単位：千円）

区　分	金　額
A　流　動　資　産	1,728,187
B　固　定　資　産	15,705,354
C　資　産　合　計　　　　　（A＋B）	17,433,541
D　負　債　合　計	15,971,522
E　純　資　産　　　　　　　（C－D）	1,462,019

土地及び建物について、該当する欄の□を塗りつぶすこと。
　　土　　地（□ 法人所有　□ 賃借　■ 部分的に法人所有（部分的に賃借））
　　建　　物（□ 法人所有　□ 賃借　■ 部分的に法人所有（部分的に賃借））

様式4-1

※医療法人整理番号 ☐☐☐☐☐

法人名　　医療法人社団○○会
所在地　　××県△△市□□1丁目2番地

損 益 計 算 書
（自　平成XX年 4月1日　　至　平成XX年 3月31日）

(単位：千円)

科　　目	金　　額	
Ⅰ　事　業　損　益		
A　本来業務事業損益		
1　事　業　収　益		14,629,138
2　事　業　費　用		14,213,358
本来業務事業利益		415,780
B　附帯業務事業損益		
1　事　業　収　益		225,642
2　事　業　費　用		252,023
附帯業務事業損失		△ 26,381
事　業　利　益		389,399
Ⅱ　事　業　外　収　益		
受　取　利　息	212	212
Ⅲ　事　業　外　費　用		
支　払　利　息	292,667	292,667
経　常　利　益		96,944
Ⅳ　特　別　利　益		
投資有価証券売却益	23,162	23,162
Ⅴ　特　別　損　失		
固定資産売却損	36,472	
固定資産除却損	42,600	79,072
税 引 前 当 期 純 利 益		41,034
法人税・住民税及び事業税	35,826	
法 人 税 等 調 整 額	△ 21,345	14,481
当　期　純　利　益		26,553

様式 3-1

※医療法人整理番号 ☐☐☐☐☐

法人名　　医療法人社団○○会
所在地　　××県△△市□□1丁目2番地

貸 借 対 照 表
（平成 XX 年 3 月 31 日現在）

（単位：千円）

資　産　の　部		負　債　の　部	
科　　　目	金　　額	科　　　目	金　　額
Ⅰ　流　動　資　産	1,728,187	Ⅰ　流　動　負　債	4,430,199
現　金　及　び　預　金	706,877	買　　掛　　　金	247,582
事　業　未　収　金	742,637	短　期　借　入　金	352,000
未　収　入　金	22,615	1年以内返済予定長期借入金	2,309,479
た　な　卸　資　産	55,048	未　　払　　　金	574,964
前　払　費　用	46,303	未　払　費　用	338,066
繰　延　税　金　資　産	151,679	未　払　法　人　税　等	35,826
その他の流動資産	3,028	未　払　消　費　税　等	16,077
Ⅱ　固　定　資　産	15,705,354	預　　り　　　金	101,737
1　有形固定資産	13,385,292	賞　与　引　当　金	433,367
建　　　　　物	7,453,412	その他の流動負債	21,101
構　　築　　物	96,287	Ⅱ　固　定　負　債	11,541,323
医療用器械備品	723,462	長　期　借　入　金	9,191,648
その他の器械備品	619,687	退　職　給　付　引　当　金	2,101,067
車　両　及　び　船　舶	11,086	その他の固定負債	248,608
土　　　　地	4,479,206		
建　設　仮　勘　定	2,152		
2　無形固定資産	765,722	負　債　合　計	15,971,522
借　地　権	421,942	純　資　産　の　部	
ソ　フ　ト　ウ　ェ　ア	343,583	科　　　目	金　　額
施　設　利　用　権	197	Ⅰ　出　資　金	11,270
3　その他の資産	1,554,340	Ⅱ　積　立　金	1,514,346
投　資　有　価　証　券	578,022	1　繰越利益積立金	1,514,346
保　　証　　金	205,851	Ⅲ　評価・換算差額等	△ 63,597
繰　延　税　金　資　産	769,618	その他有価証券評価差額金	△ 63,597
長　期　前　払　費　用	414		
その他の固定資産	435	純　資　産　合　計	1,462,019
資　産　合　計	17,433,541	負債・純資産合計	17,433,541

注 記 表

1. 重要な会計方針に係る事項の注記
   (1) 資産の評価基準及び評価方法
      ①有価証券
         ・その他有価証券
           時価のあるもの
             決算期末日の市場価格等に基づく時価法（評価差額は，全部純資産直入法により処理し，売却原価は，移動平均法により算定）

      ②たな卸資産
         最終仕入原価法

   (2) 固定資産の減価償却方法
      ①有形固定資産（リース資産を除く）

         定率法によっております。但し，平成10年4月以降に取得した建物（建物付属設備を除く）については，定額法を採用しております。

         なお，主な耐用年数は次の通りであります。
建物	8年～39年
構築物	2年～55年
医療用器械備品	3年～ 8年
その他の器械備品	4年～15年
車両運搬具	4年～ 6年

      ②無形固定資産（リース資産を除く）

         定額法によっております。
         なお，耐用年数については，法人税法に規定する方法と同一の基準によっております。
         ただし，ソフトウェア（法人内使用分）については，法人内における利用可能期間（5年）に基づく定額法によっております。

   (3) 引当金の計上基準
      ①貸倒引当金

         債権の貸倒れによる損失に備えるため，一般債権については法人税法における貸倒引当金の繰入限度額を，貸倒懸念債権等特定の債権については個別に回収可能性を検討し，回収不能見込額を計上しております。

②賞与引当金
　従業員に対して支給する賞与の支出に充てるため，支給見込額のうち当会計年度に負担すべき額を計上しております。

③退職給付引当金
　職員の退職給付に備えるため，当会計年度末における退職給付債務を簡便法（退職給付に係る期末自己都合要支給額を退職給付債務とする方法）により計算し，計上しております。

(4) 補助金等の会計処理
　固定資産を購入する目的で受取った補助金等については，受取った会計年度に一括して収益として計上しております。
　なお，対象となる固定資産について法人税法上の圧縮記帳が認められている場合は，固定資産を直接減額する方法によって処理しております。

(5) 消費税等の会計処理方法
　消費税及び地方消費税の会計処理は，税込方式によっております。

2. 貸借対照表に関する注記

(1) 固定資産の増減及びその残高

資産の種類		前期末残高 (千円)	当期増加額 (千円)	当期減少額 (千円)	当期末残高 (千円)	当期末減価償却累計額又は償却累計額 (千円)	当期償却額 (千円)	差引当期末残高 (千円)
有形固定資産	建物	17,023,883	84,430	150,969	16,957,344	9,503,932	383,639	7,453,412
	構築物	387,284	1,921	17,736	371,469	275,182	6,687	96,287
	医療用器械備品	4,472,305	178,914	247,199	4,404,020	3,680,558	197,161	723,462
	その他の器械備品	1,911,859	51,150	62,500	1,900,509	1,280,822	158,722	619,687
	車両及び船舶	99,058	―	―	99,058	87,972	4,564	11,086
	土地	4,591,717	―	112,511	4,479,206			4,479,206
	建設仮勘定	45,313	―	43,161	2,152			2,152
	計	28,531,419	316,415	634,076	28,213,758	14,828,466	750,773	13,385,292
無形固定資産	借地権	421,942	―	―	421,942			421,942
	ソフトウェア	454,841	16,827	―	471,668	128,085	94,334	343,583
	施設利用権	289	―	―	289	92	46	197
	計	877,072	16,827	―	893,899	128,177	94,380	765,722
その他の資産	投資有価証券	512,458	131,279	65,715	578,022			578,022
	保証金	205,851	―	―	205,851			205,851
	繰延税金資産	771,306	―	1,688	769,618			769,618
	長期前払費用	462	―	―	462	48	24	414
	その他の固定資産	425	10	―	435			435
	計	1,490,502	131,289	67,403	1,554,388	48	24	1,554,340

(2) 引当金の増減及びその残高

区分	前期末残高 (千円)	当期増加額 (千円)	当期減少額 (目的使用) (千円)	当期減少額 (その他) (千円)	当期末残高 (千円)
貸倒引当金	33,848	18,666	―	14,486	38,028
賞与引当金	398,255	433,367	398,255	―	433,367
退職給付引当金	2,075,194	304,334	278,461		2,101,067

(注) 貸倒引当金の「当期減少額（その他）」欄の金額は，法人税法上の貸倒引当金の繰入限度額による洗替額であります。

(3) 借入金（社会医療法人債，医療機関債を含む。）等の増減

【借入金等の明細】

科目	前期末残高 (千円)	当期末残高 (千円)	平均利率 (%)	返済期限
短期借入金	412,000	352,000	1.5	―
1年以内に返済予定の長期借入金	1,776,204	2,309,479	2.5	―
長期借入金（1年以内に返済予定のものを除く。）	9,793,491	9,191,648	2.5	平成XX年XX月XX日～平成XX年XX月XX日
合計	11,981,695	11,853,127	―	―

※ 「平均利率」については，借入金等の期末残高に対する加重平均利率を記載しております。

(4) 有価証券の内訳
【その他】

種類及び銘柄		投資口数等	貸借対照表計上額 （千円）
投　資 有価証券	その他 有価証券	XX 銀行㈱　　100,000 株	342,422
		㈱○○製薬　　84,000 株	235,600
		小　　　　計	578,022
計			578,022

(5) 担保に供している資産
【担保に供している資産】

科　目	金　額 （千円）
建　物	5,537,724
土　地	3,034,373
計	8,572,097

【担保に係る債務】

科　目	金　額 （千円）
短期借入金	352,000
長期借入金（1年内返済予定を含む）	11,501,127
計	11,853,127

(6) 債権の債権金額，貸倒引当金及び当該債権の当期末残高

科　目	債権金額 （千円）	貸倒引当金残高 （千円）	貸借対照表残高 （千円）
事業未収金	754,155	11,518	742,637
破産更正債権等	26,510	26,510	―
計	780,665	38,028	742,637

(7) 賃貸借処理をしたファイナンス・リース取引

科　目	リース料総額 （千円）	未経過リース料 （千円）
医療用器械備品	824,264	375,618
計	824,264	375,618

(8) 偶発債務
【訴訟案件】
　平成 XX 年から平成 XX 年にかけて当法人にて治療を行っていた患者から，治療中の過誤により脳機能障害が発生したとする損害賠償請求訴訟（請求額 540 百万円）が，平成 XX 年○○月△△日付で，XX 地方裁判所において提起されている。

(9) その他

【税効果会計に関する注記】

　繰延税金資産の発生の主な原因は，賞与引当金及び退職給付引当金の否認額であります。

3. 損益計算書に関する注記

(1) 事業費用の内訳

区　分	本来業務事業費用（千円）	附帯業務事業費用（千円）	計（千円）
材　料　費	2,735,680	3,828	2,739,508
給　与　費	7,633,808	213,935	7,847,743
委　託　費	1,140,218	4,938	1,145,156
経　費	2,638,623	29,062	2,667,685
（内，減価償却費）	(840,749)	(4,404)	(845,153)
その他事業費用	65,029	260	65,289
計	14,213,358	252,023	14,465,381

(2) 控除対象外消費税等の金額

　控除対象外消費税等の金額　　251,413 千円

4. 純資産の増減に関する注記

	出資金	積立金 繰越利益積立金	積立金合計	当期純利益	評価・換算差額等 その他有価証券評価差額金	評価換算差額等合計	純資産合計
平成 XX 年 3 月 31 日残高（千円）	11,270	1,487,793	1,487,793	0	△83,550	△83,550	1,415,513
当会計年度の変動額							
当期純利益			0	26,553			26,553
振替額		26,553	26,553	△26,553			0
その他の当会計年度の変動額			0		19,953	19,953	19,953
当会計年度の変動額合計（千円）	0	26,553	26,553	0	19,953	19,953	46,506
平成 XX 年 3 月 31 日残高（千円）	11,270	1,514,346	1,514,346	0	△63,597	△63,597	1,462,019

《参　考》

5. キャッシュ・フローの状況に関する注記

(1) 当該会計年度のキャッシュ・フローの金額

項　目	金　額 （千円）
事業活動によるキャッシュ・フロー	745,061
投資活動によるキャッシュ・フロー	△914,235
財務活動によるキャッシュ・フロー	△128,568

(2) 現金及び現金同等物の前期末及び当期末残高

科　目	前期末残高 （千円）	当期末残高 （千円）
現　金　及　び　預　金	1,004,619	706,877
計	1,004,619	706,877

6. 関連当事者に関する注記

(1) 法人である関連当事者

種類	名称	所在地	総資産額 （千円）	事業の内容	議決権の所有割合	関連当事者との関係	取引の内容	取引金額 （千円）	科目	期末残高 （千円）
役員が支配している法人	㈱A	XX県OO市	632,850	医薬品の卸	0%	医薬品の購入	医薬品の購入	1,518,844	買掛金	126,570

取引条件及び取引条件の決定方針等

(注1) A社からの医薬品の購入に関する取引価格は市場実勢を勘案して決定し，支払条件は翌月末現金払いであります。

(2) 個人である関連当事者

種類	氏名	職業	関連当事者との関係	取引の内容	取引金額 （千円）	科目	期末残高 （千円）
役員及びその近親者	XX XX	当法人理事長	不動産の賃借	賃借料の支払	19,572	前払費用	1,631

取引条件及び取引条件の決定方針等

(注1) 不動産の賃借料は，不動産の時価に基づき決定しております。

診療所のみ開設持分あり医療法人

様式2

※医療法人整理番号 □□□□

法人名　　医療法人社団○○会
所在地　　××県△△市□□1丁目2番地

財　産　目　録
（平成XX年　3月31日現在）

　　　1. 資　　産　　額　　　　78,644　千円
　　　2. 負　　債　　額　　　　40,386　千円
　　　3. 純　資　産　額　　　　38,258　千円

（内　訳）　　　　　　　　　　　　　　　　　　　　　　　　（単位：千円）

区　　　　　　　　分	金　　額
A　流　動　資　産	44,761
B　固　定　資　産	33,883
C　資　産　合　計　　　　　　（A＋B）	78,644
D　負　債　合　計	40,386
E　純　資　産　　　　　　　　（C－D）	38,258

土地及び建物について，該当する欄の□を塗りつぶすこと。
　　　土　　　地（□法人所有　■賃借　□部分的に法人所有（部分的に賃借））
　　　建　　　物（□法人所有　■賃借　□部分的に法人所有（部分的に賃借））

様式 4-1

※医療法人整理番号 ☐☐☐☐

法人名　　医療法人社団○○会
所在地　　××県△△市□□1丁目2番地

損 益 計 算 書
（自　平成 XX 年　4月1日　　至　平成 XX 年　3月31日）

（単位：千円）

科　　目	金　　額
Ⅰ　事　業　損　益	
A　本来業務事業損益	
1　事　業　収　益	146,291
2　事　業　費　用	141,657
事　業　利　益	4,634
Ⅱ　事　業　外　収　益	101
Ⅲ　事　業　外　費　用	629
経　常　利　益	4,106
Ⅳ　特　別　利　益	0
Ⅴ　特　別　損　失	610
税　引　前　当　期　純　利　益	3,496
法　人　税　等	1,119
当　期　純　利　益	2,377

様式 3-1

※医療法人整理番号 ☐☐☐☐

法人名　　医療法人社団○○会
所在地　　××県△△市□□1丁目2番地

貸 借 対 照 表
(平成 XX 年　3 月 31 日現在)

(単位：千円)

資 産 の 部		負 債 の 部	
科　目	金　額	科　目	金　額
Ⅰ 流 動 資 産	44,761	Ⅰ 流 動 負 債	24,404
Ⅱ 固 定 資 産	33,883	Ⅱ 固 定 負 債	15,982
1 有形固定資産	20,996	負 債 合 計	40,386
2 無形固定資産	3,466	純 資 産 の 部	
3 その他の資産	9,421	科　目	金　額
		Ⅰ 出　資　金	10,000
		Ⅱ 積　立　金	28,258
		1 繰越利益積立金	28,258
		純 資 産 合 計	38,258
資 産 合 計	78,644	負債・純資産合計	78,644

注　記　表

1. 重要な会計方針に係る事項の注記
   (1) 資産の評価基準及び評価方法
      ・たな卸資産
         最終仕入原価法

   (2) 固定資産の減価償却方法
      ①有形固定資産
         定率法（但し，平成10年4月以降に取得した建物（建物付属設備を除く）については，定額法）

      ②無形固定資産
         定額法

   (3) 引当金の計上基準
      ①貸倒引当金
         法人税法における貸倒引当金の繰入限度額
      ②賞与引当金
         支給見込額のうち当会計年度に負担すべき額

   (4) 消費税等の会計処理方法
         税込方式

2. 貸借対照表に関する注記
(1) 資産及び負債の科目別内訳

【資産の部】

科　　　目	金額（千円）
Ⅰ 流 動 資 産	44,761
現金及び預金	23,689
事業未収金	18,396
貸倒引当金	△110
その他の流動資産	2,786
Ⅱ 固 定 資 産	33,883
1 有 形 固 定 資 産	20,996
建物	7,453
医療用器械備品	7,235
その他の器械備品	6,197
その他の有形固定資産	111
2 無 形 固 定 資 産	3,466
ソフトウェア	3,436
その他の無形固定資産	30
3 そ の 他 の 資 産	9,421
保証金	9,413
その他の固定資産	8
資 産 合 計	78,644

【負債の部】

科　　　目	金額（千円）
Ⅰ 流 動 負 債	24,404
買掛金	2,476
短期借入金	3,520
1年以内返済予定長期借入金	3,196
未払金	5,750
未払費用	3,381
預り金	1,017
賞与引当金	4,334
その他の流動負債	730
Ⅱ 固 定 負 債	15,982
長期借入金	15,982
負 債 合 計	40,386

(2) 固定資産の増減及びその残高

資産の種類		前期末残高 (千円)	当期増加額 (千円)	当期減少額 (千円)	当期末残高 (千円)	当期末減価償却累計額又は償却累計額 (千円)	当期償却額 (千円)	差引当期末残高 (千円)
有形固定資産	建物	16,957	—	—	16,957	9,504	1,384	7,453
	医療用器械備品	44,723	1,789	2,472	44,040	36,805	3,972	7,235
	その他の器械備品	19,118	512	625	19,005	12,808	1,587	6,197
	その他の有形固定資産	991	—	—	991	880	46	111
	計	81,789	2,301	3,097	80,993	59,997	6,989	20,996
無形固定資産	ソフトウェア	4,549	168	—	4,717	1,281	943	3,436
	その他の無形固定資産	30	—	—	30	0	0	30
	計	4,579	168	—	4,747	1,281	943	3,466
その他の資産	保証金	9,322	91	—	9,413			9,413
	その他の固定資産	8	—	—	8	0	0	8
	計	9,330	91	—	9,421	0	0	9,421

(3) 引当金の増減及びその残高

区分	前期末残高 (千円)	当期増加額 (千円)	当期減少額（目的使用） (千円)	当期減少額（その他） (千円)	当期末残高 (千円)
貸倒引当金	100	110	—	100	110
賞与引当金	3,983	4,334	3,983	—	4,334

(注) 貸倒引当金の「当期減少額（その他）」欄の金額は，法人税法上の貸倒引当金の繰入限度額による洗替額。

(4) 借入金（社会医療法人債，医療機関債を含む。）等の増減

【借入金等の明細】

科目	前期末残高 (千円)	当期末残高 (千円)	平均利率 (％)	返済期限
短期借入金	2,920	3,520	1.5	—
1年以内に返済予定の長期借入金	3,196	3,196	2.5	—
長期借入金（1年以内に返済予定のものを除く。）	19,178	15,982	2.5	平成XX年XX月XX日～平成XX年XX月XX日
合計	25,294	22,698	—	

※「平均利率」は，借入金等の期末残高に対する加重平均利率。

(5) 担保に供している資産

【担保に供している資産】

科　　目	金　額 (千円)
建　　物	7,453
計	7,453

(6) 賃貸借処理をしたファイナンス・リース取引

科　　目	リース料総額 (千円)	未経過リース料 (千円)
医療用器械備品	8,243	3,756
計	8,243	3,756

3. 損益計算書に関する注記

(1) 事業費用の内訳

区　　分	金　額 (千円)
材　料　費	27,357
給　与　費	76,338
委　託　費	11,402
経　　費	25,910
その他事業費用	650
計	141,657

(2) 事業外収益及び事業外費用の主要な費目の内容及び金額

【事業外収益】

科　　目	金　額 (千円)
受　取　利　息	101
事業外収益合計	101

【事業外費用】

科　　目	金　額 (千円)
支　払　利　息	609
雑　損　失	20
事業外費用合計	629

(3) 特別損失の主要な費目の内容及び金額

【特別損失】

科　　目	金　　額 (千円)
固定資産除却損	610
特別損失合計	610

(4) 控除対象外消費税等の金額

　　控除対象外消費税等の金額　　2,514 千円

4. 純資産の増減に関する注記

	出資金	積立金 繰越利益積立金	積立金 積立金合計	当期純利益	純資産合計
平成 XX 年 3 月 31 日残高（千円）	10,000	25,881	25,881	0	35,881
当会計年度の変動額					
当期純利益			0	2,377	2,377
振替額		2,377	2,377	△2,377	0
当会計年度の変動額合計（千円）	0	2,377	2,377	0	2,377
平成 XX 年 3 月 31 日残高（千円）	10,000	28,258	28,258	0	38,258

四病院団体協議会会計基準策定小委員会

〈委員名簿〉

委 員 長	公認会計士	五十嵐 邦彦
委　　員	公認会計士	石井　孝宜
委　　員	公認会計士	田中　治樹
委　　員	公認会計士	長　　光雄
委　　員	公認会計士	西田　大介

〈開催実績〉

第1回　平成25年 4月 2日
第2回　平成25年 6月20日
第3回　平成25年 7月25日
第4回　平成25年 8月22日
第5回　平成25年 9月13日
第6回　平成25年10月31日
第7回　平成25年11月28日
第8回　平成26年 1月 6日

【著者略歴】

五十嵐 邦彦（いがらし・くにひこ）

監査法人エムエムピージー・エーマック相談役

銀座税理士法人提携税理士

 昭和 36 年 6 月 2 日生まれ

 昭和 60 年 3 月　明治大学商学部卒業

 昭和 63 年 3 月　公認会計士登録（9445 号）

 平成 7 年 5 月　税理士登録（80799 号）

公職等履歴（本書テーマ関連のみ）

 平成 2 年 8 月　日本公認会計士協会公益法人委員会委員

 平成 6 年 8 月　日本公認会計士協会公益法人委員会医療法人専門部会部会長

 平成 13 年 3 月　四病院団体協議会病院会計準則研究委員会委員

 平成 14 年 10 月　厚生労働省厚生労働科学特別研究事業研究協力者

 平成 15 年 8 月　日本公認会計士協会非営利法人委員会委員長

 平成 16 年 4 月　川崎医療福祉大学客員教授

 平成 18 年 3 月　四病院団体協議会医療法人会計基準検討委員会委員

      （会計基準策定小委員会小委員長）

 平成 19 年 2 月　厚生労働省老人保健事業推進費等補助金事業

      介護保険事業等の会計処理一元化に向けた調査研究委員会委員長

 平成 20 年 3 月　厚生労働省社会・援護局社会福祉法人会計基準検討委員会委員

 平成 20 年 12 月　厚生労働省保険局

      医療経済実態調査における決算データの活用に関する懇談会委員

 平成 22 年 9 月　日本医療法人協会医療法人制度・税制部会部会員

 平成 25 年 4 月　四病院団体協議会会計基準策定小委員会委員長

 平成 27 年 10 月　日本公認会計協会医療法人支援部会オブザーバー

主要著書

 『医療・介護施設のための原価計算入門』　じほう

 『医療法人の会計と税務』（共著）　　　同文舘出版

 『必携新病院会計準則』（共著）　　　　じほう

 『病院会計入門』（共著）　　　　　　　経営書院

必携　医療法人会計基準

定価　本体3,600円（税別）

平成28年7月12日　発　行

著　者	五十嵐 邦彦（いがらし くにひこ）
発行人	武田 正一郎
発行所	株式会社 じほう

　　　　101-8421　東京都千代田区猿楽町1-5-15（猿楽町SSビル）
　　　　電話　編集　03-3233-6361　販売　03-3233-6333
　　　　振替　00190-0-900481
　　　　＜大阪支局＞
　　　　541-0044　大阪市中央区伏見町2-1-1（三井住友銀行高麗橋ビル）
　　　　電話　06-6231-7061

©2016　　　　組版　（有）アロンデザイン　　印刷　（株）日本制作センター
Printed in Japan

本書の複写にかかる複製，上映，譲渡，公衆送信（送信可能化を含む）の各権利は株式会社じほうが管理の委託を受けています。

JCOPY ＜(社)出版者著作権管理機構 委託出版物＞
本書の無断複製は著作権法上での例外を除き禁じられています。
複製される場合は，そのつど事前に，(社)出版者著作権管理機構（電話 03-3513-6969，FAX 03-3513-6979，e-mail：info@jcopy.or.jp）の許諾を得てください。

万一落丁，乱丁の場合は，お取替えいたします。
ISBN 978-4-8407-4867-4